クリニカルパス概論
― 基礎から学ぶ教科書として

監修 日本クリニカルパス学会学術委員会

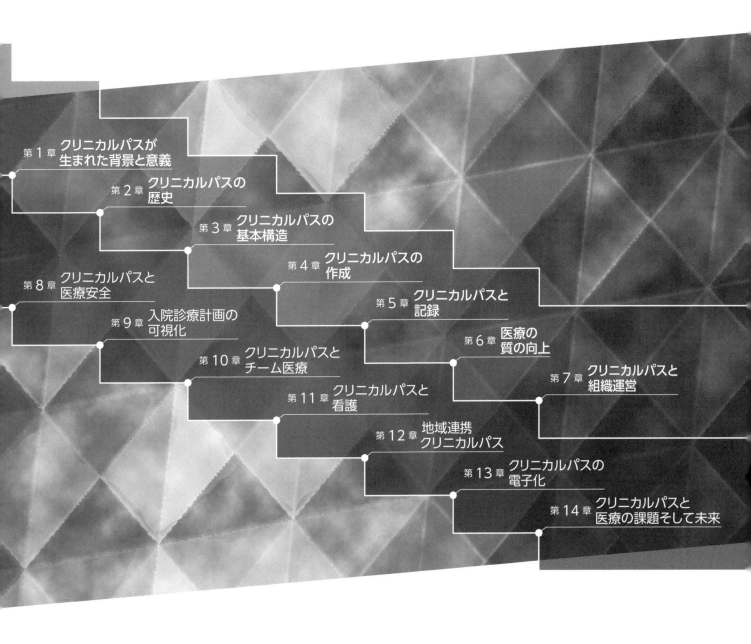

- 第1章 クリニカルパスが生まれた背景と意義
- 第2章 クリニカルパスの歴史
- 第3章 クリニカルパスの基本構造
- 第4章 クリニカルパスの作成
- 第5章 クリニカルパスと記録
- 第6章 医療の質の向上
- 第7章 クリニカルパスと組織運営
- 第8章 クリニカルパスと医療安全
- 第9章 入院診療計画の可視化
- 第10章 クリニカルパスとチーム医療
- 第11章 クリニカルパスと看護
- 第12章 地域連携クリニカルパス
- 第13章 クリニカルパスの電子化
- 第14章 クリニカルパスと医療の課題そして未来

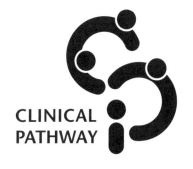

CLINICAL PATHWAY

サイエンティスト社

序

日本クリニカルパス学会　理事長　**副島秀久**

　クリニカルパスが開発されて35年ほど経ち、日本に導入されて約25年が経過した。この間、故郡司篤晃、岩﨑　榮氏らによるクリニカルパスの紹介と、それに引き続く、須古博信、山嵜　絆氏らによる現場への導入、日本クリニカルパス学会の立ち上げなど幾多の努力によってクリニカルパスの普及と進化が進み、諸外国に比べても遜色のない高いレベルに到達しつつある。

　ただ、パスの進歩があまりにも速かったため、さらにICT（Information & Communication Technology）の進歩がそれにも増して急速な発展を遂げたために、通常なら長く熟成させて創り上げられる学問としての強固な概念的基盤が、不十分な議論のままに現在に至っているのではないかという指摘も多くみられた。建築に喩えてみればコンクリートの基礎が固まらないうちに、上物の設計が何度も変遷され、基礎の修正や追加を繰り返すような事態である。

　こうした状況を踏まえて、現時点でのパスに関する概念整理をしておこうという要望と機運が高まり、2年ほど前から本格的な学術書を目指して、編集作業が開始されることとなった。多くの著者に依頼し、長い時間をかけて本書が日の目を見ることとなったが、当初の目的である学術書には至らず、実践と学問の中間的な概論というのが位置づけとしてはふさわしいように思える。もちろん中途半端の誹りを免れないことも承知しているが、ともかくも我が国、諸外国を含めたパスの概要を系統的に知ることはできるだろう。

　紙で始まったパスであるが、電子カルテの普及とともに徐々に電子化の議論が進んできた。一方で電子化が行われたために、紙の融通性や改変の容易さが失われたことによって、電子カルテ導入とともにパス活動も後退するような事態も一時的にみられたのも事実である。これは電子カルテ開発の経緯にも関連しており、電子カルテを活用するためのインフラ、すなわち、各種のマスターやデータモデル、DWH（Data Ware House）の構造など電子カルテの基本部分の標準化、規格化の議論が不十分で、電子カルテ本来の機能を十分発揮できる基盤作りが遅れていたためである。

　医療記録からデータを効率的に収集する仕組みとして、パスの有用性は論を待たない。また、質管理を大量のデータ処理に基づいて行ううえでもパスの仕組みはきわめて有用である。すでにバリアンス収集・分析の自動化、その結果の可視化は現実のものとなり、いくつかの課題を解決すれば世界的にも通用する意義深いイノヴェーションになる可能性がある。また、医療記録からデータが自動収集できるということは、一般の臨床研究や新薬の開発・治療研究、治療成績のベンチマークのみならず、診断支援、最適治療計画など将来につながる夢も膨らむ。これからのパス研究に大いに期待したい。

　最後に本書のご執筆をいただいた先生方、多難な編集作業に携わっていただいた事務局の中山、内田女史、粘り強い校正を重ねた勝尾信一先生に深謝します。

2015年11月　晩秋好日

編集にあたって

日本クリニカルパス学会　学術委員長　**勝尾信一**

　2010年に日本クリニカルパス学会学術委員会が発足しました。学術委員会の目的は、クリニカルパスの学術的な研究を推進し、学問として体系化することです。学問として体系化する具体策として、書籍を発刊するという目標が掲げられ、第1弾として「基礎から学ぶクリニカルパス実践テキスト（医学書院、2012）」が発刊されました。このテキストは、日本クリニカルパス学会学術集会で開催された教育セミナーを書き下ろしたもので、実務書としての位置づけです。そして、本書が第2弾の学術書として企画されました。

　日本におけるパス関連の書籍を顧みると、1997年から2000年までは米国のパスを紹介するものがほとんどでした。2000年からは実際に運用しているパスの事例集や自施設の活動内容を紹介するものが一気に増えています。2006年以降は地域連携パス関連の書籍が目白押しです。このような流れの中で、看護の分野では総説的にまとめられた書籍は見受けられますが、全職種を対象とした学術書は発刊されていませんでした。したがって、本書に期待される役割はとても大きなものでした。

　過去に体系化されていないがための苦労は想像以上のものでした。章立てから執筆者依頼までは順調に進みましたが、執筆依頼からすべての原稿をいただくまでに13か月を要しました。次には学術書としてのレベルを保つための編集作業です。実務書との差別化を明確にし、教科書として使えるような内容にしなければなりません。遅れを取り戻そうと、副島理事長、日本クリニカルパス学会事務局の中山さんと私の3名で、年末の福岡で2泊3日の合宿編集会議までしました。学生下宿のような4畳半の部屋で、石油ストーブを点けながら、早朝から深夜まで議論を重ね、会議中に執筆者に直接電話する場面もありました。その後、何度も執筆者とやり取りをし、修正に修正を重ねること10か月。この間に進化している分野もあり、その分の差し替えなどの作業も発生しました。

　このような経緯で発刊された本書ですが、学術書としてのレベルに達しているかどうかは、読者の判断に委ねたいと思います。しかしクリニカルパスが、日本の医療にとって、確かな変革をもたらしたことは、本書をお読みいただければわかると思います。

　編集者として、まだまだ手を入れたい気持ちはありますが、現時点で考えられるベストの教科書には仕上がったと自負しています。本書を読まれた方の中からパスに関する研究者が生まれ、学問的に発展させていっていただきたいと思いますし、本書を超える学術書が日の目を見ることも遠い将来ではないと思います。

　最後に、ご執筆いただいた先生方に篤く感謝申し上げます。また、編集作業で大変お世話になった事務局の中山さん、内田さんに深謝いたします。

2015年11月

目　次

序 iii

編集にあたって v

第1章　**クリニカルパスが生まれた背景と意義** 1
　　　　　副島　秀久　　済生会熊本病院

第2章　**クリニカルパスの歴史** 19
　　　　　濃沼　信夫　　東北薬科大学

第3章　**クリニカルパスの基本構造** 29
　　　　　今田　光一　　高岡整志会病院

第4章　**クリニカルパスの作成** 41
　　　　　舩田　千秋　　名古屋大学医学部附属病院

第5章　**クリニカルパスと記録** 47
　　　　　舩田　千秋　　名古屋大学医学部附属病院

第6章　**医療の質の向上** 53
　　　　　勝尾　信一　　福井総合病院

第7章　**クリニカルパスと組織運営** 61
　　　　　池谷　俊郎　　恵愛堂病院

第8章　**クリニカルパスと医療安全** 73
　　　　　山崎　友義　　宮崎大学医学部附属病院

第9章　**入院診療計画の可視化** 83
　　　　　田中　良典　　武蔵野赤十字病院
　　　　　齋藤　　登　　東京女子医科大学
　　　　　山中　英治　　若草第一病院

第10章　**クリニカルパスとチーム医療** 111
　　　　　副島　秀久　　済生会熊本病院

第11章　**クリニカルパスと看護** 119
　　　　　久保田聰美　　株式会社ぺーす／訪問看護とぎ

第12章　**地域連携クリニカルパス** 127
　　　　　濃沼　政美　　帝京平成大学

第13章　**クリニカルパスの電子化** 145
　　　　　若宮　俊司　　川崎医科大学
　　　　　松本　武浩　　長崎大学病院
　　　　　若田　好史　　九州大学病院

第14章　**クリニカルパスと医療の課題そして未来** 167
　　　　　副島　秀久　　済生会熊本病院

編著者一覧

編著

副島　秀久	済生会熊本病院	
勝尾　信一	福井総合病院	

著者

副島　秀久	済生会熊本病院	第1章・第10章・第14章
濃沼　信夫	東北薬科大学	第2章
今田　光一	高岡整志会病院	第3章
舩田　千秋	名古屋大学医学部附属病院	第4章・第5章
勝尾　信一	福井総合病院	第6章
池谷　俊郎	恵愛堂病院	第7章
山崎　友義	宮崎大学医学部附属病院	第8章
田中　良典	武蔵野赤十字病院	第9章
齋藤　登	東京女子医科大学	第9章
山中　英治	若草第一病院	第9章
久保田聰美	株式会社ぺーす／訪問看護とぎ	第11章
濃沼　政美	帝京平成大学	第12章
若宮　俊司	川崎医科大学	第13章
松本　武浩	長崎大学病院	第13章
若田　好史	九州大学病院	第13章

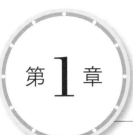

第1章 クリニカルパスが生まれた背景と意義

はじめに

　日本クリニカルパス学会では2014年にクリニカルパス（以下、パス）の定義を以下のように定めた。
「患者状態と診療行為の目標、および評価・記録を含む標準診療計画であり、標準からの逸脱を分析することで医療の質を改善する手法」
　診療行為（タスク）　目標（アウトカム）　逸脱（バリアンス）　※パスで使用される用語を示す。
以下の論述はすべてこの定義に沿って行われる。
　パスが米国で開発され約30年、日本で導入が開始され約20年が経過した。この新しい医療管理手法は新しいが故にさまざまな手法や技術、概念が短期間に導入され、その定義も変遷してきた。定義や基本概念、基本ルールが揺れ動くまま、さまざまなアイデアや手法が盛り込まれ、新たな造語が加わっていくと、お互いの認識が異なるだけでなく、基本骨格が壊れたり、複数の概念や定義が併存したりして、現場の混乱を来すことになる。パスが紙で運用されていた時代は情報交換のスピードや技術革新のスピードが遅かったのでじっくり対応できたが、電子カルテ導入以降はむしろ概念が整理されないまま技術革新が進み、より整理が困難になってきた。また、国際的な動きとも協調する必要性も出てきており、こうした要請を受け、教科書的な知識の整理を目的として本書の発刊となった。
　工程管理の手法として工学系では1910年代のHenry Granttが考案したGrantt chartから始まり、1950年代に米国のDuPont社のcritical pathway methodとして1950年頃から一般製造業で使われ始めた。限られた資源を有効に効率的に活用してより質の高い製品をより短期間に完成させる手法として広く用いられてきた。その手法は医療でも基本的に同様で、その中心概念は「標準化」、「視覚化による明示」、「工程上の不具合の発見」である。医療は生物現象という複雑系であり、不確実性を常に内在しているが、とはいえ多くのデータを収集分析することで最適なプロセスを確立できるのではないかという発想から医療系への応用が始まった。製造業も医療も「より良いプロセスがより良いアウトカムを生む」という原則に変わりない。
　本章ではパスが生まれた背景とその意義について述べる。

1. クリニカルパスの背景

1.1 科学としての医療

　医療は紀元前3000年、古代エジプトにさかのぼる。医師の起源も明確なものはないが初期の多くは自然発生的な呪術者の域を出なかった。西洋医学の祖として紀元前460年ごろのヒポクラテスは迷信や呪術から臨床観察を基にした経験医学へと発展させた。しかしライセンスという公的な裏付けもないため師匠から弟子へという伝承医学が主流の、経験に基づくものであった。伝承医学といっても、抗菌薬のなかった時代は腹部外傷の多くが致命傷であり、戦闘では頭部と腹部を防具で守ることしかなかった。
　キリスト教が拡大するローマ世界ではギリシャ医学は遠ざけられ、むしろアラブ世界でユナニ医学として新たな発展を見せる。キリスト教的医療観の基では「病は神による罰」や「不信心の証」であり、すべては神の思し召しに依るものとなった。これに対しルネッサンスではギリシャや古代ローマの医学が見直され、解剖学や生理学、薬学など観察に基づく初期の科学が中世の医学校で取り入れられ、近代医学への移行が進んだ。科学技術の進歩が始まったとはいえ、科学者の主流は錬金術のよう

な現代から考えると非科学的なもので、かの万有引力で有名なアイザック・ニュートンも錬金術の研究家でもあった。

近代医学の幕開けは1847年ゼンメルワイスによる塩素水を使った消毒法や1852年リスターの石炭酸による消毒法の導入、さらにナイチンゲール（1820〜1910）による創感染対策、栄養管理、衛生管理などに始まる。経験則に基づいた医療から科学的検証を経て再現性のある医学へと移行しはじめる。もちろん消毒法の意義が直ちに理解されたわけではなく、そうした科学的手法が一般化するには相当の時間がかかった。その後1865年メンデルによる遺伝の法則の発見、1928年フレミングによる抗菌薬の発見は現代医学の一革命であり、医療が根拠と確実性を増す端緒となった。1953年ワトソン、クリックによるDNAの二重らせん構造の発見などを経て、2006年山中伸弥らによるiPS細胞の作成まで多くの基礎医学の進歩が臨床医学の発展を支え続けている。

ただ、臨床医学はより現実的な問題と直面せざるを得なかった。それは単純に医学の進歩のみで解決されるものではなく、医療提供体制、医学教育、診療報酬制度、保険制度、医療者・患者関係、医療倫理、説明責任、医療訴訟など、広く臨床応用するためには克服しなければならない多くの課題が現実に横たわっていた。

パスが現れる背景にはこうした諸問題の解決ニーズがあり、パスがその解決の一提案であり、かつ一助になったことが普及に広がったと考えられる。もちろんこうした問題はこれからも残り、また新たに発生するが、パスが解決案を提示し、質改善に寄与できれば、その社会的意義は存在し続けるであろう。

1.2 医療におけるヒエラルキー

医療が長く経験則に基づいていたために、医療の施し方や教育も経験に基づいていた。もちろん医療だけでなく他の分野も最初は経験の集積からスタートするのが通常である。経験に基づくということになれば、必然的に経験の長い者、すなわち年長者が上位に位置づけられ、医療もこの秩序の下で行われてきた。特に経験の多くは可視化できないため誰も見えない世界、すなわちブラックボックスを形成することとなった（図1）。

ブラックボックスは見えない世界であり、そこでは経験のある上位者の権威が重要であった。しかも上位者の権威は絶対であり、見えないだけに誰の批判も許さな

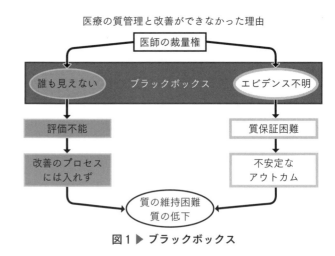

図1 ▶ ブラックボックス

い。医療が科学になり、かつ可視化されるまでは権威主義が多くを支配した。教育はパターナリズム、すなわち父権主義の下で行われ、権威づけられた少数者がその絶対的裁量権を十二分に発揮することになった。

見えない世界では客観的な批判ができないため、「正しさ」を実証することができない。しかも権威のある医師が行う治療に間違いはなく、結果がよければ医師の力量という評価になり、結果が悪い時は患者に運がなかったことになった。つまり結果検証のシステムがないために質改善のプロセスに入ることはほとんどなかったと言ってよい。

加えて医師は治療に対する裁量を幅広くもち、医療者どうしでお互いの治療の内容を交換したり、公開したりすることも少なく、お互いの治療内容を詳細に知ることも少なかった。この状況は1980年代の米国においても医師どうしが同じ専門性であってもほとんど他の医師が行っている治療に関与しなかったと言われている。裁量権をあまりに尊重し続けることで、医療における相互不可侵の状況を作り、相互介入も積極的でなかったために、誤った医療やガイドラインに沿わない治療も長く残ることとなった。

1990年代より明確な根拠を基にした医療すなわちEBM（evidence-based medicine：科学的根拠に基づく医療）の概念が唱えられ、徐々に普及し始めた[1]。当初は医療者の抵抗も大きく、自分自身がエビデンスであると公言してはばからないようなベテラン医師も多かった。しかし、そうした個人の経験だけでは十分でかつ説得力のある説明を患者・家族にすることは難しい。もちろん医療者と患者の間には「情報の非対称性」という知識・情報量の圧倒的な差、障壁があるために、社会の要請としての説明責任を問われるようになった。すなわち

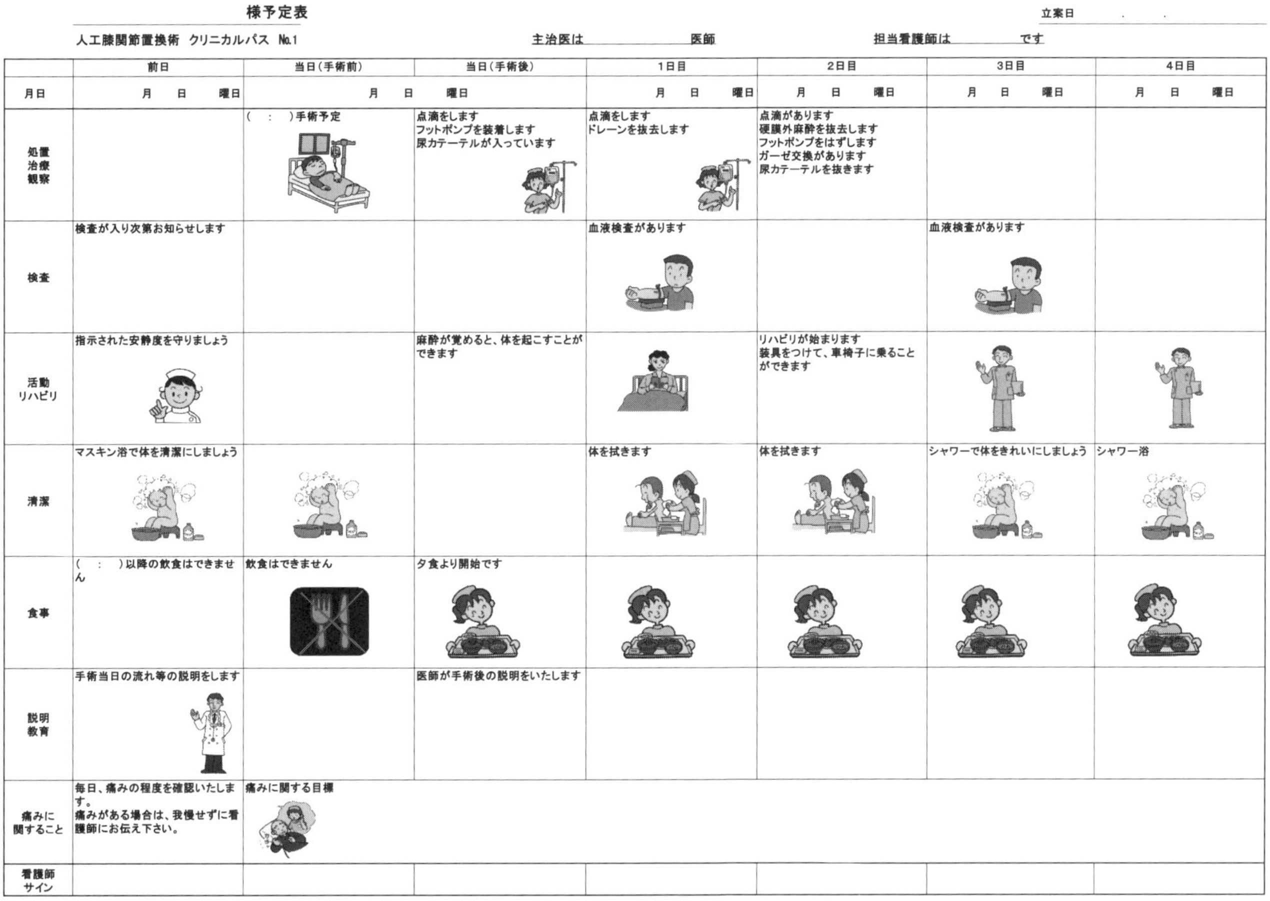

様予定表　　　立案日　　.　　.

人工膝関節置換術　クリニカルパス　No.1　　主治医は　　　　医師　　担当看護師は　　　　です

	前日	当日(手術前)	当日(手術後)	1日目	2日目	3日目	4日目
月日	月　日　曜日	月　日　曜日		月　日　曜日	月　日　曜日	月　日　曜日	月　日　曜日
処置 治療 観察		(　:　)手術予定	点滴をします フットポンプを装着します 尿カテーテルが入っています	点滴をします ドレーンを抜去します	点滴があります 硬膜外麻酔を抜去します フットポンプをはずします ガーゼ交換があります 尿カテーテルを抜きます		
検査	検査が入り次第お知らせします			血液検査があります		血液検査があります	
活動 リハビリ	指示された安静度を守りましょう		麻酔が覚めると、体を起こすことができます		リハビリが始まります 装具をつけて、車椅子に乗ることができます		
清潔	マスキン浴で体を清潔にしましょう			体を拭きます	体を拭きます	シャワーで体をきれいにしましょう	シャワー浴
食事	(　:　)以降の飲食はできません	飲食はできません	夕食より開始です				
説明 教育	手術当日の流れ等の説明をします		医師が手術後の説明をいたします				
痛みに関すること	毎日、痛みの程度を確認いたします。 痛みがある場合は、我慢せずに看護師にお伝え下さい。	痛みに関する目標					
看護師サイン							

図2▶患者用クリニカルパス

「お任せします」の医療から「説明責任を果たす」医療へと社会のニーズが変わっていき、インフォームド・コンセント、つまり十分な説明を受けて患者・家族の納得を前提とした医療が求められるようになった。ここでもパスの効果は患者用パスとして発揮される。日本でのパス導入の主たる動機はインフォームド・コンセントであり、絵文字で検査や投薬、手術、食事、清潔などを示し、治療の工程が1枚の表に示されたわかりやすい患者用パスは普及の最前線であったといえよう（**図2**）[2]。もちろん、患者用パスを作成する過程でも医療の標準化や情報共有は必要であり、お互いの考えている治療方針や判断基準をある程度公にし、医療者どうしもその内容を知り、理解しはじめるきっかけとなった。

例えば筆者が医学部を卒業した1975年当時からパスを始める1990年代はじめまで、我が国では、手術時の抗菌薬は、多くは術後投与でその期間も1〜2週間と長かった。その後、パスを作成する時にCDCガイドライン[3]に基づいて作ることになり術直前投与が普及しはじめた。出来高払いのなかでは薬剤を使えば使うほど利益が上がるので、これをいやがる向きもあったが、やはりエビデンスのないものは淘汰されていくことになる。

1.3　患者の権利と医療者の責務

患者の権利が明確にうたわれた最初は1964年のヘルシンキ宣言である。前項で述べたようにそれまでのパターナリズムや権威主義の基で行われてきた医療が必ずしも標準的でなかったり、十分な説明もないまま行われたりして、患者の権利を侵害してきたことは間違いない。もちろん、その当時の医療はそれほど複雑でも高度でもなく患者の選択の余地はそれほど多くはなかったのも事実であった。

医療の進歩は治療選択の幅が広がることでもあり、結果的にさまざまな選択肢からどの治療を選ぶかということが患者にとっても医療者にとっても重要な課題となった。しかし、多くの医師が自分の経験や知識・技術のレベル内で患者に治療選択を勧めがちであるため、患者に多様な選択肢を示せないことが多かった。このため患者側としてもセカンドオピニオンとして他の医療者の意見を聞く権利を保持するようになった。10数年前の状況

を考えると患者から医師に対して「他の医師の意見も聞きたい」などといったことを切り出すには相当の勇気が必要であった。ただ、情報の非対称性はインターネットの普及によって急速に薄められつつあるのも事実であろう。医療者がそうであるように、患者・家族もインターネットを通じて医療情報を容易に入手することができつつあり、海外の文献も自由に取得できるので情報量の差は少なくなっている。

医療者、特に医師はこうした状況を踏まえて、より説明を充実させる方向で努力をしてきた。患者用パスのみならず、疾患のパンフレットを作成したり、治療成績の一部を公開したりするようになった。仮に十分な説明がなく納得を得ないまま治療が行われ、望んだアウトカムが得られなければ、当然患者・家族側からのクレームが発生する。法的にも「説明義務違反」として問われることとなる。もちろん医療は最終結果を保証するものではなく最善を尽くすという准委任契約であり、常に不確実性をはらんでいる。パスのバリアンスを分析するとその多くが患者要因であり、本来患者の持つ糖尿病や免疫不全、臓器不全などが最終アウトカムに大きく影響することがわかっている。こうした患者状態がクリティカルなものであれば、治療結果に影響する確率が高く、医療者として当然十分な注意を払う必要がある。十分な注意が払われず治療がうまくいかない場合「善良な管理者による注意義務（善管注意義務）」に違反することになる。

現代では患者・家族への十分な説明やセカンドオピニオンの保証は医療者の責務であり、こうした責務を果たさない限り治療契約は成立しない。パスは自院の治療内容の開示だけに留まらず、他院の治療内容もわかるので必然的に比較する事になる。治療内容の比較や治療成績の比較もベンチマーキングとして行われるようになり、この点でも医療の標準化はますます進むこととなった。

1.4 医療安全へのニーズ

医療安全へのニーズは米国における1999年の米国医学研究所の医療関連死の報告や日本での1999年の横浜市立大学の患者取り違えや都立広尾病院の点滴への消毒液混入事件などを契機に関心が高まった。医療安全の領域で米国医学研究所が報告した「To Err is Human：人は誰でも間違える」[4]は医療の質を担保する上で安全の視点が最重要事項であることを改めて認識させた。つまり失敗は個人のスキルや注意力に起因することもあるが、すべてのスタッフが間違えるという前提で「間違えることができない仕組み」を作ることが重要であると提言した。すなわち誰がどこでいつ行っても同じように安全に遂行できる仕組みである。

パス作成では医療プロセスの標準化がまず行われる。また、医療行為の内容や、いつ、誰が行うのかも明示されている。しかもアウトカム志向のパスは患者の目標値が設定されており、これもどんな医療者でも判定できる数値化やグレード分類が使用され、情報も共有されており、旧来の医療管理に比較すれば格段に安全性が高まっている。

標準化ができれば手順や説明のマニュアル化が可能になる。マニュアルは経験を標準化し明示したもので、これを修得することで標準的なプロセスを理解でき、技術が伴えば短期間でできるようになる。「俺の背中を見て育て」とか「技術を盗め」といった教育方法は初期教育にはなじまない。経験や見学のみでは考える必要のないことを考えたり、やらないでよい失敗を繰り返すことになる。まずは、マニュアルをきちんと実行できることが臨床現場に出る最低条件である。

パスの安全装置のもう一つはアウトカム設定であり、やるべき仕事はひととおり書いてあり、基本的に漏れはない。目指すべき患者状態の範囲も設定されており観察項目が「術後1日目の発熱は37.5度C以下」と設定されていれば、これを超えたらすぐに何か起こっているわけではないが、ただ標準的経過を辿らない可能性があるというサインでもあり警告でもある。とりわけ critical indicator（クリティカル インディケーター）[5]は治療に重大な影響を及ぼす可能性があり、ある程度の安全率を加味して早めにチェックできるように設定されている。

パスを安全に使用するためにはパスの適応基準や除外基準、退院基準を明確にし、これを遵守する必要がある。適応基準はこのパスが標準的に使用できるグループを明示しており、例えば胆嚢摘出術でそもそも患者の状態として腎不全があり透析をしているとか、重度の糖尿病があるとか、心疾患があるなどではそのままでは使用できない。これを使うためには透析の指示や「術後の高カリウム血症がない」とか「高血糖がない」とか、「不整脈がない」などの個別性を考慮したアウトカムの付加が必要となる。こうしたアウトカムの追加でかなりの症例でパスが準用できる。電子カルテ上でこうした付加的なオーダーや患者アウトカムの追加がセットとしてできればパスの適用範囲は広がることになる（図3）。

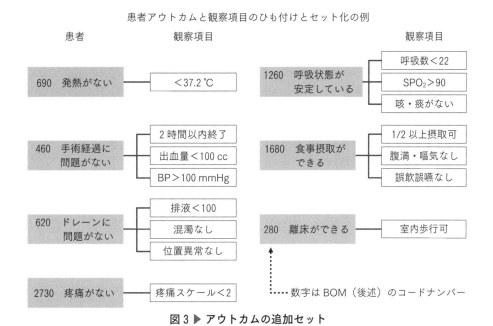

図3 ▶ アウトカムの追加セット

もちろん負のバリアンスという失敗も医療の不確実性のもとではある確率で発生する。失敗に際し重要なことは同じ失敗を繰り返さないように失敗の分析を行うことである。これがバリアンス分析である。ただ多忙な日常臨床のなかでバリアンスをすべて収集し、分析することは紙で行う限りほとんど不可能に近い。そこで電子クリニカルパスが現れることになる。ただ、実際にはマスターの整備やバリアンスデータ収集システム、記録システムとの連動、バリアンス表示機能などさまざまなIT（infomation technology）技術上の課題を解決する必要がある。

電子化したとしてもすべてのバリアンス収集はシステム上の負荷が大きい。臨床において優先的に解決すべき問題はクリティカル インディケーターと呼ばれる重要なアウトカムである。最終アウトカムである治療成績を大きく改善させるためには治療成績に影響度の大きいクリティカル インディケーターを探し、この解決策を探ることであろう。

パスの安全や質の保証としてEBMの導入がある。EBMは1990年頃Guyatt[1]により提唱され、Sackettら[6]により確立されてきた。日本でも福井らが紹介し、その考え方が徐々に広まってきた。従来の治療学の多くが経験に基づいていたが、臨床研究の成果が次第にエビデンスが明確のものとそうでないものの区別をし始めた。パスを作成する時も改訂する時もEBMの考え方は重要である。臨床現場は常にその時代の標準的な医療が求められており、われわれはそれを常時意識し、よりエビデンスレベルの高い医療を採用する義務がある。それは安全性だけでなく、訴訟時には当然医療水準が争点になるわけで不確実な医療であるからこそエビデンスを求める努力は常に重要であろう。

1.5　質改善へのニーズ

社会や患者の医療に対する要求は前章で述べた医療安全のみではない。医療の質そのものに対してもその改善を求めている。米国では医療は民間保険が中心で、P4P（Pay for Performance）にみられるように保険者側が臨床指標を指定し、それに応じて診療報酬にプレミアをつけるという手法で医療の質改善を見える形で求めている[7]。図にそうしたプロジェクトで求められた臨床指標の一部を示した（**図4**）。こうした指標の公開は医療者や医療機関にとってもインセンティブになり、お互いのレベルを知るだけでも全体の底上げに繋がっている。

一般に医療の質はDonabedianの提唱する、ストラクチャー、プロセス、アウトカムによって評価される。ストラクチャーは建物や人員配置など目に見えるものであり素人でもわかりやすいが、プロセスやアウトカムはデータに基づくもので目に見えない。数値であるのでその定義や分析法いかんで、異なった見せ方ができる。

日本の医療機能評価機構の継続的質改善のための取り組みとしては、1.5.1. 患者・家族の意見を聞き質改善に活用している、2. 診療の質の向上活動の取り組み、3. 継続的な医療サービスの質改善などがあげられ、パ

プレミア・デモンストレーションプロジェクトの病院臨床業績指標　5疾患34項目

【AMI】
1. 救急到着時のアスピリン投与
2. 退院時のアスピリン投与
3. 左心室収縮機能不全へのACE阻害薬／ARB投与
4. 禁煙指導
5. 退院時のβブロッカー投与
6. 救急到着時のβブロッカー投与
7. 救急到着時30分以内のフィブリン溶解療法
8. 救急到着時90分以内の経皮的冠動脈インターベンション
9. 急性心筋梗塞入院患者死亡率

【冠動脈バイパス術】
1. 退院時のアスピリン投与
2. 内胸動脈（IMA）利用CABG実施率
3. 術前1時間前の予防抗菌薬投与率
4. 患者の個別性に基づく予防的抗菌薬投与率
5. 術後24時間以内の予防的抗菌薬投与停止率
6. CABG入院患者死亡率（APR-DRGの死亡リスク修正項目を含む評価）
7. 術後の血腫または出血患者発生率
8. 術後の精神的、代謝的障害患者発生率

【心不全】
1. 詳細な退院指示書
2. 左心室機能評価
3. 左心室収縮機能不全（LVESD）へのACE阻害薬／ARB投与
4. 禁煙指導

【股関節＆膝関節人工関節置換術】
1. 術前1時間前の予防的抗菌薬投与
2. 患者の個別性に基づく予防的抗菌薬の投与率
3. 術後24時間以内の予防的抗菌薬の投与率
4. 術後の血腫または出血患者発生率
5. 術後の精神的、代謝的障害患者発生率
6. 退院後30日以内の再入院率（APR-DRG重症度の修正項目を含む）

【市中肺炎】
1. 酸素療法の成果評価（入院から24時間以内実施率）
2. 肺炎球菌ワクチン投与
3. 救急到着時の血液培養初期採取
4. 禁煙指導（成人）
5. 救急到着4時間以内の抗菌薬投与
6. 抗菌薬の初期投与選択（有効性評価）
   a）ICUの推薦する抗菌薬の投与選択率
   b）ICUが推薦しない抗菌薬の投与選択率
7. インフルエンザ集団検診とワクチン投与率
8. 肺炎集団検診とワクチン投与率
9. 抗菌薬投与のタイミング（救急到着後4時間以内の投与率）

図4 ▶ プレミアプロジェクト；質改善

スや臨床指標の収集と分析が取り上げられている[8]。ここでは明確な臨床指標の提示は求められていない。一方国際的な評価であるJCI（Joint Commission International）ではさまざまな指標が求められているが、中心となるのはQPS（Quality and Patient Safety）で有資格者が品質改善と患者安全プログラムの実施に関与し、ガバナンスが有効に働いてアウトカムが出ているか、組織全体で優先的な改善指標をあげ、具体的な取り組みで成果を上げていることを示すことを求められる[9]。測定手段や分析とその検証プロセスも明示する必要がある。さらにその医療機関独自に選定した質指標に加え、JCIの求める指標も提示しなければならない。その定義も厳格に決められており、世界的なベンチマークも行われる。

こうした第三者評価の受審はそれなりに医療者に負荷がかかり、医療機関にとっても時間的、経済的にも負担になるが、他者の目を通した評価を経て医療の質を向上させる病院とそうでないところは今後大きな差がつくだろう。臨床指標の公開はそれぞれの病院が自らの治療成績や安全管理、感染対策などの質を社会に公表し、医療水準を示す行為である。我が国における現在の医療の8割が公的な財源すなわち保険と税金から支払われており[10]、そういった意味では質指標の公開は必然性があり、社会の求めるものとなっている。パスが質改善の有効なツールとして認識され始めているからこそ、標準診療計画の提示や連携、診療報酬でも評価される所以である。

情報が極端に少なく医療レベルが低い時代では医師がよい医療といえばその比較対象もなく、患者は信ずる以外になかった。今やそうした時代は終わり、医療の消費者である患者に、説明し納得を得る必要がでてきた。それを目に見える形にしたのがパスといえる。患者用のパスには患者や家族の求める医療情報のみならず、予定や医療費なども書かれており、その安心感はパスのなかった頃に比べて格段と高まり、満足度も向上している。患者の不安の大半が知らないということであり、患者自身が経験を積むことができない医療だからこそ、十分な説明は価値を生む。逆に不十分な説明しかできない医療機関は淘汰されていくだろう。

1.6　医療の標準化と効率化

パス作成でまず行われる作業は標準化である。医療安全の項でも述べたが、質管理の基本は標準化である。標

準化は正しいとか正しくないという議論ではない。とりあえず現行の医療内容の最大公約数を作る作業である。根拠のあるもの、根拠の曖昧なもの、慣習で行われているものなどさまざまであるが、多くの医療者に適切と思われる医療行為を抽出して時系列に整理したものが最初のパスになる。パスがない時代では専門家同士でお互い手の内を見せ合うこともなく、また他の医療者の医療内容に介入することもほとんどなかった。たとえそれが明らかな誤りで患者にとって有害な医療行為でも、あからさまに指摘することは憚られた。これは米国でも同様の状況であったといわれている。

前述したようにパスが普及する1990年代半ばにおいても日本では手術における抗菌薬の予防的投与は術後に行われていた。正解は術直前である。また、剃毛もごく普通にルーチンワークとして行われていたし、抗菌薬の皮内テストなども能書どおり行われていた。医局のなかでは伝統的に行われてきた医療行為に異を唱える必要もないし、唱えたくてもヒエラルキーのもとでは不可能だった。なぜこうした伝統的な医療行為の見直しができなかったのだろうか。イノベーションは人と知識の交流から生まれるといっても過言ではない。医局という狭い閉鎖社会のなかでは伝統芸が幅を利かせ、他者の知恵を導入することができなかった。医局標準はできていてもあくまで伝統であり、それを変えていく改善のシステムがなかったといえよう。伝統も改革を放棄すれば単なる怠惰に過ぎない。狭い社会で交流がない世界はときに退化する。

パスが日本に紹介され普及し始めた頃、パスの持つ質改善のシステムはあまり注目されていなかった。単なる予定表や指示表、患者説明用の用紙として理解されていた。しかしバリアンスという目標からの逸脱に注目すると、最初にそもそもの目標が必要で、それがアウトカムであった。アウトカム志向のパスは質を改善し続けるものとして次第に普及することとなった。

以前はパスにおける標準化を画一化と批判する医療者が多く、医療費削減の手抜き医療などの批判もみられた。医療費削減自体、保険者の負担や患者の自己負担、財政負担など考えるとよいことである。ただ削減して質が下がるようでは手抜きと言われても仕方がないだろう。一方で質を維持し、また質を向上させる効率化は合理的で、無駄な仕事を減らし、保険財政にも寄与することができる。出来高制度の下では必然的に過剰医療になり、不必要な薬剤使用や過剰な検査が横行した。ブラックボックスのなかではその根拠や言い訳を作り出すことは容易であり、長く見直しがなされないままであったが、支払いが包括化される部分が大きくなることで過剰医療は少なくなってきた。

出来高払いの最大の欠点は過剰医療の象徴ともいえる在院日数の延長である。OECDの統計を見ると、日本の病院の平均在院日数は1960年代ではイギリスやスウェーデンと何ら変わることはなかった（図5）[9]。このまま諸外国と歩調を合わせて低下すれば現在のように努力して在院日数を下げなければならないような苦労はなかったかもしれない。諸外国の平均在院日数の短縮の主因は「患者追い出し」などではなく医療の技術革新であり、加えて診療報酬制度と総合医（GP）の存在である。日本では出来高制度の下で、病床機能の再編を行わずすべて一般病床というカテゴリーで、しかも駆け込み増床を許可するという戦後医療政策上の大失敗があった。医療の技術革新は日本でも導入されていたが、1980年代は世界の潮流とは全く逆の方向に動き、まさにガラパゴス化していたのである。治っている患者、治らない患者を長く入院させ、時に死ぬまで入院させ、過剰な医療を行っていたといえよう。筆者は1975年の医学部卒業であるが、過剰な抗菌薬、過剰な点滴、長い入院生活を普通のように行っていた。もちろんこれが当時の水準と信じていたので疑いを持つことはなかったのだが、これにより患者・家族でさえも必要のない薬や検査を要求し、病院で亡くなることが普通になってしまったといえよう。

きちんと治りさえすれば、早くて、安いに越したことはない。つまり治療成績がよく、入院が短く、医療費が安ければ患者にとっても社会全体にとってもメリットは大きい。

実際、DPC/PDPS（diagnosis procedure combination/per-diem payment system）のもとでも在院日数が短ければ一日単価は高くなるが総医療費は安くなるので患者、保険者の負担は少なく、税負担も少ない。質を管理することで経済的にも効率化が期待できる。

済生会熊本病院のパス大会ではパスを使用して原価計算を行う。図6に示すのは副甲状腺摘出術の1日ごとの収入と費用およびその差すなわち利益を示すグラフで、経年的に並べてある。ラーニングカーブの改善や創の縮小、術後管理の改善、合理的な検査計画などで治癒率が上がり在院日数も短縮した。この手術でも、かつては抗菌薬を長期間使っていたが、現在は無使用である。短時

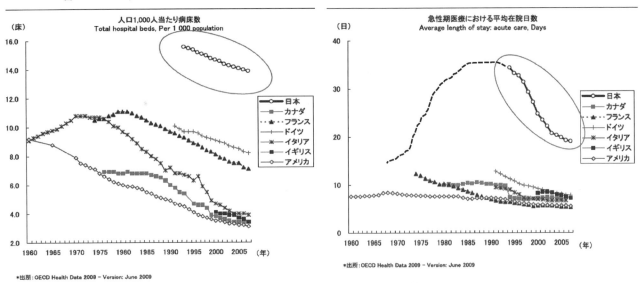

図5 ▶ 病床数と平均在院日数の国際比較
OECD「Organisation for Economic Co-operation and Development：経済協力開発機構」より引用改変

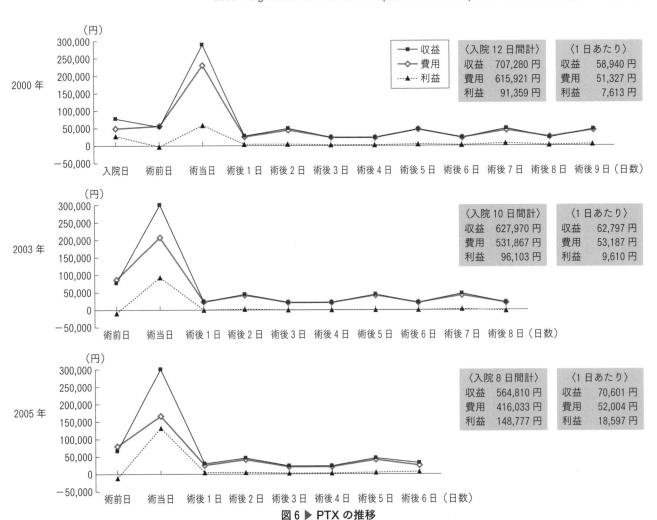

図6 ▶ PTXの推移

間で創が小さければ抗菌薬も不要である。こうした効率化の努力によって各疾患における抗菌薬の使用も図に示すように変化してきた（図7）。

1.7 情報処理技術の進歩

ITの進歩はめざましく、医療の分野も大きく変わっ

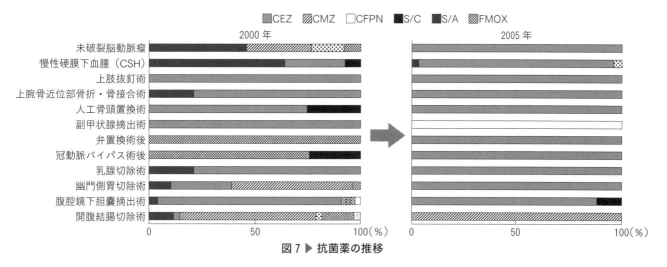

図7 ▶ 抗菌薬の推移

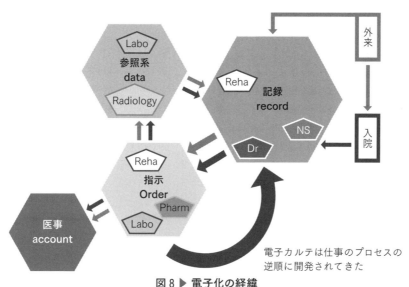

図8 ▶ 電子化の経緯

てきた。とりわけ医療情報の処理はハード、ソフトともにこの20年の革新はすさまじく、コンピューターを使いこなせるかどうかで、医療の現場でも効率化の面で大きく差がつくことになった。

しかしながら我が国の電子カルテ開発はそのスタート時からボタンのかけ違いともいえる不自然な経過を辿ってしまい、いまだにその負の遺産を清算できないでいる。入力が複雑であったりスピードが遅い、何度もクリックが必要など技術的な未熟さや処理速度の遅さに起因する問題は徐々に解決されてきたと思われる。ただ、電子化本来の意義、すなわち電子記録からデータを収集し分析することが困難であり、これは致命的ともいえる欠陥であった。多くの医療者は電子化が効率化に繋がり、データ収集・分析がたちどころにでき、それを可視化できるという幻想を抱いた。なぜこれができなかったのか、なぜスタート時に間違えたのかを考えてみよう。

電子化の始まりは医事計算からで、出来高の医療行為や薬剤、材料などの集計には大いに有効であった。次いで検査や画像などのオーダーが電子化され、セット化されたオーダーはそれなりに便利で、出来高の範囲で保険の許容するぎりぎりのオーダーをセットすることもできた。次に検査や画像の参照系の電子化が加わり、最後に電子記録が付け加えられた（図8）。こうした電子カルテシステムは標準化が前提にあったわけではなく各病院がそれぞれ行っていた診療行為を電子上に乗せたもので、マスターの整備や画面構成、用語の統一や標準化、用語の定義確定など、構造物を乗せるインフラともいえる共通のフレームワークがないまま走り大失敗の原因となっている。交通ルールを決めないまま個々人が車を作り、それぞれ独自のやり方で道を走るというカオスの状況であった。

一般的な医療の流れを考えると初診時に患者の登録がされ、診察が行われて診察記録が作られ、想定される鑑別診断に沿って検査や画像のオーダーが行われ、その評

価が記載され、一部は診断が確定し、患者に説明され治療が行われ、治癒すれば契約が終了する。したがって、診察記録→オーダー→評価記録→確定診断→処方処置の施行→その説明→治癒という順番をとるので本来的にはこの順で開発されるのが自然であろう。ところが実際は逆順をとり、医事計算にオーダーが付加され、これに記録が加わった形になったので、お金の計算を正確にするための入力、例えば病名や加算要件の記載が実行行為の後になり、かつ現場の医療者にさせることとなった。

電子的な記録からデータをとるには最終的にどういう情報がどのような形で欲しいか（output）を決め、そこからさかのぼって、記録の形式や入力の仕組み（input）を考える必要がある。パスでは最終的にバリアンス分析という明確なoutputがあるためバリアンス分析に必要な記録の体系、バリアンスを収集する仕組み、バリアンスの入力の仕組み、マスターを使用したアウトカムの設定などを電子上の整合性や関連性（ひも付け）を考慮して作り込むことができる。そこで記録の起点となるアウトカムのマスターが必要になり、日本クリニカルパス学会用語・出版委員会ではBOM（Basic Outcome Master）を作成した。これは316個の比較的大きなアウトカムすなわち「循環動態が安定している」とか「呼吸状態が安定している」などで、この下位に小さなアウトカムといえる観察項目の【血圧】、【脈拍】や【呼吸困難】や【酸素飽和度】が1,593個位置し、一連のアウトカム表現が完成する。現時点でほとんどすべての患者状態アウトカムがBOMのアウトカムと観察項目で表現できる[12]。

BOMを使いこなすには紙の上でアウトカム志向のパスを運用した経験があると比較的スムーズに行くが、いきなり電子化でBOMを使っても運用は厳しい。またすでに電子カルテを導入し、パスの日めくり画面やオーバービューが構成されていればBOM表現に置き換える作業が発生する。しかしBOMに置き換えたとしても、それを情報として処理する仕組みがそもそも電子カルテ側にあるかという根本的な問題がある。これはベンダー側の問題というより、医療機関側の曖昧な要望にある。データ処理の基本は時系列である。例えばある薬剤の投与開始日や手術日などの「起点」の概念を明確化し、分析しようと思う他のデータとひも付けを行わないと分析は困難である。つまり手術日が「12月2日」であることは重要ではなく12月2日が「手術日」であるという「起点」の概念を持たせることでこれを中心とした分析がはじめて可能になる。すべての医療行為（タスク）と患者状態に起点を持たせるという意味で日めくり式パス（日めくり記録）は電子上の処理で極めて重要である。

さらに医療機関側が最終的なoutputとして何をどのように集め分析したいかを明確に決めておかないと、システム側では対応困難である。レストランで「食べ物をお願いします」と注文されても料理人も困るわけで、中華料理か和食ぐらい決めておかないと、inputである食材を用意できない。

電子クリニカルパスの完成はまだまだであるが、ハードの進歩と医療情報の処理技術の進歩、データマイニング、DWH（Date WareHouse）等が充実すれば臨床現場が求めるデータ収集や分析をフィードバックできるようになるであろう。

2. クリニカルパスの意義

もし、現在においてもパスが存在していなければどんな医療になっていただろうか？かつてはパスがないので標準的な治療計画もないし体系的な教育もなく、看護計画や他の職種の記録もほとんどみる機会はなかった。患者の説明は患者用パスや疾患説明書もなく、個々の医者が自分なりの方法で説明を行っていた。筆者は絵に描いて説明していたが、患者・家族もうなずきはするが十分に理解していたとは思えない。患者側も現在のようにインターネットで検索して調べるなどの情報収集はできないので、その非対称性は圧倒的である。必然的に「お任せします」の答えしかなかったといえよう。パスの開発された背景は前述したが、医療におけるその意義について考えてみよう。

2.1 アウトカムという目標管理

製造業ではよい製品を効率よく採算性よく作ることは非常に重要である。企業が生き残る上での死活的な課題といってよい。したがって、工程管理を正確に行い最終的なアウトカムであるよい製品を作るための研究や工夫が多くなされてきた。その一つが前述したガントチャートである。工程を図示し、誰がいつ何を行い、いつ製品が完成するかを管理する手法である。

つまり「良いプロセスがよりよいアウトカムを生む」という原則でもある。医療の分野でも原則は同じであるが、工業系と異なり材料や材質を選び、不良品を排除す

るなどはできない。さらに生物現象という不確実性が伴うため、最良のプロセスで最良のアウトカムを常に保証することは難しい。とはいえ、治療経過や結果が全くランダムに出現し予測不能というほどばらついているわけではない。例えば済生会熊本病院では、在院日数でいえばロボット支援前立腺全摘出術（184例）では10.4日±3.6（1SD）日の範囲で患者の92.5％が退院しバラツキは比較的少なく、さらに早い退院が可能かもしれない。内科系でも脳梗塞在宅復帰パス（925例）では9.0±6.0（1SD）日の範囲で患者の91.2％が退院している。外科系では手術可能という患者状態が前提にあり、その経過は比較的予測しやすい。一方、内科系では診断が必ずしも確定していないケースも多く、症状や検査データを参考にしながら次の治療を考えていくといったプロセスが多い。これが内科系でパスを作りにくい原因といえよう。しかしながら例えば市中肺炎のように第一選択の抗菌薬でスタートし、培養結果を見て抗菌薬の変更・中止・継続を決めるといった、次の治療選択も含めて標準化されたパスを作り込めば、患者状態に適応させた医療管理が可能である。

　治療は主治医に裁量権があるとはいえ、勝手に行ってはいけない。今までの経験や知見を総合し、よりエビデンスの高い最適治療を目指す必要がある。それぞれの治療プロセスで最適と思われるものを選択し、最適な結果を目標として設定する。これがアウトカムの基本的な考え方である。初期のパスでは明確にアウトカムを設定していない予定表的なパスが多かったが2000年以降はアウトカム志向のパスに移行してきた。

　アウトカムは図9のように大きく医療者アウトカムと患者アウトカムに分けられる。医療者アウトカムは医療者の仕事・医療行為（タスク）であり、ドレーン抜去やカテーテル抜去などの処置行為、点滴や内服などの投薬行為、清拭や食事介助などの看護行為、退院時指導や食事指導、服薬指導などの説明行為、作業療法や理学療法などのリハビリテーション行為、生化学検査や画像診断などの検査行為などが含まれる。ほとんどが医師の指示の基に行われるのが原則であるが、パスに掲げられた医療行為はチームで合意を得て盛り込まれたもので、すでに医師の了解は前提となっている。その多くはかつて指示表や指示簿といわれた紙面に表示されていたが、それはチーム全体で話し合ったものでもなく、データに基づいたものでもなく、医師個人の頭の中にあり、それはしばしば医師が変わると180度違っていた。チーム医療が

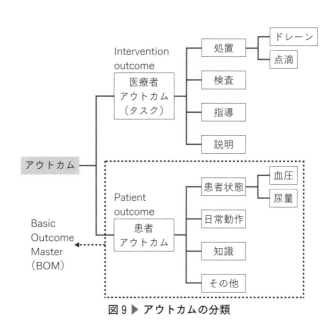

図9 ▶ アウトカムの分類

成立するためには、それぞれが定められた業務の範囲で自立した医療行為を行うという了解と情報共有が必要であり、パスはそうした意味で有効なツールといえる。

　もう一つの患者アウトカムはパス開発で現れた新しい概念といってよい。そもそも治療経過はほとんど予測不能とされていたので、毎日の患者状態を把握し、個別性に合わせた治療を毎日考え出すことが医師の役割と指導されていた。だから患者は主治医が毎日診なければならず、他の医師には任せないというのが一般的であった。そこにアウトカム志向というパスが現れたので筆者も含め、その新鮮な考え方に魅了されてパスにのめり込むきっかけとなった。まさにこんなものがあればよいがという願望の世界だったのが現実の紙に表されたので「目からうろこ」という表現が近い。術後1日目の発熱が37.5度C以下とか、3日目には病棟を1周歩行できるなどのアウトカムは自信を持ってなかなか言えなかった。先輩に聞いても「そりゃ、患者はいろいろだ。だから注意して毎日診なさい」という教えとなる。図は市中肺炎の経過を看護師の記録から集めたデータを基に症状の推移をみたものである（図10、11）。これをみると多くの人が3日目には呼吸は楽になり8日目に症状が残るのは軽い咳と微熱である。若干の治癒の差はあれ、大半の人が8日目に退院可能な状態になる。これを検査データでみるとCRPが5 mg/dL以下になり白血球が10,000/mm^3以下になるのが8日目であることがわかる。こういう条件を退院基準にすることで誰でも退院の判断が可能であり、かつ患者に一般的経過を自信をもって説明できる。医師が最終判断を下せばそれで退院である。図

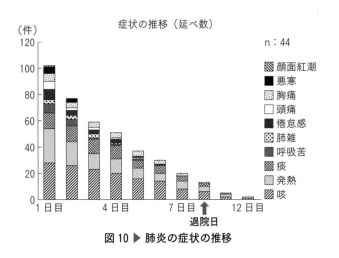

図10 ▶ 肺炎の症状の推移

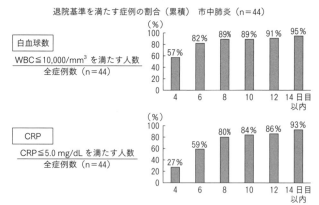

図11 ▶ 退院基準を満たす症例の割合（累積）市中肺炎 (n=44)

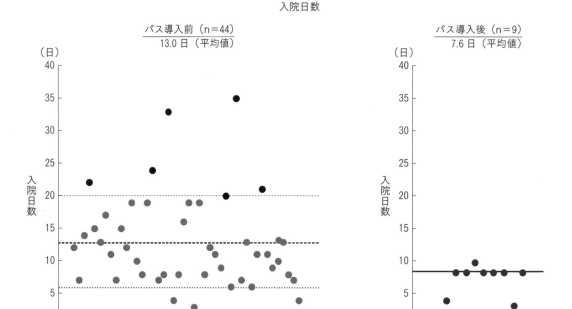

図12 ▶ パス導入前後の市中肺炎患者の在院日数

12にパス導入前後の在院日数の変化を示す。パス導入後は明らかに在院日数が安定しよりバラツキが少なくなっている。

2.2 バリアンスというプロセス管理

バリアンスはクリニカルパス学における中心的な概念といえる。個々の医療者には目標設定までは漠然とあっただろうが、これを明確な外れ、逸脱、偏位と捉えて個々のプロセスごとに分析して見直すという発想はなかった。パスの開発者のKaren Zanderは看護師でもあり一方で工学も学んでいる。イノベーションが生まれる背景として、狭い領域の知識や技術だけでは限界があ

り、広く異分野の知識技術が混合され、その中から新たな発想が生まれるという好例であろう。物事は多面的であり医療者という一方向からだけ眺めていては見えないものが、少し視点を変えて工学者の目からみると医療プロセスが工学系ほどには管理されていないということに気づく。医療者は生物現象である治療が工学系のように管理できるはずがないという既成概念から離れられない。広く学び経験する重要性は現代社会だからこそより重要性を増しているように思える。

バリアンスは単独で存在するのではなく、アウトカムという目標設定が前提にある。バリアンスの定義は「アウトカムが達成されない状況」なので、バリアンスとアウトカムはセットになっている。したがって一つのアウ

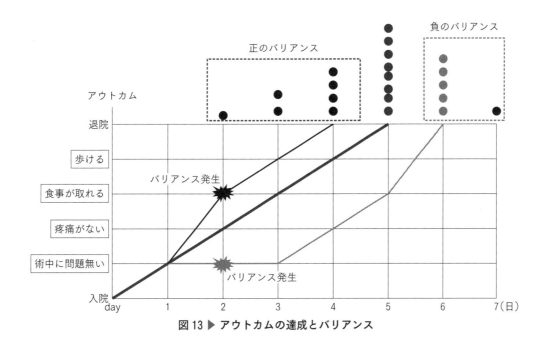

図13 ▶ アウトカムの達成とバリアンス

トカムに一つのバリアンスが発生することとなる。バリアンスは減らすことが目的ではなく問題解決の手がかりを探り、最終的なアウトカムの改善につなげることが目的なので、アウトカムの設定はプロセス管理の前提として重要である。

よいプロセスを作り込むためにはEBMやガイドラインを参考にするのも重要であるが、そもそも今行っている医療行為が本当に必要で妥当性があるのかという疑問を常に持ち続ける必要があるだろう。そういった意味でDPCに合わせたアウトカム設定は、診療報酬からみれば適切かもしれないが、適切な医療管理そのものではない。

臨床経過はさまざまであるが、それほど大きくばらつくことはない。パスで設定されている在院日数は標準的なもので、必ず設定された日に退院しなければならないなどということではない（図13）。すなわち早く治る患者（正のバリアンス）とさまざまな合併症に悩まされ最終的に死亡するといった不幸な転帰をとる患者（負のバリアンス）もいる。同じ病名で同じような治療をしても、なぜプロセスに違いが出て最終的なアウトカムが異なるのだろうか。このことを分析するのがバリアンス分析であり、これによってパスを改訂し治療成績の向上につなげるのがパス活動そのものである。

治療経過中に出現するバリアンスは大きく、1）患者・家族要因、2）スタッフ要因、3）システム要因、4）社会要因に分けられる。これは発生時に判断できるものと後から十分な分析をして判断されるものがあり、発生時点での即断は難しい。したがって済生会熊本病院（以下、当院）ではこの分類は現在、最終的なバリアンス分析の時点で大まかな傾向を説明する際に使用している。

バリアンスはアウトカムが前提なので大きなアウトカムには大きなバリアンスが発生する。逆に小さなアウトカムには小さなバリアンスが発生する。バリアンス分析が最終的に質の改善を目指すならば、やはり大きなバリアンスから取り組む必要がある。大きなアウトカムとは何かといえば後述するBOMで抽出した316が大きなアウトカムで1,593の観察項目が小さなアウトカムである（図14）。これまですべて含めてアウトカムとしたがBOMでは粒度すなわち事象の重要度で選別している。基本的にはプロセス管理の要点としてまずBOMレベルのバリアンスを収集し、分析はさらに細かい観察項目で行うという形が一般的である。

パスの善し悪しはアウトカム設定で決まる。使いやすさは標準化、効率化作業の過程でいかに多職種参加で作れるかに関わっている。この作成段階では関係者がほぼ全員集まって議論するほうがよい。一部の職種だけでアウトカムを設定しパスを作ると他の医療者はその目的や背景を理解することなく単なる作業をするだけになり、使いづらいだけでなく分析し改善しようというインセンティブにもつながらない。自分たちで定めた目標であるからこそ、その達成に努力しようというモチベーションが出てくる。

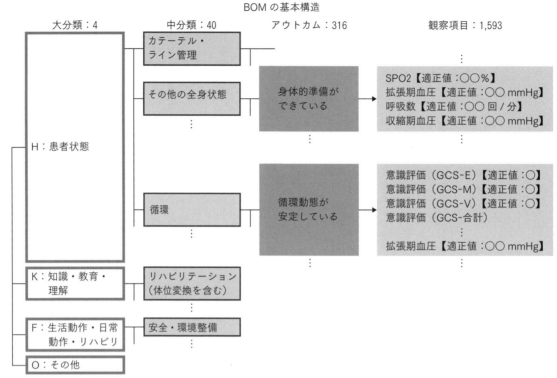

図14 ▶ BOMの構造

2.3　質保証としてのクリニカルパス

　パスの最終目標が質改善であれば、その質とは何かという議論を詰めなければならない。パスが対象とする患者は標準的な経過を辿るグループである。標準的かどうかをどのように根拠づけるかはいろいろな方法があるが、当院では一応、平均±1 SD（標準偏差）としている。欧米では平均±2 SDとしているところもあるが、医療機関の形態や治療対象によって異なるので、柔軟に考えてもよいかと思われる。

　一般に疾病は軽症から中等症、重症に分けられるが、パスで取り扱う標準的経過の患者は中等症と考えてよい。軽症であれば自然治癒もあり得るので治療対象になり得ない。重症過ぎると治療限界に近づき誰がやってもどこでやっても治らないものは治らないということになる（図15）。つまりパスの対象となる群は通常治るべき患者で、この群の患者がきちんと治る必要があり、これが基本的な質保証である。併存症が多く、全身状態が極端に悪いなどは最初から分析の対象ではない。このグループでバリアンスが出現するのは当然あり、異なったグループには異なったパスと解析が必要である。多くの医療者に重症患者を鮮やかに治したいという心意気はあろうが、パスは名人芸の世界ではなく、標準的な医療者が標準的な治療行為を行って治るという標準治療計画である。

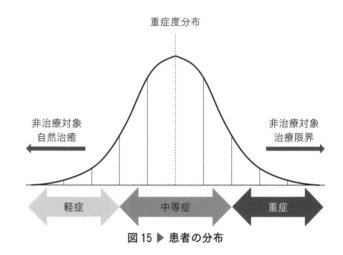

図15 ▶ 患者の分布

　治るべき人が治るといえども実際の臨床ではさまざまな要因が複雑に絡まって、単純ではない。しかしながら治療の成功を確実にするために避けて通れない必須のプロセスをパスに作り込むことはできる。一つは患者安全であり、患者の確認や説明、作業確認のタイムアウト、薬剤確認、アレルギー確認などの確認プロセスをタスクに組み込むことは重要である。つまり絶対やるべき事はパスに明示して、これを確実に遂行したというチェックを記録に組み込む。べつに難しいことを求めているわけではないが、新人や慣れすぎた人はこのプロセスを無意識に通り過ぎ、大事故に繋がる。

　パスではやるべきことが明示されているがこれは原則

であり、患者状態はさまざまなので当然例外もありうるし例外的な医療行為も許容される。ただし、例外を行う際は必ず説明責任を伴う。なぜならそれは例外であり、当然、他の医療者と患者に説明する義務が伴う。医師、特に主治医には大きな裁量が許されているが、無原則かつ無制限ではない。パスが現時点での医療水準に合ったものであれば、それほど大きな変更がなく使用できるであろう。とはいえ標準的に治る見込みの患者がすべて予定どおり治るとは限らない。約2～3割の患者は標準的な経過を辿らず、この患者群がバリアンスの分析対象になる。こうした患者群は医療の質改善において非常に重要である。この群のバリアンス分析において洗い出された問題をさまざまな視点から検討しパス改訂につなげることによってこのパスが対象とするグループ全体の治療成績があがる可能性を秘めているからである。とりわけ今まであまりクリティカルと考えてなかったアウトカムが意外な重要性を持つことがわかったり、経験則から設定されていたクリティカル インディケーターが意外と重要でなかったりといった新たな発見が得られる。

パス作成→実行→バリアンス分析→パス改訂→再実行といったPDCAサイクルを回し、さまざまな問題点を解決することによって治療成績の向上が期待できるが、その多くが患者状態のバリアンスといえる。患者状態のバリアンスでは検査の頻度や薬剤の使い方、手術手技の改善、術後管理の改善などで対応することが多い。さらに術前から周術期ケアなどを行い、血糖管理や感染巣の治療、清潔保持、歯科治療などをパスに組み込んで対策をとる場合が多い。

スタッフ要因（図16）では、多くは安全につながることになるが、検体の取り違えや患者誤認、右左間違い、連絡不足、中止薬の不徹底、パニック値の認識不足、過度に複雑なプロセス、技術知識不足などが挙げられる。それぞれの確認プロセスの明確化、マニュアルの整備などの対策をとっていないと重大事故につながる恐れがある。

システム要因では機器の故障や、予約システムのトラブル、安全機器の不足、仕事量とスタッフのミスマッチ、組織的な教育不足、感染症のアウトブレークなどが挙げられる。すぐさま解決できる問題ではないが、優先順序を決めて組織全体で取り組む必要がある。

社会要因はさらに複雑で一医療機関のみで取り組める問題ではないことが多い。回復期や療養病床の不足で患者の転院に時間がかかるとか、救急ベッドが満床でお断りが多いとか、その地域全体でスタッフが不足しているなどが挙げられる。いずれにしろ、こうした問題はむしろ医療政策上の問題であり、解決には長い時間がかかりしかも政治的である。

2.4 情報共有ツールとしてのクリニカルパス

パスの機能のなかで重要な情報共有について述べる。

パスには患者用パスと医療者用パスの二つがある。前者は患者への説明ツールであり、後者は医療者間の情報共有ツールである。日本でのパスの導入理由の大きな部分はインフォームド・コンセントであり、患者への情報提供ツールとして注目された[13]。1990年代は以前にも増してインフォームド・コンセントが重要視され、患者が十分な情報を得たうえで、納得して治療を選択するこ

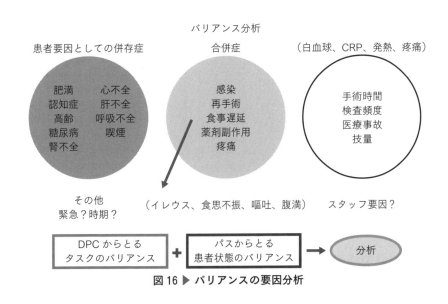

図16 ▶ バリアンスの要因分析

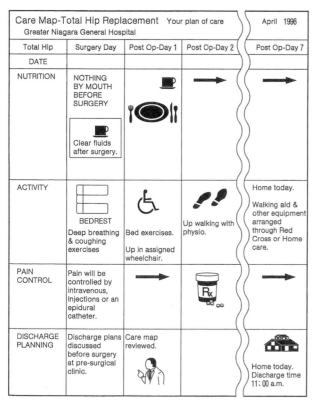

図17 ▶ カナダのクリニカルパス
医学書院　医療記録が変わる！決定版クリニカルパス
カナダのクリニカルパス（図2-1）から引用

とが推奨された。こうした患者側の要望に応える形で、患者用パスが導入されてきた。図17に示すのは当院が最初に目にした患者用パスで、カナダから持ち込まれたものである[14]。そのわかりやすさは衝撃的であった。絵文字（アイコン）の示す意味は一見して解読でき、いつどういう医療行為が行われるかは明快であった。文字で説明するより絵文字の方が瞬間的に理解できるのは、交通標識と同じだからである。これを漢字表記にしたり文章で表記したりすると解読の作業が発生する。多くの患者や家族は詳しい説明は後にして、自分の身に何が起こるかを素早く理解したいという気持ちが強い。このニーズにぴったり合ったのが絵文字による患者用パスであり、当院も早速これを導入した。そしてはじめは、パスとは患者説明の素晴らしいツールで、これだけがパスであるというように思い込んでいた。したがって当初のパス活動は患者用パスの作成であった。これは簡単そうだが意外な障壁があった。それは標準化である。

説明のための患者用パスを作るにしろ、検査のスケジュールや投薬時期などはそれなりに標準化しなければ、患者ごとに手作りしなければならなくなる。そこで腎泌尿器科の医師の予防的抗菌薬の使用状況を調べて唖然としたのである。それは個々の医師でそれぞれ違った抗菌薬、投与量、投与方法であり、標準化という言葉そのものも存在しない世界であった。もちろんわれわれは同じ大学で同じ医局に所属していたが。

患者用パスを作るうえでも医療者用パスを作るうえでも、やはり標準化は必要である。標準化のレベルをどこまで進められるかはその組織のパスに対する理解による。初期の段階では抗菌薬を術直前に投与するところまでは決められても、抗菌薬の種類や量まで決められないところが多かった。予防投与としての抗菌薬はCDCよりエビデンスが高いガイドラインがでており、これに則って選択するのが正しいのだが、いまだに抗菌薬を選択制にしたり記入式にしているパスも散見される。医師の裁量権を尊重しているのかもしれないが、予防投与に関してはもはや裁量をきかせる余地はない。反対に術後感染などを起こして、それに対する抗菌薬の治療投与は医師の裁量権を十分発揮すべき領域となる。

パスでの情報共有で最も効果的なのは安全管理である。チーム医療が前提となっている現代の医療では情報を共有することは極めて重要で、すべての医療行為を逐一医師の指示の基に行うことは現実的に困難である。したがって各チーム員がそれぞれの医療行為の意味を理解し、他の医療者の医療行為を熟知していることは安全な医療を遂行するうえで必須といえる。代表的な例が化学療法のレジメンであり、かつては医師ごとに微妙に異なるレジメンに看護師や薬剤師が対応していた。プロセスが標準化されておらず、微妙に異なるので、同じ治療でもその「異なり」に異を唱えることは難しかった。抗がん剤がたとえ2倍処方されても、週1回投与が毎日投与になっても気づかないし、変更の理由を問わない。なぜなら標準がないので逸脱の認識は医師が気づかない限りできない。筆者自身、安全委員会の外部委員として関わった医療機関で抗がん剤の連日投与で急性腎不全になり死亡した例を経験している。薬剤師も看護師も不思議だと思ったが、「医師の指示」なので、問うことはなかった。チームといっても権限が委譲されない限り、医師以外は単なる作業をこなすことになる。つまり情報共有は単に知っているということだけでなく、その意味を理解していること、標準的治療と経過を熟知し、かつ自らの領域に責任をもつことが肝要である。したがってパス作成や改訂を行う時のチーム員の情報交換の場は極めて重要であるが、このプロセスを省くとパスが医療管理ではなく単なる作業表になりかねない。

患者用パスで最も重要なことは患者側の疑問や質問に

的確に簡潔に応えられる内容であることである。患者や家族の不安の多くは知らないということから発する。いつ頃食事ができ、いつ頃歩けて、いつ頃退院でき、いつ頃仕事に復帰できるのかなどである。医療者の一方的な説明が患者にはほとんど理解されていない。また、患者苦情の75%は説明不足であり、今後高齢者がますます増えることを考えるとよりわかりやすい説明ツールを作ることが重要になろう。すなわち患者用パスはもちろんであるが、疾患説明書や生活指導なども作成しておくと理解が深まるだろう。

2.5　電子クリニカルパスの意義とBOM

電子カルテは1990年代から徐々に普及したが、その経緯は1.7情報処理技術の進歩の項で述べた。この項では電子クリニカルパスに焦点を絞って解説したい。

電子カルテの大きな目的として医療者の大半が期待したのは、自らが記載した記録がデータとして残り、しかもそれを解析に使えることであった。しかし多くの電子カルテがこれを達成できないでいる。もちろんだからといって便利さ故に紙に戻ることはないが、一生懸命慣れぬキーボードを叩いて入力しても、それからデータがとれなければ何のための苦労と多額の費用なのかという複雑な思いは消えないだろう。電子カルテのスタートが決定的に間違ったために今の苦労がある。

電子カルテからデータをとる試みは当然なされてきた。しかしそうしたコンセプトが満たされないまま作られたシステムでは、さまざまな加工や付加を行わなければ臨床で使えるデータとはならない。特に医療記録本体からデータをとることはほとんど不可能と言ってよい。

記録からデータをとる方法としてデータマイニングがある。これは膨大な言語記録のなかから必要な言語だけを抜き出し、これを分析して何らかの意味ある結果を導き出そうとする手法である。例えば循環器内科の患者のカルテに使われている「高血圧」という記号をすべて拾い出す。もちろん「こう血圧」という言葉は拾えない。「hypertension」と英語表記すると拾えないし、「血圧が高い」も無理である。たとえ「高血圧」が拾えても「高血圧」「あり」なのか「なし」なのかはわからない。「高血圧」「＋」という表記も「高血圧」「－」という表記もあって、意味のある高血圧を抽出するには相当の仕掛けが必要になる。データマイニングは特定の語の使用頻度や高血圧に付随して使用されている語を抽出できるが、そのこと自体あまり意味のあることとは思えない。金の採掘は金以外の膨大な物質を選別しなければならないが、その費用が金の価値を上回るようでは経済的意味がない。その言葉を抽出して価値ある結論を得られるのであればデータマイニングは意味がでてくるが、現時点でカルテの記録から有用な情報を引き出すデータマイニングの手法はない。

そこで記録からデータをとる新しい仕組みとして考え出されたのがアウトカム用語のマスター化である。アウトカム用語のマスターBOMは、2011年にVer.1.0が出され2012年にVer.2.0が上梓された[12]。BOMの原型は済生会熊本病院で作成した紙ベースのパスチームライトである。BOMはパスのアウトカム設定で使用される語、例えば「循環動態が安定している」というフレーズにコード番号をつけ、電子的に処理しやすくしたマスターである。前述のように「高血圧」だけを探すと実際に高血圧がありなのか、なしなのかはわからない。自由記述の文章から意味のあるデータを抽出するのは困難である。

したがって「高血圧がない」というアウトカムを設定し、これでバリアンスが発生した場合すなわち「高血圧がある」となればこの「高血圧がない」のコードを集めればバリアンス収集ができる。すなわち「高血圧」という単語に「がない」という述語を組みあわせ、ある事象の表現としてこれにコードを付与し電子的に収集することができる。

BOMは比較的粒度の高い、すなわち概念的に大きなアウトカム316項目と、比較的粒度の小さいすなわち概念的に小さな観察項目1,593よりなっている（**図18**）。従来はすべてアウトカムとしたりアセスメントあるいは判断基準などとさまざまな呼称がされていたが、粒度の大きさはあまり意識されてこなかった。紙でのバリアンス収集はこれでよかったが、電子的に収集する際にはそ

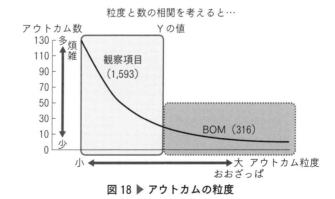

図18 ▶ アウトカムの粒度

の結果の評価も含めあらかじめ、何を主に集めるかを決めておく必要がある。BOMのアウトカム316は基本的に重要なものであり、クリティカル インディケーターともいえる。このバリアンスの出方を分析することでパスの改訂につながり大きな質向上に寄与すると思われる。

■引用文献

1) Evidence-Based Medicine Working Group. Evidence-based medicine: a new approach to teaching the practice of medicine. JAMA 268: 2420-2425, 1992.
   (Sackett DL, Rosenberg WM, Gray JA, et al: Evidence based medicine: what it is and what it isn't. BMJ 312: 71-72, 1996.)
   (Haynes RB, Sackett DL, Gray JM, et al.: Transferring evidence from research to practice. ACP Journal Club 125: A14-16, 1996.)
2) 済生会熊本病院クリティカルパス編集委員会：絵でよくわかる、見てすぐできるクリティカルパス実例集，1999，日総研出版，東京．
3) Guideline for Prevention of Surgical Site Infection, 1999
   http://www.cdc.gov/hicpac/pdf/guidelines/SSI_1999.pdf [2015.9.24]
4) Kohn LT, Corrigan JM, Donaldson MS, et al: To Err Is Human: Building a Safer Health System. National Academy Press. Washington DC. 2000.
5) 日本クリニカルパス学会編：クリティカル インディケーター，クリニカルパス用語解説集，増補改訂版，2014，49-50，日本クリニカルパス学会，東京．
6) Haynes RB, Sackett DL, Gray JM, et al.: Transferring evidence from research to practice. ACP Journal Club 125: A14-16, 1996.
7) 鄭丞媛，井上祐介：質に基づく支払い（Pay for performance: P4P）の動向と今後のあり方．季刊社会保障研究 2012. 48. 2. 186-196.
   http://www.ipss.go.jp/syoushika/bunken/data/pdf/19723907.pdf [2015.10.16]
8) 公益財団法人日本医療機能評価機構：病院機能評価．機能種別版評価項目．
   http://jcqhc.or.jp/pdf/download/ippan1(tuihoban)_v1.1.pdf [2015.10.16]
9) Joint commission international：病院向けJoint commission international認定基準日本版第5版，品質改善と患者安全（QPS），151-162，2014.
10) 島崎謙治：日本の医療—制度と政策，2011，東京大学出版会，東京．
11) OECD編：図表でみる世界の保健医療-OECDインディケータ（2005年度版），2006，57，明石書店，東京．
12) 副島秀久：基本アウトカムマスター（Basic Outcome Muster: BOM）の目的と構造及び課題—経験から科学へ—．日クリニカルパス会誌 13：91-97，2011.
13) 副島秀久：クリティカルパスの現状と今後の方向性，クリティカルパス実例集，1999，25-35，日総研，東京．
14) 副島秀久監，済生会熊本病院パスプロジェクト編：医療記録が変わる！決定版クリニカルパス，2004，19-25，医学書院，東京．

第2章 クリニカルパスの歴史

我が国におけるクリニカルパスの歴史
導入期、普及期、発展期

はじめに

　我が国におけるクリニカルパス（以下、パス）の歴史は長いものではない。パスは、1980年代後半に米国で開発され、90年代以降、我が国に紹介されるようになった[1]。そして、1999年、チーム医療によるクリニカルパス手法のさらなる普及等を目的に、日本クリニカルパス学会（以下、パス学会）が発足した。パスの有用性は、関係者の間で認識されるようになり、短期間のうちに全国に普及していった。

　パスは、今や、医療の質、効率、安全の維持・向上を図るためのツールとして、臨床現場には欠かせないものとなっている。昨今の技術進歩は目覚ましく、医療の個別化・情報化が急速に進展するとともに、介護・福祉を含む連携医療や患者中心の医療が一層求められている。パスは今後もとどまることなく進化を遂げる必要があり、パスをどう捉え、どう進化させていくべきか、我が国におけるパスの歴史をたどりながら考える。

1. クリニカルパスの黎明と導入

　1980～90年代の我が国は、経済の安定成長から低成長の時代に入り、10年（1973～83年）におよぶ老人医療費無料化を経て、人口高齢化や技術進歩に伴う医療費の高騰（年間の伸び率：4～7％）が社会問題化しつつあった。一方、臨床現場では、EBM（evidence-based medicine：科学的根拠に基づく医療）の実践、患者QOL（quality of life）の向上、IC（informed consent）の徹底が要請され、POS（problem oriented system）やSOAP（subject-object-assessment-plan）を通じた診療・看護記録の改善や、オーダリング・記録の電子化、医療の質と安全の確保・向上に大きな関心が集まるようになっていた。

　パスの黎明期、我が国におけるパスの導入、普及につながる幾多の動きのなかで、特筆すべきは、「東京都私立病院会青年部会」（のちに「東京青年医会」）と、「病院医療の質に関する研究会」（のちに「医療の質に関する研究会：質研」）の活動である。

　東京都私立病院会青年部会は、都内の私立病院、有床診療所などの次世代を担う若手経営者の育成、将来における医療の位置づけの模索などを目的に、1984年に設立（河北博文代表）された。この翌年にスタートした、同会の早朝勉強会[2]は、今日まで1,260回あまりを数える。

　東京都私立病院会青年部会は、病院機能の第三者評価のための研究会として、1987年に「JCAHO研究会」を発足させた。米国のJCAHOの評価手法を研究するとともに、我が国独自の機能評価項目を作成し、これを用いて病院評価の試行を行った。当時、病院評価としては、厚生省と日本医師会による「病院機能評価マニュアル」が作られていた。これが病院の自己評価である[3]のに対し、研究会の評価は第三者による客観的評価であり、質の改善により、大きな効果が期待できるものであった。米国で、質の評価がパスの開発につながったと同じく、我が国においても、医療の質を評価しようとする活動が、パス導入の重要な引き金の一つとなった。

　病院医療の質に関する研究会は、病院医療を向上させることを目標に、病院医療の質を第三者で評価するためのシステムを研究・開発することを目的として、1990年に設立（岩﨑榮氏、郡司篤晃氏ら）された。この研究会は、JCAHO研究会の活動を継承、発展させ、評価基準を繰り返し改訂するとともに、試行病院の数を増やしていった。1997年に、パス法に関するシンポジウムが東京で開催され、医療における質と生産性を向上させ

ための、医療管理の概念としてのパスの意義が広く喧伝された。この時に配布された、約200ページにわたるテキスト[4]は、医療関係者がはじめてパスというものを理解するのに役立った。

2. クリニカルパスの普及と発展

1990年代後半になると、パスは、全国の先駆的な病院で作成され、実践されるようになった。済生会熊本病院（1996年導入）[4]、東京都済生会中央病院[4]、青梅市立総合病院[4]、榊原記念病院[4]、日鋼記念病院[4]、亀田総合病院[4]、東京慈恵医科大学病院[5]、竹田綜合病院[5]、愛知県厚生連更生病院（現安城厚生病院）[5]、NTT東日本関東病院[5]、日立総合病院[5]、聖マリア病院[5]、東京大学医学部附属病院[5]、済生会山口総合病院[5]、聖路加国際病院[5]、温知会間中病院[5]、美杉会佐藤病院[5]などの病院である。また、パスの創始者であるKaren Zanderが、1999年2月に来日し、東京と大阪で講演会を開催した[6]。

そして、1999年6月、日本クリニカルパス学会が設立（須古博信理事長）されることになる[7]。同年7月に東京で学会設立記念講演会、10月に済生会熊本病院でパス大会、11月に東京医科歯科大学で公開セミナーなどが矢継ぎ早に開催された。同年11月には、日本クリニカルパス学会誌第1巻第1号[8]が刊行され、翌2000年には、第1回学術集会（11月、東京）、公開セミナー、パス見学会の開催、学会誌第2巻第1号[9]の発行のほか、海外研修が実施された。

日本クリニカルパス学会は、2007年に福井次矢氏が第2代理事長に、2013年に副島秀久氏が第3代理事長に就任し、学術集会のほか、パス大会や教育セミナーを頻回に開催し、質の管理や医療管理、チーム医療に関わる多彩な活動を行っている[10]。

一方、クリティカルパス（クリニカルパスと同義）を中心にした医療マネジメントのノウハウやツールを研究・開発する目的で、1998年6月に「クリティカルパス研究会」（宮崎久義氏、武藤正樹氏、坂本すが氏ら）が立ち上がった。同研究会では、医療経営とクリニカルパスの活用、米国病院でのクリティカルパス作成活用の実際、クリティカルパスにおけるアウトカムの設定などをテーマに、クリティカルパスの研究が進められた[11]。

翌1999年6月には、第1回クリティカルパス全国研究交流フォーラムがつくば市で開催され、クリティカルパス研究会を母体にして「医療マネジメント学会」（現日本医療マネジメント学会）が設立（宮崎久義理事長）された。学会は、医療の質の向上を目指してクリティカルパスの開発・普及に取り組むとともに、医療安全、医療連携、電子化など、医療の現場における各種の課題の研究、提案を行っている。最近は、全国の医療機関のクリティカルパスの閲覧や、標準クリティカルパス作成ソフト、電子化クリティカルパス作成ソフトをダウンロードできる、クリティカルパス・ライブラリーを、医療情報システム開発センター（MEDIS）と共同でWeb上に公開している[12]。

20世紀末から21世紀初頭にかけて、医療環境は目まぐるしく変化した。日本医療機能評価機構（1995年設立）による病院訪問審査（1997年）や医療事故情報収集等事業（2004年）の開始、特定機能病院等に対する包括払いDPC/PDPS（diagnosis procedure combination/per-diem payment system）の開始（2003年）、急性期病院における在院日数短縮化の要請、病院の機能分化と他施設との連携の進展、臨床指標の開発や治療成績のデータベース化、また、記録などの電子化の進行、患者中心主義の浸透などである。そして、パスの必要性は一層高まり、数多くの病院、分野でパスの導入が促された。

また、パスの形式（オーバービュー、日めくり式など）、用途（ベンチマーキング、原価計算など）、運用（バリアンス収集、アウトカム設定など）、システム（オーダー、電子化など）について、関係者の精力的な検討が進められ、さまざまな医療現場の多様なニーズに対応できるものとなっていった。この時期、パスの取り組み、開発、研究に関して、数多くの教育的な書籍が出版されている（表1）[13]。

2000年代後半には、地域連携パスの推進が医療制度改革の柱の一つに位置づけられた[14]。すなわち、厚生労働省の「医療制度改革大綱による改革の基本的な考え方」（2006年）に、「地域の医療連携体制内においては、地域連携クリティカルパスの普及等を通じて切れ目のない医療の提供する」と明記された。そして、2006年の診療報酬改定で、大腿骨頸部骨折の地域連携パスがはじめて点数化され、2008年改定では対象疾患に脳卒中が加えられ、2010年改定ではがんにも拡大された。さらに、2012年改定では「地域連携診療計画加算」により、これまでの3疾患以外の地域連携パスも評価されることになった。

表1 ▶ クリニカルパスに関する主な図書のリスト

クリニカルパス用語解説集 増補改訂版 日本クリニカルパス学会用語・出版委員会	2014.10 発行
先導施設のノウハウとクリニカルパス集―心臓リハチーム医療 ジャパンハートクラブ	2014.08 発行
医療・介護地域連携クリティカルパス―脳卒中、嚥下・NST・PEG、在宅、歯科・口腔ケア 藤本　俊一郎・大原　昌樹　　メディカルレビュー社	2013.03 発行
基礎から学ぶクリニカルパス実践テキスト 日本クリニカルパス学会学術委員会　　医学書院	2012.07 発行
外来癌化学療法クリニカルパス実例集 畠　清彦　　メディカルレビュー社	2011.06 発行
クリニカルパス／地域医療連携 濃沼　信夫　　日本医療企画	2010.12 発行
がん地域連携クリティカルパス―がん医療連携とコーディネート機能 日本医療マネジメント学会　　じほう	2010.05 発行
地域連携コーディネーター養成講座　地域連携クリティカルパスと退院支援 武藤　正樹　　日本医学出版	2010.04 発行
クリニカルパス用語解説集 日本クリニカルパス学会用語・出版委員会	2009.06 発行
地域連携クリティカルパスと疾病ケアマネジメント 武藤　正樹　　中央法規出版	2009.04 発行
クリティカルパス最近の進歩〈2008〉 日本医療マネジメント学会　　じほう	2008.06 発行
大腿骨近位部骨折　地域連携クリティカルパス　大腿骨頸部骨折シームレスケア研究会 野村　一俊　　メディカルレビュー社	2008.03 発行
地域連携クリティカルパスの進め方―在宅医療成功のカギ！医療連携時代の必須スキル（New Medical Management） 遠藤　英俊・諏訪免　典子　　ぱる出版	2007.12 発行
わかる！できる！今日から始める地域連携クリティカルパス 野村　一俊　　メディカ出版	2007.11 発行
地域連携パスの作成術・活用術―診療ネットワーク作りをめざして 岡田　晋吾　　医学書院	2007.10 発行
変化の時代に対応するクリニカルパス 副島　秀久・岡田　晋吾　　照林社	2007.08 発行
ナースのためのつくれる・使えるクリティカルパス 坂本　すが　　学習研究社	2007.07 発行
脳卒中クリニカルパス実例集"基幹病院編" 橋本　洋一郎　　メディカルレビュー社	2006.12 発行
地域連携クリティカルパス―脳卒中・大腿骨頸部骨折・NST 藤本　俊一郎　　メディカルレビュー社	2006.11 発行
脳卒中クリニカルパス実例集　大学病院編 橋本　洋一郎　　メディカルレビュー社	2006.10 発行
医療の質安全保証を実現する患者状態適応型パス〈事例集2006年版〉 飯塚　悦功・棟近　雅彦・水流　聡子　　日本規格協会	2006.09 発行
あなたのクリニカルパスは安全ですか？ 佐田　尚宏　　医薬ジャーナル社	2006.03 発行
専門医に学ぶ脳卒中クリティカルパスと医療連携 岡田　靖　　メディカルレビュー社	2005.10 発行
患者がみえる看護がみえるクリニカルパス―記録を組み入れたクリニカルパス 京都第一赤十字病院看護部　　日総研出版	2005.09 発行
肝疾患クリニカルパス実例集 森脇　久隆　　メディカルビュー社	2005.08 発行
栄養サポートにすぐ使える！クリニカルパス 山中　英治・岡田　晋吾　　医歯薬出版	2005.07 発行
クリニカルパスがかなえる！医療の標準化・質の向上―記録のあり方から経営改善まで 立川　幸治・阿部　俊子　　医学書院	2005.06 発行
オールインワンパス活用実例集 勝尾　信一　　日総研出版	2005.06 発行
患者とともに創める退院調整ガイドブック―クリニカルパスから看看連携へ 山崎　摩耶　　中央法規出版	2005.04 発行
看護記録・クリニカルパスQ&A―看護記録を減らす！ 阿部　俊子・小林　美亜・大表　歩・新田　章子　　照林社	2005.03 発行

第2章 クリニカルパスの歴史

表1 ▶ クリニカルパスに関する主な図書のリスト(続き)

書名 / 著者・出版社	発行年月
在宅ケアのクリニカルパスと問診票 竹内　孝仁・今野　孝彦　メディカルトリビューン	2005.03 発行
そこが知りたい！クリニカルパス 日本クリニカルパス学会・山中　英治・今田　光一・副島　秀久・岡田　晋吾　医学書院	2004.11 発行
アルツハイマー病のクリニカルパス―診断およびBPSD・せん妄の治療 新井　平伊　ワールドプランニング	2004.11 発行
クリティカルパスを活用した循環器疾患患者の早期退院マニュアル 宮崎　久義・藤本　和輝　メディカ出版	2004.10 発行
痴呆性高齢者のクリニカルパス 遠藤　英俊　日総研出版	2004.07 発行
看護記録とクリニカルパス（精神看護エクスペール） 坂田　三允・萱間　真美　中山書店	2004.06 発行
医療記録が変わる！決定版クリニカルパス 副島　秀久　医学書院	2004.05 発行
歯科口腔領域のクリニカルパス 落海　真喜枝・小島　愛子・鈴木　俊夫　医歯薬出版	2004.10 発行
研修医のためのクリティカルパス活用ガイド 2004／10 医療マネジメント学会　じほう	2004.10 発行
周産期看護―看護基準・標準看護計画・クリニカルパス 杏林大学医学部付属病院総合周産期母子医療センター看護部　医学書院	2003.09 発行
EBM外科標準診療　アルゴリズム＆クリニカルパス 藤堂　省・松下　通明　医学書院	2003.08 発行
クリティカルパス実践セミナーテキスト 医療マネジメント学会　じほう	2003.06 発行
整形外科のクリティカルパス 仏淵　孝夫・千田　治道　医学書院	2003.06 発行
初心者のためのクリティカルパスバリアンス・マネジメントガイド ロバート・J.ラットマン・武藤　正樹　ビイング・ネット・プレス	2003.04 発行
できたよ！！クリニカルパス―一から始めた事例集 山嵜　絆　メディカ出版	2002.12 発行
外科クリニカルパスの実際―導入から評価まで 小西　敏郎・武藤　正樹　金原出版	2002.12 発行
実践クリニカルパス 30＋2 山嵜　絆・佐手　達男　メディカ出版	2002.12 発行
電子カルテとクリティカルパスで医療が変わる―今始まる、21世紀の医療改革 石原　照夫　インターメディカ	2002.12 発行
疾患別クリティカルパスと看護記録〈下巻〉 山内　豊明・NTT東日本関東病院看護部　日総研出版	2002.07 発行
手術室クリニカルパス―視て観て看て 日本手術看護学会大阪地区　日総研出版	2002.06 発行
消化器病セミナー〈85〉消化器疾患のクリニカルパス 小西　敏郎　へるす出版	2002.01 発行
クリニカルパス運用事例集―医療の質向上と業務改善に活かす 済生会熊本病院クリニカルパス推進プロジェクト　日総研出版	2001.12 発行
成果で魅せる！クリニカルパス―病院独自のエッセンスと成功要因の実践事例集 近畿地区医療質保証検討会　日総研出版	2001.11 発行
EBMのためのクリティカルパス 県　俊彦　中外医学社	2001.07 発行
看護記録の新しい展開―クリニカルパス、フォーカスチャーティング、PONRの基本から応用まで 市川　幾恵・阿部　俊子　照林社	2001.05 発行
標準ケア指針　クリティカル・パスとケア計画〈1〉〈2〉 小林　寛伊　照林社	2001.04 発行
MRが知っておきたいクリティカルパスの実際（教育研修セミナー） 坂本　すが・中田　栄子　エルゼビア・ジャパン	2001.04 発行
手術室のクリニカルパス活用マニュアル（オペナーシング01年春季増刊） 小西　敏郎　メディカ出版	2001.03 発行
アウトカムから作成するクリニカルパス活用ガイド 阿部　俊子・Karen Zander・坂本　すが・山嵜　絆・市川　幾恵　照林社	2001.03 発行
医師とクリニカルパス―臨床各科の実際例 小西　敏郎・阿川　千一郎・深谷　卓　医学書院	2000.11 発行
エビデンスに基づくクリニカルパス―これからの医療記録とヴァリアンス分析 高瀬　浩造・阿部　俊子　医学書院	2000.10 発行

表1 ▶ クリニカルパスに関する主な図書のリスト（続き）

書名／著者・出版社	発行
クリティカルパス活用とバリアンスの実際―クリティカルパスの中止や失敗を減らす一冊。 早野　真佐子・貝瀬　友子　　日総研出版	2000.09 発行
クリニカルパスの実践―患者ケアの向上をめざして 東都済生会中央病院看護部　　真興交易㈱医書出版部	2000.07 発行
在宅ケア　クリニカルパスマニュアル―ケアの質保証と効率化 島内　節・木村　恵子・友安　直子　　中央法規出版	2000.07 発行
チームで取り組むクリティカル・パス 笹鹿　美帆子・菅野　由貴子　　日本看護協会出版会	2000.08 発行
クリニカルパス Q&A―フローチャートですぐわかる（Q&A ブックス） 阿部　俊子・山崎　絆・小林　美亜　　照林社	2000.06 発行
精神科クリニカルパス パトリシア　C. ダイクス　　医学書院	2000.05 発行
心疾患テクニカルチェック―クリニカルパスにみるナーシングケア 東京都済生会中央病院循環器センター看護部・山崎　絆	2000.03 発行
脳梗塞看護マニュアル―急性期クリティカルパスを中心に 米原　敏郎・梶原　和子　　メディカ出版	1999.12 発行
クリティカルパス実践ガイド―成果責任医療への道 松下　博宣　　医学書院	1999.10 発行
クリティカルパス　Q&A 濃沼　信夫・齋田　トキ子・伊藤　道哉・西村　純子・青野　政子　　日総研	1999.07 発行
よくわかるよくできるクリティカル・パス―導入・作成・実践の具体的手引き 日野原　重明　　照林社	1999.03 発行
急性期入院医療の定額払い方式とクリニカルパスウェイ 国立南和歌山病院クリニカルパスウェイ委員会　　日総研	1999.03 発行
クリティカル・パス―わかりやすい導入と活用のヒント 立川　幸治・阿部　俊子　　医学書院	1999.03 発行
絵でよくわかる、見てすぐできる　クリティカルパス実例集 済生会熊本病院クリティカルパス編集委員会　　日総研出版	1999.02 発行
クリティカル・パス―最良の成果をあげるための新しいマネージメント カレン　サンダー・山内　豊明　　文光堂	1998.12 発行
クリティカル・パスと病院マネジメント―その理論と実際 1998／11 長谷川　敏彦　　薬業時報社	1998.11 発行
心疾患テクニカルチェック―クリティカル・パスにみるナーシングケア（ハートナーシング） 東京都済生会中央病院循環器センター看護部　　メディカ出版	1998.04 発行
ナーシング・ケースマネジメント　退院計画とクリティカルパス 森山　美知子・済生会山口総合病院看護部　　医学書院	1998.03 発行
基礎からわかるクリティカルパス作成・活用ガイド 武藤　正樹・高橋　章子　　日総研出版	1998.01 発行
クリティカル・パス―ケアの効率性と質の維持（「看護」を考える選集） 日本看護協会出版会	1997.12 発行
実践クリティカルパス入門（実践サポートシリーズ） 日総研教育事業グループ	1997.11 発行

http://www.jscp.gr.jp/library4.html　他

おわりに

我が国におけるパスの歴史は、直接的には 20 年ほどであるが、医療の質の向上など、パスが受け入れられる環境の醸成には、それ以前からの長い時間の経過と先人たちのたゆまぬ努力とがあった。日本クリニカルパス学会は、パスの質の維持・向上と人材の育成を目的に 2016 年より「資格認定制度」を発足させるが、パスは今も発展途上にあり、新しい歴史を作る今後の大きな展開が期待される。

海外におけるクリニカルパスの歴史

はじめに

パスに関する文献の数は、1990年には300件程度にすぎなかったが、2013年には8,200件を超えており、過去20数年間に30倍近くに増加している（**図1**）。パスが、比較的短期間に世界中に普及していったこと、そして、実践、開発、研究などの多彩な分野で、パスは、今も日々、進化を遂げつつあることがうかがえる。パスが海外でどのように誕生し、どう変遷してきたかをたどりながら、これを今後どう進化（深化）させていくべきかを考える。

1. クリニカルパスの概念

パスは、clinical pathways、critical pathways、care pathways、integrated care pathways（ICPs）、Care Map® など、さまざまな呼称がある。米国国立医学図書館（National Library of Medicine：NLM）には、1996年、critical pathwaysの用語が採用されたが、医学用語のデータベースには15種類の呼称が用いられている[15]。パスの概念は、呼称によって若干異なるが、業務や質を管理するツールであることは共通している。

パスの開発と実践は、工業分野で先行していた。工業分野では、20世紀初頭から、生産性向上と品質管理、さらに労働者管理を行うため、いわゆる科学的管理が試みられてきた。この原理を最初に提唱し、実践したのが、Frederick Winslow Taylor（1856～1915年）である。戦後の1950年代には、パスの原型となるCPM（critical path methods）や、PERT（program evaluation and review technique）が、航空機や建設領域で用いられるようになった[16]。1950～60年代の東西冷戦下では、米ソの核兵器を含む軍備拡張が続き、米海軍では潜水艦発射の弾道ミサイルPolarisの開発にPERTが導入され、意思決定支援の科学的管理が進んだ。

1970年代以降、急速な技術進歩に伴って、工業、製造業の作業工程はますます複雑化し、時間とコストがかかり、これを管理、制御する手法が強く要求されるようになった。このため、さまざまな産業分野で、標準作業の手順、使用材料、管理法などを定めたstandard operating procedures（SOPs：標準作業手順書）が作成されるようになった。

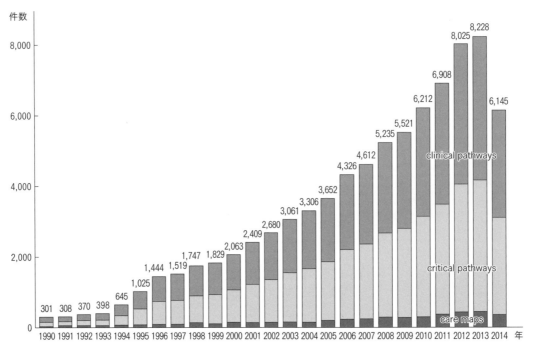

図1 ▶ クリニカルパス関連文献数の年次推移

PubMed-NCBI 調べ（2014.9.26 現在）

2. クリニカルパスの源流

医療分野で、パスの概念を最初に提唱したのは、1985年、米国BostonにあるNew England Medical Center（現Tufts Medical Center）のKaren ZanderとKathleen Bowerである。医療分野のパスを紹介したZander、Bowerらの最初の本は「Nursing Case Management - Blueprint for Transformation」（New England Medical Center Hospitals、1987年発刊）である。

Zanderは、Illinois Wesleyan Universityで看護学を学び、Boston Universityでpsychiatric-mental health nursingの修士号を取得、New England Medical Centerで看護管理のツールとしてパスの開発を行った。翌1986年、病院内に設置された、営利会社Center for Nursing Case Management（CNCM）で、ケースマネジメントのコンサルテーションとclinical paths/CareMap™の普及を行った[17]。

一方、Bowerは、Georgetown Universityで看護学を学び、Boston Collegeで修士号、Boston Universityで看護学の博士号（DNSc）を取得した。CNCMは、1989年に病院から独立し、1991年にZanderとBowerが共同経営者となって、Center for Case Management（CCM）と改称された。2013年、BowerはCCMの名誉職となり、ZanderはCCMの単独の経営者、および社長となった。

パスの源流は、医療の質向上という観点からは、20世紀初頭、Ernest Amory Codman（1869〜1940年）の病院改革にまでさかのぼる[18]。Codmanは、1895年にHarvard Medical Schoolを卒業し、外科医としてMassachusetts General Hospital（MGH）に勤めた。Codmanは、これまでの治療経験をこれからの治療方針に役立てる、組織的なシステムの必要性を痛感し、病院初の「罹患率・死亡率カンファレンス」を開催するなどした。

しかし、当時、治療法について互いに干渉しないというのが医師の慣習であり、Codmanの発想と行動は、病院には受け入れ難いものであった。このため、CodmanはMGHを辞し、自ら病院を開設して、ここで「結果評価システム（end result system）」を実践した。診療の質を高める最も直接的で有効な手段は、結果を評価することであるとの考えからである。

Codmanが提唱する、医療の質を評価するシステムの意義は、関係者の間で次第に認識されるようになった。1913年、これに共感するFranklin Martinらによって ACS（American College of Surgeons：米国外科学会）が設立された。ACSでは、病院標準化プログラム（hospital standardization program）が開発され、1919年には病院が最低限守るべき基準（minimum standard）が設定された。そして、戦後の1951年、病院を体系的に評価する非営利団体JCAH（Joint Commission on Accreditation of Hospitals：病院認定合同委員会）が創設されることになる。

パスの源流がCodmanの病院改革と考える第1の理由は、成果を見ることが医療の質を高める直接的な動機づけになるということを、Codmanが最初に主張したことである[19]。パスの重要な意義の一つは、このアウトカム評価である。第2の理由は、Codmanがpeer review（相互評価）を最初に実践したことである。パスは、作成から実施まで、チーム構成員全員の共同作業であり、互いの業務を組織的、継続的に評価する性格をもつ。peer reviewは、良質で安全、かつ効率的な医療を担保する上で欠かせない要素である。

3. 質の向上と評価

戦後まもなく、米国の主要な医療関係団体が参画してJCAHが創設され、ACSが35年間担ってきた役割の一部は、JCAHに移管された。JCAHによる病院の認定は、やがて、連邦政府が運営するMedicare（高齢者・障害者向け公的医療保険制度）の給付条件となったため、この認定を得る目的で、多くの病院が病院評価を受審するようになった。これにより、JCAHの社会的役割が増大した。一方、自主的に医療の質を向上させるという、Codmanから脈々と伝えられてきた基本理念が揺らぐことになる[19]。このため、JCAHは、病院評価の基準をminimum standardから、到達し得るoptimal standard（最適基準）に全面改訂するなどした。

医療の質の3要素は、構造（structure）、過程（process）、結果（outcome）であるが、このうち、構造は、他の二つより評価しやすいことが多い。JCAHは、構造に偏ることなく、結果（performance outcome）を重視する方針を打ち出した。そして、IMS（indicator measurement system：指標測定システム）の開発が進められることになる。

1980年代後半から、医療現場ではEBM（evidence-based medicine：根拠に基づいた医療）が要請され、診療の効果を測定する物差しとして、臨床指標（clinical indicator）が用いられるようになってきた。

JCAH は、1987 年に JCAHO（Joint Commission on Accreditation of Healthcare Organization）、2007 年には JC（Joint Commission）と改称された[20]。JC を母体として、1994 年に設立された JCI（Joint Commission International）は、医療機能評価の事業を海外で展開し、今日まで約 100 カ国の医療施設と関わりをもつ。JCI による医療評価は、結果の評価という点で、パスの考え方と符合する。

米国には、HMO（Health Maintenance Organization）、PPO（Preferred Provider Organizations）などのマネジドケアがある。これは、医療機関と契約し、加入者の予防から治療までの包括的な医療を廉価に提供する保険システムである、1979 年に、マネジドケアの評価、認定を行う NCQA（National Committee on Quality Assurance：質保証全国委員会）が設立された。NCQA が開発した Health Plan Employer Data and Information Set、Healthcare Effectiveness Data and Information Set（HEDIS）は、臨床経過のモデル化によって質の改善を図ろうとするもので、アウトカムの設定を含む。

1984 年、ヘルスケアの安全と質の継続的な向上を目的として、International Society for Quality in Health Care（ISQua：国際医療の質学会）が設立された[21]。ISQua は、International Accreditation Programme（IAP）として、①ケア標準プログラムの認定、②外部評価組織の認定、③サーベイヤー（評価者）研修プログラムの認定を行っている[21]。外部評価組織の認定では、最近まで、JCI、日本医療機能評価機構を含む 24 の組織が認定を受けている。また、1998 年に ESQH（European Society for Quality in Healthcare）が設立され、現在、欧州約 20 カ国が活動に参加している。

4. クリニカルパスの普及と進化

米国では、1983 年、Medicare の入院医療に DRG/PPS（Diagnosis-Related Group/Prospective Payment System：診断群別包括支払方式）が導入された。DRG/PPS では、入院医療が 467 種類ほどの診断群に分類され、診断群ごとに一定額が支払われる。この制度により、病院はこれまで以上に高い効率性を要求されるようになった。すなわち、病院の支出を支払額以内に収める（赤字を出さないようにする）には、短い入院期間内で標準的な結果を得るための手順と時間の管理が不可欠となったわけである。

1980 年代後半以降、DRG/PPS の導入が直接的な引き金となり、経営上の必要性から、多くの病院でパスが利用されるようになる。そして、パスは case management の定番となっていった。1990 年代以降、一般産業においては、QC 運動、KAIZEN（改善）、CPM を用いたプロジェクト管理などで、パスは大きな進化を遂げつつあった。医療分野においても、医療の高度化、情報化に対応して、パスは世界中に広まっていった。

英国では、NHS（National Health Service：国民保健サービス）の資金による米国のパス視察（1990 年）などを経て、1994 年に、NPA（National Pathway Association）が設立された[22]。1999 年、NHS の傘下に、医療技術を評価する NICE（National Institute for Clinical Excellence）が設立された。また、2002 年には、NHS の NeLH（National Electronic Library for Health）のウェブサイトに、パスのデータベース（232 種類のパス）がアップされた。

地域レベルでは、ICPUS（Integrated Care Pathways Users Scotland：後に、Scottish Pathways Association：SPA）、SEAPUG（South East Pathways User Group）、PACE（Pathways Across Central England）などが組織され、パスの普及が進められた。医療の質の評価に関しては、2011 年、Healthcare Improvement Scotland（HIS）が設立された。

ベルギーでは、1997 年、Unversité Catholique de Louvain（UCL）による、パスのパイロット研究が行われ、これを契機に、2000 年ベルギーとオランダの急性期病院 8 施設で NKP（Netwerk Klinische Paden；ベルギー・オランダ・パスネットワーク）が組織された[23]。2003 年には、ベルギーの UCL と、オランダの CBO（Dutch Institute for Healthcare Improvement）の共同プロジェクトが発足し、パスの開発、実践、評価が進められた。NKP は、UCL の Arthur Vleugels や Walter Sermeus が主導し、パスの教育、パス実践での他職種チームワークの支援、パスの研究と国際協力の 3 つの活動を展開している。2011 年現在、NKP には 100 を超える組織、施設が参加している。

フランスでは、1996 年に CCECQA（Comité de Coordination de l'Evaluation Clinique et de la Qualitéen Aquitaine：アキテーヌ地域医療評価調整機構）、2004年に医療評価機構（Haute Autorité de Santé：HAS）が設立され、医療の質と安全の確保・向上に向けて、病院の機能評価、医療技術やパスの評価などが行われている[24]。

ドイツでは、Deutscher Vereinfürklinische Pfade（ドイツ・パス協会）やSANA Hospital Trust、アイルランドでは、ISQSH（Irish Society for Quality and Safety：1994年設立）が、パスの普及を進めている。また、カナダでは、Grey Bruce Health Networkにより、病院ネットワークを通じてパスの開発、評価の活動が行われている。

2003年、米国DallasのISQua国際学会において、ベルギーUCLのKris Vanhaechtとイタリア Piedmonte UniversityのMassimiliano Panellaが、欧州におけるパス・ネットワークの組織化を提言した。そして、翌2004年に、EPA（European Pathway Association：欧州パス協会）が設立され[15]、2008年、EPAは正式に非営利団体に登録された。

EPAは、COPD、大腿頸部骨折、心筋梗塞、消化器癌などのパスの実地研究、パスの定義、普及や実施の状況についての国際調査（2005年および2012年、23カ国）を実施した。また、国際学会やサマースクール、カンファランスを定期的に開催するとともに、各国に技術的助言を行っている。理事会は13名で構成され、現在の理事長はMassimiliano Panella（イタリア）、事務局長はKris Vanhaecht（ベルギー）、収入役はWalter Sermeus（同）である。

2009年、EU（European Union：欧州連合）によりDUQuE（Deepening our Understanding of Quality Improvement in Europe：欧州質向上プロジェクト）が発足した。DUQuEは、病院の質と安全を向上させる7つの手段の一つとして、パスに基づく情報システムの構築を挙げている[25]。

パスに関する国際雑誌としては、「International Journal of Health Care Quality Assurance」（Emerald、1988年刊行）、「Journal of Integrated Care Pathways；JICP」（Karen Zander主宰、1996年刊行）などがある。2009年、EPAの公式雑誌として、JICPを引き継ぐ形で、「International Journal of Care Pathways；IJCP）」（Royal Society of Medicine Press, UK）が創刊された。IJCPは、2012年、「International Journal of Care Coordination」（1997年刊行、SAGE Publications）に引き継がれた。

おわりに

20世紀末から21世紀初頭にかけて、パスは米国からヨーロッパ、日本へと伝えられ、それぞれの国の医療現場で広く使われるようになった。パスは質向上とコスト管理の2つの大きな機能があるが、米国では、医療の質の向上を目指す長い歴史を基に、コスト管理の要請がパスの急速な普及を促したが、概して、ヨーロッパでは、我が国と同じく、質と安全の向上がパス導入の直接的な動機づけになったといえる。パスの源流から今日の奔流に至る過程を鳥瞰したが、パスは急速、かつダイナミックに進化を続けており、日々新たな歴史が刻まれている。

■引用文献

1）濃沼信夫：パスの学術史．日本クリニカルパス学会誌15：153-156, 2013.
2）東京青年医会：早朝勉強会700回記念．2001.
3）郡司篤晃：わが国における医療の質の第三者評価の試み．医療と社会4：40-53, 1995.
4）医療の質に関する研究会：パス法に関するシンポジウム―その原理と経験の交流―, 1997.
5）郡司篤晃：パス法―その原理と導入・評価の実際, 2000, へるす出版, 東京.
6）阿部俊子, カレン・ザンダー, 山嵜絆：クリティカル・パス―その導入に向けて．週刊医学界新聞2332, 1999.
7）日本クリニカルパス学会：日本クリニカルパス学会10年のあゆみ2010.
8）日本クリニカルパス学会：設立記念講演会講演集．日クリニカルパス会誌1, 1999.
9）日本クリニカルパス学会：第1回日本クリニカルパス学会学術集会抄録集．日クリニカルパス会誌2, 2000.
10）日本クリニカルパス学会．活動報告．http://www.jscp.gr.jp/act2.html［2015.10.16］
11）日本医療マネジメント学会．http://jhm.umin.jp/index-jhm.html［2015.10.16］
12）クリティカルパス・ライブラリー．http://epath.medis.or.jp/［2015.10.16］
13）日本クリニカルパス学会．参考資料．http://www.jscp.gr.jp/library4.html［2015.10.16］
14）濃沼信夫：クリニカルパス／地域医療連携．日本医療企画2011.
15）European Pathway Association：http://www.e-p-a.org/clinical---care-pathways/index.html［2014.12.4］
16）Kris Vanhaecht, Massimiliano Panella, Ruben van Zeim, et al.: An overview on the history and concept of care pathways as complex interventions. International Journal of Care Pathways 14: 117-123, 2010.

17) Center for Case Management: http://www.cfcm.com/wordpress1/aboutccm/consultants/ [2015.10.16]
18) 濃沼信夫：クリニカルパス／地域医療連携．日本医療企画 2011．
19) 濃沼信夫：パスの学術史．日クリニカルパス会誌 15：153-156，2013．
20) Joint Commission: http://www.jointcommission.org/assets/1/6/TJC_history_timeline_2014.pdf [2015.10.16]
21) International Society for Quality in Health Care: http://www.isqua.org/accreditation/accreditation [2015.10.16]
22) Claire Whittle: Information on Pathways in England. http://www.e-p-a.org/downloads/clinicalpathwaysinenglandwhittle2004.pdf [2015.10.16]
23) Netwerk Klinische Paden: http://www.nkp.be/default.html [2015.10.16]
24) Haute Autorité de Santé; http://www.has-sante.fr/portail/jcms/fc1249588/fr/accueil-2012 [2015.10.16]
25) Groene O, Kringos D, Sunol R：Seven ways to improve quality and safety in hospitals. An evidence-based guide. DUQuE Collaboration, 2014, www.duque.eu [2015.10.16]

第3章 クリニカルパスの基本構造

クリニカルパスの形式

はじめに

　クリニカルパス（以下、パス）が日本に導入されて約20年を経て、徐々にパスの基本ができあがってきた。ここでは、パスの基本形式と用語について解説する。導入当初は、ほとんどが、入院から退院までの時系列で完結しているオーバービューパス形式だったが、その後、1日ごとの記録を重視した日めくり式パス形式が出現し、現在では、電子カルテに組み込まれたパスとなっている。

1. 医療者用と患者用クリニカルパス

　パスはその使用者と目的により大きく「医療者用パス」と「患者用パス」に分かれる。
　医療者用パスは、医師や看護師その他のメディカルスタッフが患者に対する医療ケアの介入計画の確認と遂行状態のチェック、目標とする患者状態の確認を行うために用いられるもので、薬剤名と投与方法、看護計画、観察項目、指導計画などが時系列に記されている。他のスタッフの業務実施状況や患者状態などの情報をここで共有し、チーム医療の円滑化や安全管理に有用となるよう作成されている。その形式は次項のように3つの基本形式からなる。
　一方、患者用パスは、自院における標準的な治療ケア計画を患者や家族にとってわかりやすいよう記したインフォームド・コンセントのツールで、患者や家族が治療方法選択や入退院準備をスムーズに進められるよう図られたものである。患者自身も治療に参画できるよう自分でチェックする欄も設けられたものも多い。患者用パスは栄養状態や褥瘡の評価と対策に関する事項や署名など所定の欄を設ければ「入院診療計画書」の文書とすることも認められており、事務作業の省力化にも有効である。患者用パスの内容は、当然、医療者用パスと整合性を保たなければならないが、専門用語を避ける、イラストを使用するなど理解しやすい工夫が必要である。

2. クリニカルパスの形式

　医療者用パスを作成するためには、紙ベースであっても電子ツールであっても、オーバービュー（オーバービューパス）、日めくりシート（日めくり式パス）、プロセスチャート（アルゴリズム）の3つのコンテンツを作成しなければならない。

2.1　オーバービューパス

　「オーバービューパス」はパスの基本的な形式で、横軸に時間軸、縦軸には、達成目標（アウトカム）と介入項目（タスク）を並べ、どの日（時間）にどのタスクを実行するかという日程表／予定表の形態になったものである。
　工業界のガントチャート、クリティカルパスに似た形式であるが、単なる工程表ではなく患者状態に呼応した柔軟な運用を工夫しなければならない。治療ケア予定の一連全体の流れを視覚的に確認することができ、電子パス（第13章参照）でもこれに準じた表示画面が標準的なパス画面として採用されている。
　介入項目は、薬剤、注射、検査といったいわゆるオーダー項目以外に、観察、清潔保持、栄養、安静度、指導、カンファレンスなどといった看護師や他の医療職種

肘関節鏡手術入院診療計画書

平成24年9月改正

患者さんのお名前 @PATIENTNAME 様　　主治医名 @MAIN_DOCTOR 印　　看護師名

	入院1日目（手術前日）	入院2日目（手術当日） 手術当日（術前）	手術当日（術後）	3日目（術後1日目）	4日目（術後2日目）	5日目（退院日）
日付け	/	/		/	/	/
患者様の目標	不安なく手術が受けられる			術後合併症を起こすことなく経過することができる		痛みがコントロールされ自宅退院することができる
治療処置注射	常用薬があれば,医師か看護師に申し出て下さい。 服薬に付いては医師の指示に従って下さい。	手術前に点滴をします。（翌朝まで）	痛みが強い時は指示の痛み止めを使います。 食事が摂取できれば抗生剤投与後、点滴は抜去可能です。 →			
	爪切りをして下さい。アレルギーの確認を行ないます。	必要な場合は手術部位の除毛をします。	心電図モニター、酸素吸入、時間ごとの検温をします。手術後4時間以降は心電図モニター・酸素は中止となります。	廻診時創確認、消毒があります。ガーゼから透明なテープに変わります。	廻診時創確認、消毒があります。	この日に退院する方は外来での抜糸となります。
検査	指示により検査があります。					
食事	必要時制限食 21時以降絶食	絶飲食となります	手術後4時間後より水分可,夕食時間に間に合えば夕食は常食(希望により粥など)開始になります.			
清潔	シャワー浴			体を拭きますが透明テープの場合は傷を保護してシャワー浴も可能です。	傷を保護してシャワー浴ができます	
排泄	トイレ		手術後4時間までは歩行器・車いすなど介助下での移動で排泄可能となります。	トイレ可能です。		
活動安静度	制限はありません		手術後4時間まではベッド上安静です,それ以降は歩くことが出来ます,トイレ移動は車いすなと介助下で可能です)	・痛みの程度に合わせて歩行して下さい ・痛みに応じて三角布または添え木を当てます		
説明指導		入院・手術について説明があります。	手術後フットポンプは不要です。家人に医師より説明があります。			・退院後は退院療養計画書の注意を守り、次回受診日まで無理せず過ごしてください
栄養 褥瘡 料金概算	・特別な栄養管理の必要性　□あり　□なし ・褥瘡の有無　現在　□あり　□なし　過去　□あり　□なし ・日常生活自立度　□自立　□準寝たきり　□寝たきり		■診療費概算(医事課) ●1割負担で50,000円前後、2割負担で100,000円前後、3割負担で150,000円前後 ●高齢者医療証をお持ちの方は、一月のお支払い限度額が44,400円となります. ●限度額適用認定証をお持ちの方は一月の診療費が80,100円を超えた場合は一定の計算割合にて自己負担限度額が計算されます.(所得等の状況により診療費限度額は変わります.) ●福祉医療を受けておられる方は健康保険分の診療費はありません. ●食事代は1食につき260円となり個人負担となります. ※上記はあくまでも概算となっておりますので、参考にしてください.			

上記のとおり説明を受けました　年　月　日

患者本人署名

親族または代理人署名　　続柄　　黒部市民病院

図 1 ▶ 栄養管理や褥瘡の状況に関する記載欄を設けて入院診療計画書としても用いることができるようにした患者用パス

が関与する項目が記される。これにより治療ケア一連の標準的な流れの予定と実施状況、患者に合わせた変更状況を把握することができる。

患者用パスは、患者や家族が治療ケア計画を理解しやすいよう作られたオーバービューパスであり、インフォームド・コンセントのツールに使われることが多いが、前項で述べたように、要件を整えれば入院診療計画書としても使用できる（**図 1**）。

2.1.1　オーバービューパスの変遷

初期の頃のパスでは、日程表形式の縦軸に介入項目のみを記し、パスの適応基準、除外基準、パス終了時（退院時）アウトカムを欄外に併記した形式が主であった（**図 2，3**）。この頃は退院時のアウトカム以外にアウトカムを設定するプロセス管理の概念はまだ薄く、目標とする患者状態については、「痛みが表出できる」「リハビリの必要性が理解できる」といった「看護問題」や「標準看護計画」で使用される表現が多く使われていた[1]。

その後、アウトカムは、終了時（退院時）だけではなく、ある日までに達成すべき「中間アウトカム」と観察日ごとに毎回達成を確認する「日々のアウトカム」がプロセス管理の指標として設定されるようになり、パス内の介入項目（タスク）はこれらと関連付けされる、いわゆる「アウトカム志向のクリニカルパス」が主流となった[2]（**図 4，5**）。この背景には、従来看護スタッフの看護目標として位置付けられていた患者状態を、治療成績

パス適応（適用）基準　　パス除外基準　　退院時アウトカム

カレンダー	1日目	2日目	3日目		4日目	5日目	
起算日数			手術前	手術後	術後1日	術後2日	術後3日
主な予定		麻酔科受診			一般病棟へ 食事開始		
検査					□採血6 □胸部XP		
点滴・注射			□ソリタT3 500 □セファゾリン1g	□ソリタT3 500×3 □セファゾリン1g			
投薬							
問題リスト（看護目標）（観察項目）	#1 手術を受ける準備完了 #2 手術の不安がない			#3 痛みが表出できる #4 合併症がない		#5 自分で移動できる	
バイタル				4検	3検	2検	
栄養							
安静／清潔							
教育／指導							

図 2 ▶ 本邦へのパス導入初期（1995 年ころ～）のオーバービューパス

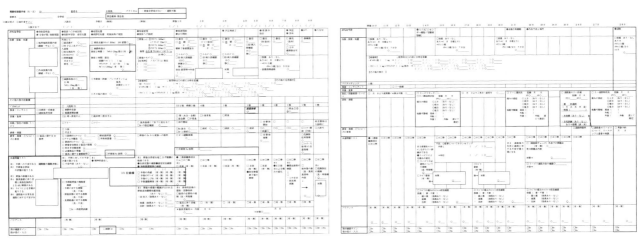

肩腱板修復術　術後三測板　観察項目
- 疼痛（1, 2, 3, 4, 5）
- 手指の冷感（＋　－）
- 手指のチアノーゼ（＋　－）
- 手指の動き（良　不良　なし）
- 手背の腫脹（＋　－）
- ヘモパック（　　　g）
- ガーゼ汚染（＋　－）
- 装具装着状態（良　修正）

図3 ▶ 本邦へのクリニカルパス導入初期（1995年ころ～）のオーバービューパスの実際例
（黒部市民病院で2000年まで使用されていたもの）

図4 ▶ アウトカム志向型のオーバービューパス
現在のオーバービューパスの基本形式

向上のため全スタッフで目標として設定、共有するというスタイルが浸透してきたことがある。

2.1.2 フェーズ式オーバービューパス

一連の治療経過が大きく分割できる場合、例えば
- （術前）→（手術）→（術後急性期）→（リハビリ開始）
- （全身状態安定）→（抗菌薬投与）→（抗菌薬中止後経過観察）

など経過をフェーズ（ステップ）に分けそれぞれのフェーズでアウトカムを設定し、達成したら次のステップに進む、達成しなければ進まずに日程を延長するというフェーズ式のオーバービューパス形式をとっているものがある[3, 4]（**図6**）。電子パスではこの形式をとっているものも多い。

複数ある中間アウトカムの達成予定日設定が必ずしもフェーズの区切りと一致しない場合もあるため、フェーズの形式をとるかどうかは疾患や設定日数により決めるほうがよい。

2.1.3 電子パスのオーバービュー

電子カルテやオーダリングシステムの中でパスが電子化されている場合には、オーバービューパスの画面が基本的なパス画面となるが、紙パスと違って日程の一連を一目で見ることは難しく、縦あるいは横へのスクロールが必要となる場合が多いため、「オーバービュー」できないことが紙パスに比べた短所である。一方、入院期間の延長やあるステップでの日数延長などがある場合、紙ベースのパスでは元のオーバービューパスを使い続けるのは物理的に困難で、紙ベースであるが故にパスを脱落しなくてはならない例があるが、電子パスでは表ソフトの列を一つ増やすのと同様、簡単に日数の変更が行え、パス上に予定された標準ケアプランやオーダーの追加や削除も容易に行えるのが有利な点といえる（**図7**）（第13章参照）。

フェーズ（ステップ）構造を電子パスで構築するには、1つのパスをフェーズ（ステップ）ごとに区切る方法と1つのフェーズを短期間の1つのパスとして構築し、1つのパスが終了したら次のパスを使う、という方法が考えられる。

2.2 日めくり式パス

2.2.1 日めくり式パス

オーバービューパスが治療の全体経過（過去と未来）

鏡視下腎臓摘出術スタッフ用クリニカルパス

ID

在院日数：8日　患者名　指示医師　指示サイン　指示受け看護師　サイン　受け持ち看護師

適応基準	除外基準(使うべきでない患者)	ゴール設定(退院基準)
鏡視下腎臓摘出術を行う症例 1) 腎の腫瘍であり，患腎が正中をこえない大きさ 2) 腎静脈に閉塞がない 3) 隣接臓器に浸潤がない	1) HbA_{1c}>8% 2) 麻酔科標準除外基準に相当する症例 3) 急性感染症 4) 開腹手術になった場合	1) 疼痛が自制内 2) 創部感染症がない 3) 発熱がない(<37℃) 4) 食事が70%以上摂取できる 5) 身の回りのことが自分でできる

		月　日 手術前日	月　日 手術当日術前	月　日 手術当日術後	月　日 1日目	月　日 2日目
アウトカム	H，患者状態	***手術に臨むための，身体的・精神的準備が整っている***	全身状態に関し手術可能である	***ドレーンからの出血が少ない*** ***血圧が安定している*** ***呼吸が安定している*** 意識が清明である 疼痛が軽く夜間入眠できる	***血圧が安定している*** ドレーンからの出血が少ない 食事摂取ができる 疼痛が坐薬で調整できる 離床ができる 自排尿ができる	***ドレーン排液の性状に異常がない*** ***高熱がない***
	F，生活動作					
	K，知識・教育	病気を理解している				
	C，合併症(起こりうる)			***気胸*** ***出血による血圧低下***		***麻痺性イレウス*** ***膵管損傷，膵臓損傷***
	O，その他					
アセスメント		***収縮期血圧 90～180 mmHg*** ***SAT≧94%(r.a)*** ***PR>50*** 体温<37℃		***ドレーン排液<20 ml/h*** ***ドレーン排液の色が濃血性でない*** ***収縮期血圧90～180 mmHg*** ***SAT≧94%*** ***胸部聴診にて左右差なく呼吸音良好*** 意識レベル　JCS 0～10	***昇圧剤不要で収縮期血圧90～180 mmHg*** ドレーン排液<250 ml/12 h SAT≧94%(r.a) 腸蠕聴取可能	***ドレーン性状が淡血性から漿液性である*** ドレーン排液<200 ml/day ***体温<38℃*** ***嘔気，嘔吐がない*** ***腹満増強がない***
タスク	処置	臍処置 セファメジンテスト		酸素投与3 l/FM 心電図モニター装着 創部ドレーン管理 排尿カテーテル管理 胃管管理 Epi管理	酸素吸入中止 心電図モニター除去 排尿カテーテル抜去 胃管抜去 Epi抜去 ガーゼ交換	ガーゼ交換 ドレーン抜去
	検査	血液ガス 外来ですんだ検査の確認	T&S		B-3 M-5 胸・腹部X線	
	薬剤	内服薬確認 麻酔医指示薬確認 眠前セネバクール2T	指示内服 プレメディ 生食100 ml＋ セファメジン1g 術中	持続点滴 ラクテック　100 ml/h 生食100 ml＋ セファメジン1g夕	持続点滴 ラクテック×1 夕　定期内服薬再開	
	リハビリ			ベッド上体位変換自由	早期離床を促す 座位，起立歩行へ	歩行開行
	清潔	術前入浴			洗面介助 全身清拭	下半身シャワー
	排泄	排便確認 日常排便パターンの確認	排便確認 グリセリン浣腸60 ml			排便状態確認
	食事	常食 21時以降絶食	絶飲食		食事開始　夕：全粥	朝：米飯
	教育・指導コーディネーション	術前オリエンテーション，訓練(深呼吸，排痰) 入院治療計画書 輸血同意書 麻酔医説明		術後結果説明 栄養指導予約		
	追加指示					

		月　日 3日目	月　日 4日目	月　日 5日目	月　日 6日目
アウトカム	H，患者状態	***創感染がない*** 疼痛が改善する	発熱がない	鎮痛剤がいらない	術後合併症がない 創離開がない
	F，生活動作				
	K，知識・教育				退院後の自己管理ができる
	C，合併症(起こりうる)	***創感染***			
	O，その他				
アセスメント		創の発赤，滲出液がない	体温<37℃		
タスク	処置	ガーゼ交換不要			
	検査				B-3 M-4，L-5 U-2
	薬剤				
	リハビリ				
	清潔	シャワー浴可	入浴可		
	排泄	排便状態確認			
	食事				
	教育・指導コーディネーション		栄養指導	医療相談	退院指導
	追加指示				

注：太字・斜体はクリティカルインディケーターを示す．

図5 ▶アウトカム志向型のオーバービューパスの実例
（済生会熊本病院：パス電子化以前に用いられた）　（文献2より転載）

パス適応(適用)基準　パス除外基準　退院時アウトカム

手術準備 → 周術期 → リハビリ

カレンダー	1日目 1−1	2日目 1−2	3日目 2−1		4日目 2−2	5日目 3−1	6日目 3−2	7日目 3−3
STEP	手術準備期		周術期			リハビリ期		
起算日数			手術前	手術後	術後1日	術後2日	術後3日	
主な予定		麻酔科受診			一般病棟へ 食事開始			
中間アウトカム	・手術準備完了 ・手術を受ける身体状況が整う ・手術に対する理解が整う		・急性期手術合併症がない ・一般病棟に戻る			・リハビリ開始が可能である ・中間期手術合併症がない ・退院準備計画が整う		
アセスメント								
検査					□採血6 □胸部XP			
点滴・注射			□ソリタT3 500 □セファゾリン1g	□ソリタT3 500×3 □セファゾリン1g				
投薬								
バイタル				4検	3検	2検		
栄養								
安静／清潔								
教育／指導								

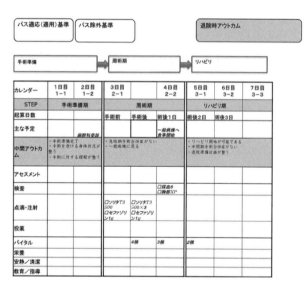

図6 ▶ フェーズ式のオーバービューパス

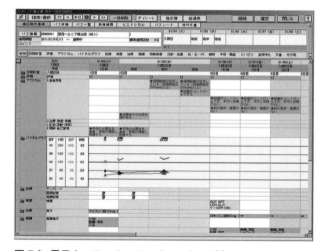

図7 ▶ 電子カルテのオーバービューパスの例
（富士通　HOPE/EGMAIN GX）：パスカレンダーという名称を用いている。日めくりシート画面やプロセスチャート画面へはワンクリックで移動できる

を一覧するのに対して、日めくり式パスは、オーバービューパスの1列分すなわち1日分の内容を詳細に閲覧、評価の記録を行うものである。「日ごとのアウトカムやその判断基準（観察項目、アセスメント）の達成状況」「バリアンスの記録」「共有記録」が網羅されるが、多くの場合看護記録を兼ねている（**図8**）。

オーバービューパスが治療全体を俯瞰する予定管理図であるのに対して、日めくり式パスは、その記録と評価を行う役割を担っている。

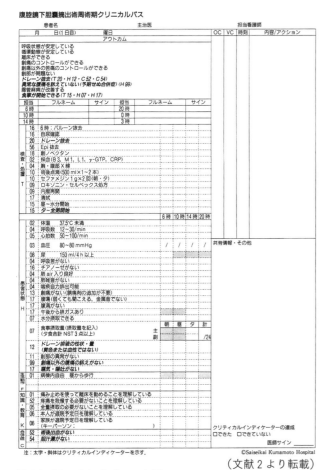

図8 ▶ 日めくり式パスの実例
（済生会熊本病院：パス電子化以前のもの）：レイアウトは標準化されている

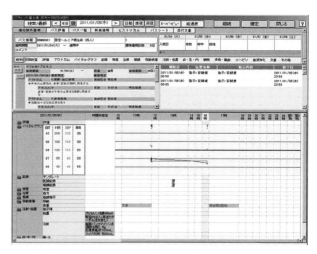

図9 ▶ 電子カルテの日めくり式パスの実例
（富士通　HOPE/EGMAIN GX）：デイシートという名称を用いている。アウトカム、アセスメントの入力や確認がこの画面で行える

日めくり式パスに記載されたアウトカムやバリアンスの状況や評価はパス使用後分析のためのデータとしてデータベース化され、各項目と治療成績、入院日数、コスト、患者満足度との関連性が検討されることとなる。そのため読み取りやすいよう日めくり式パスのレイアウトやチェック方法などは異なるパス間においても院内で統一されていることが望ましい。

日めくり式パスで記入されたバリアンス（アウトカム未達成の判定）はその発生要因（通常、バリアンスコードでコード化されている）とともにバリアンスシートにまとめられる。紙ベースの場合には日めくり式パスからの転記作業を要するが、多くの電子パスでは日めくり式パスへの入力がそのままバリアンスのデータベースとして登録される様になっている（第6章参照）。

2.2.2　電子化パスの日めくり式パス

電子パスの日めくり式パス画面（**図9**）は、アウトカムや判断基準のチェックがそのままデータベースへの入力となる「リレーショナルデータベース」の機能を持ったものが多く、データ入力作業の軽減と入力の正確性に大きく貢献している。また、アウトカムや判断基準のチェックとその内容が診療録記載欄に転記されるものもあり、入力の二重手間を防ぐのに有用である。

ベンダーによっては日めくりシート画面とオーバービューシート画面を分けず、オーバービューシートを「詳細表示」する機能を搭載させる方法や、オーバービューシートの中をクリックすることにより内容を別ウィンドウに表示させる方法で、日めくりシート画面を持たないものもある。

2.3　アルゴリズム（フローチャート[注1]、プロセスチャート）

パスを作成する際には、前述の「フェーズ（ステップ）式オーバービュー」で記したように、治療経過をいくつかの治療ケアステップに分け、「どういう条件を満たせば次のステップに移れるか」を考えると作りやすく、このようなステップをつなげたアルゴリズムの図をパス作成時に用いることが多い。また、パス使用中においても、全体の治療経過あるいは治療パターンの中で現在どの時期にいるかを知ることはきわめて重要であり、オーバービューパスや日めくり式パスとともに用いられるアルゴリズム図（**図10**）[5]をパス医療の一つのパーツとして用いることが増えている。これらは統一した名称はないが施設やベンダーによってフローチャート、プロセスチャート（**図11**）などとも呼ばれている。ここではアルゴリズムと記す。電子パスではアルゴリズムはオーバービューの画面に併記される場合や独立した画面（**図11**）に表示される場合がある。

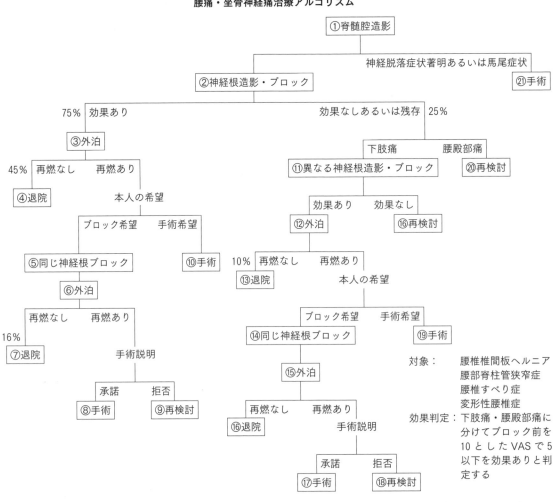

図10 ▶ アルゴリズムパスの実例（福井総合病院でパス電子化以前に用いられていたもの）

一方、実際の治療においてはあるフェーズ（ステップ）から次のフェーズにいく際に治療経過や重症度により、分岐を生ずることも多い。このような観点から、進行の前後を意味する「フェーズ」や「ステップ」という名称ではなく「ユニット[注2]」という単位でアルゴリズムを組み立てているものもある。

ユニットの移行条件や選択条件を品質管理工学の観点から多岐にわたり整理標準化し、想定できるあらゆる分岐を組み込んで、「バリアンス」ではなく、「分岐ルートの選択」、という概念で標準的医療をより多岐に確実かつ安全に実践・分析を行う「患者状態適応型パス」（図12）が開発され[6]電子化が試みられている。患者状態適応型パスでは全体的俯瞰のアルゴリズム図を「臨床プロセスチャート」、各工程を「ユニット」、ユニット内の思考・行動をナビゲートするツールを「ユニットシート」

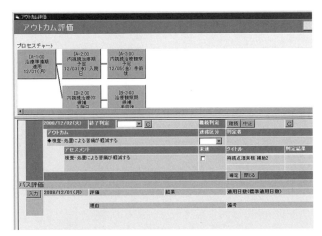

図11 ▶ 電子カルテのプロセスチャート画面（富士通 HOPE/EGMAIN GX）：アウトカム評価画面に併記されている

と呼んでいる。これは日めくり式パスの構成に似ているが、必ずしも日単位ではない。またプロセスチャートの

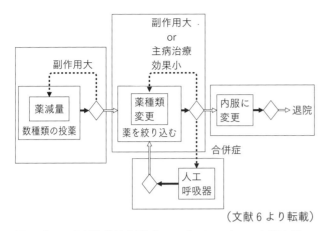

図12 ▶ 患者状態適応型パスのプロセスチャート概念図

（文献6より転載）

分岐で次のユニットを選択する判断基準を明示したものを「移行ロジック」と呼んでいる。

一方、いくつかの治療経過プランの選択単位を「ミニパス」と呼び、各症例に応じてこれを組み合わせて治療プランを組んだり、治療経過に応じて選択して組み合わせて使用する「ミニパスセット」方式も電子パスの一方法として開発され実践使用されている。

2.4　オールインワンパス

「オールインワンパス」は1998年に開発され、2000年にはじめて論文発表された[7]クリニカルパスの名称で、「指示箋、看護記録、バイタルチェック表（グラフ）、さらには、医師記録欄、レセプトチェック欄、リハビリや薬剤指導の部門間連絡欄を包括したパス」を指す。各種医療記録とパスを統合し、実施記録の重複を廃し、記録の効率性、合理性、安全性の確保と関連記録の一覧一見性を高めようとしたものである[8]。

オーバービューパス、日めくり式パスといった「形態の分類名称」ではなく、そのパス用紙に記録のどこまでを組み込むか、といった「機能の分類名称」としてとらえられる。

「オールインワンパス」と呼ぶには、医師記録がパスのシートに含まれているかが一つの目安になるといえる。

記録欄を多く要するため、日めくり式パスの様式をとるものが多い（図13）が、治療種類や予定日数によってはオーバービュー様式のオールインワンパスも存在する（図14）。

紙ベースでの日めくり式パスのオールインワンパスでは、あるフェーズにおける日数の増減を、ファイリングする日めくりシートの枚数の増減という形で対応できる利点がある。

電子パスではオーバービュー画面から、各種記録や検査結果への画面展開、あるいは日めくり式パス画面への移行がワンクリックで容易にできるようになった。これは「オールインワン形式」のICT（information and communication technology）型と言い換えることができるかもしれない。しかし、紙ベースでオールインワンパスの利点・条件とされた「多職種情報が一面に表示閲覧できること」は、クリック操作をして別の画面を展開して情報を得る形の電子パスとは異なる情報確認方法であり、情報の一元化と一見化が同義でない以上、電子パス

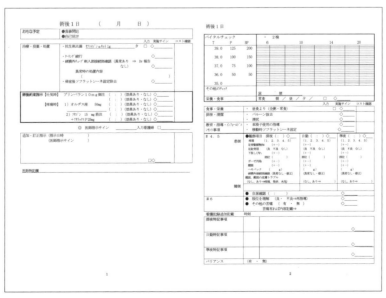

図13 ▶ 日めくり式パス様式のオールインワンパスの実例（黒部市民病院で電子カルテ導入以前に用いられていたもの）

第3章 クリニカルパスの基本構造

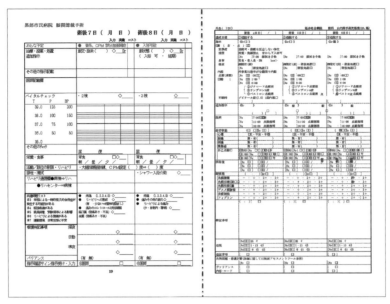

図14 ▶ オーバービュー形式オールインワンパス
（左：黒部市民病院、右：福井総合病院　電子カルテ導入まで用いられた）

を「オールインワンパス」と呼ぶことはできない。

注1　「フローチャート」という呼称は、本文のようにアルゴリズム図の名称として用いられる以外に、一部ベンダーでは、電子カルテシステムのバイタルグラフの呼び名としても用いられているため混同しやすい。

注2　「ユニット」「ユニットパス」という呼称は、本文のようにアルゴリズムの一つの単位の呼称として用いられる以外に手術室や集中治療室など特定の部署で用いられる別シート部分をさす呼称としても用いられている。

また、「ユニット」の粒度も「ステップ」と同様の意味で用いている医療機関、それよりも大きい粒度「ミニパス」と同様の語彙として用いている場合がある。後者の場合は「ユニット」の中もステップに分かれていることになる。

これらの言葉を使用する際には十分な配慮を要する。

クリニカルパスの基本用語と目的

1. クリニカルパス

「患者状態と診療行為の目標、および評価・記録を含む標準診療計画であり、標準からの偏位（ずれ）を分析することで医療の質を改善する手法」をクリニカルパスと呼ぶ。標準計画自体あるいはそれを記した表を指してクリニカルパスという場合もある。

「クリティカルパス」も同義で使われるが、これは本来、工業用語で、建設工事やソフトウェア開発などでの日程計画において、多数の作業をその日程によってネットワークとして表現したときに、その遅れが直ちに全体日程に影響するような日程をつないだ経路のことをいう[9]ものであり、混同されないように用いなければならない。厚生労働省や国立大学法人などの公的機関の通達や公的文書では、当初「クリティカルパス」と「クリニカルパス」の語句が混在使用されていたが、現在では併記されていることが多い。

2. アウトカム

アウトカムは一般に「達成目標」と訳され、望ましい成果、あるべき状態、達成すべき状態ととらえられる。

パスにおいては、これから始める治療ケアの達成目標がアウトカムである。

退院時あるいは治療終了時にこのような状態を目指す、という長期的なアウトカムと、そのためにはこの時期にはこれが達成している必要がある、という短期的なアウトカムがある。後者は一定の時期を区切って設定されるもの（中間アウトカム）と日々維持していなければならない状態を設定したもの（日々のアウトカム）がある。

短期的なアウトカムの中で特に治療成績や治療日数などに強く関与するものは「クリティカル インディケーター」としてその達成未達成が重視される。このように中間アウトカムや日々に設定したアウトカムをクリアして治療ケアを進めていく「プロセス管理」がパスでは重要である。

2.1 患者アウトカムと観察項目（アセスメント、判断基準）

目標とすべき患者状態を指したもの（例：「発熱がない」「呼吸状態が安定している」）を「患者アウトカム」という。

患者アウトカムは、身体所見や理解度、活動の程度などいくつかのカテゴリーに分けることができる。日本クリニカルパス学会で作成した基本アウトカムマスター（Basic Outcome Master：BOM）では、患者アウトカムの文言を「患者状態（Health）」「知識・教育・理解（Knowledge）」「生活動作・日常動作・リハビリ（Function）」「その他」の4つのカテゴリーに分けている[10]。患者アウトカムの実際の文言には「発熱がない」「…に問題がない」「…ができる」といった表現が使われるものが多いため、観察者がより客観的な判断を行えるよう判断基準と対で用いられる場合が多い。この判断基準を観察項目もしくはアセスメントと呼ぶ。観察項目の文言は通常数値やスケールを用いる。観察項目は一つのアウトカムに対して複数組まれることもある（図15）。

3. バリアンス

パスに設定したアウトカムが達成しないことが本来のバリアンスの定義である。

しかしその場合、設定するアウトカムの数によってバリアンスの発生に差が出てしまうことになるので、バリアンス発生の有無判定およびその収集方法については「センチネル方式」「ゲートウェイ方式」「オールバリアンス方式」といういくつかの方法がとられている。各施設のクリニカルパスのアウトカムの設定やポリシーに合わせて選択することになる（第6章参照）。

電子パスにおいては、アウトカムの達成の可否以外に、元々のパスの予定からの偏位（ずれ）をすべてバリアンス発生の候補としてリストアップしユーザーにその変異事象がバリアンスなのかどうかを判定、登録させるという方法が一般的にとられている。

バリアンスが発生した場合には、①どのようなカテゴリーのバリアンスか、②発生原因は何か、③患者はパス続行できるのか、④そのパス自体の中味の再検討が必要か、などを判定、登録する。パスを多くの患者に使用した後これらのデータを集積し分析することでパスに設定した内容（日程、検査、投薬、指導、観察項目などの医

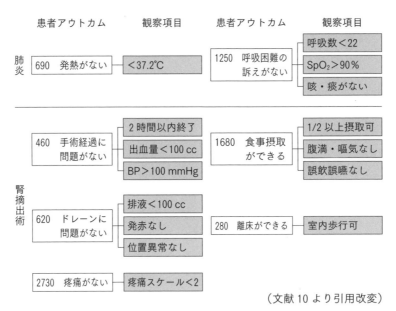

図15 ▶ 患者アウトカムと観察項目

療ケア介入項目＝タスク）を再検討し、パスをよりよいものに改善していくこととなる。

4. マスター

データベースなどで、業務を遂行する際の基礎情報となるデータのことをマスターデータ、また、それらを集約したファイルやデータベースのテーブルなどを（マスターファイル（基本ファイル）といい、一般的に「マスター」と省略される。

ある項目について答えを埋めようとする場合、選択される可能性のある選択肢をあらかじめ作成収集しておいたものである。大量のデータを統計処理、分析する場合に計算機処理で必要となる。

パスにおけるマスターには以下のようなものがある。

4.1 アウトカムのマスター

あるアウトカムに注目してその達成度を複数のパスで比較しようとした場合、各パスで「体温上昇なし」「発熱なし」「熱発なし」などと異なる表現を用いた場合、一括したデータ分析が困難になってしまう。またパスごとに自由にアウトカムを設定してしまうと、同義のアウトカムが別々のものとして処理される可能性がある。したがってアウトカムの表現は標準化しておく必要がある。一方、医療においては検査値が正常値でないことが必ずしも問題となる訳ではなく、アウトカムの表現を決める場合には「異常がある」と「問題がある」を区別しなければならない。

このように使用したパスのアウトカム達成度を分析しようとする場合、アウトカムの文言は、より適切な表現で揃え、その数を必要かつ最小限としたマスターファイルで作成しておく必要がある。

日本クリニカルパス学会では、パス医療を実践している各医療施設のアウトカムの標準化とアウトカムファイル作成の効率化を目的にアウトカムのファイルマスター「Basic Outcome Master：BOM」を作成、頒布している[10]。

4.2 バリアンス関連のマスター

バリアンス関連で作成するマスターには前述したように①バリアンスのカテゴリー分類（例：「術後疼痛」「消炎鎮痛薬の処方」）、②バリアンス発生原因（例：「患者の理解力不足」「医療者のミス」）がある。特に後者はほとんどのパス運用病院で作成されているものである。

4.2.1 バリアンスのカテゴリー分類

電子カルテ運用病院においてオールバリアンス方式（第6章参照）でバリアンスを登録する場合、薬品名「○○」mgを追加投与したことを登録する際、薬品名や分量をそのまま登録するのではなく「抗菌薬を処方」など「どのようなバリアンスが発生したか」を類別した表現で登録すると分析の際により改善しやすいデータになる。このように発生したバリアンスをより大きな分類

枠に置き換えたマスターが使用される[11]。

4.2.2 バリアンス発生要因コード

バリアンスの発生要因を分類したもの。パス医療初期の頃より「患者・家族要因」「医療者（スタッフ）要因」「病院（システム）要因」「社会的要因」の4つ、あるいは、「患者」「医療者・病院」「社会」の3つに分け、さらに小分類した要因分類がコード化され使用されてきた。この分類は標準化されておらず、さまざまな亜形が各医療施設で使われている。発生要因による分類は、パスの見直しに対する提案や提言に役立つ有益な情報を得ることができるので、バリアンス分析には欠かすことのできない分類である[12]。

電子パスにおいては、上記以外に、パスのオーバービューの時間軸区切りのパターン、立て軸の項目の組み合わせパターンなど各ベンダーごとにさまざまなマスターファイルの作成を疾患パスを搭載する前に行わなければならない。

■引用文献

1) 国立南和歌山クリニカルパスウェイ委員会：第5章13疾患のクリニカルパスウェイと関連マニュアル，急性期入院医療の定額払い方式（日本版DRG/PPS）とクリニカルパスウェイ，1999, 118-245, 日総研出版，名古屋．

2) 副島秀久：新しいクリニカルパスの構造と特徴，医療記録が変わる！決定版クリニカルパス，2004, 49-71, 医学書院，東京．

3) 野家環，小西敏郎：消化器疾患のクリニカルパス 胃癌（幽門側胃切除），消化器病セミナー85, 2001, 61-71, へるす出版，東京．

4) 今田光一：オールインワンパスの実際—紙カルテ版とEMR（電子カルテシステム）版—．医療マネジメント会誌 5：419-424, 2004.

5) 勝尾信一，吹矢三恵子：腰痛・座骨神経痛治療におけるアルゴリズムパスの試み．医療マネジメント会誌，2：320-327, 2002.

6) 飯塚悦功，平岡佳恵：クリニカルパスによる医療プロセス標準化への道．Progress in Medicine 22：1359-1364, 2003.

7) 今田光一，竹谷徳雄，竹田慎一，中陣多津子：ゼロからの全科全部門同時パス導入とオールインワンパスへの進化〜パス導入の鉄則と次世代パスへの提言〜．医療マネジメント会雑誌 1：134-139, 2000.

8) 勝尾信一 監修：オールインワンパス活用実例集，2005, 日総研出版，東京

9) 吉澤正編：クリティカルパス，クォリティマネジメント用語辞典，2004, 122, 日本規格協会．東京．

10) 副島秀久，中熊英貴：基本アウトカムマスター（Basic Outcome Master：BOM）の目的と構造及び今後の課題—経験から科学へ—．日クリニカルパス会誌 13：91-97, 2011.

11) 勝尾信一：電子クリティカルパスでのバリアンス分析．医療マネジメント会誌 14：102-106, 2013.

12) 岡本泰岳：第5章クリニカルパスの見直しとバリアンス分析，基礎から学ぶクリニカルパス実践テキスト，2012, 65-84, 医学書院，東京．

第4章 クリニカルパスの作成

クリニカルパス（以下、パス）は、「患者状態と診療行為の目標、および評価・記録を含む標準診療計画であり、標準からの偏位を分析することで医療の質を改善する手法」と日本クリニカルパス学会[1]で定義している。

この章では、1997年～2014年の間に［クリニカルパス］［クリティカルパス］［作成］をキーワードに原著として検索できた論文57編（原著論文20編、原著以外37編）と、その間に出版された成書をもとに、標準診療計画と定義されるパスがどのように作成され、評価・記録されているのかについて述べていく。

なお本章では、クリニカルパスとクリティカルパスは同義語として扱い、表記方法は参考・引用した論文に準ずる。

1. クリニカルパスの作成

国内医学論文情報のインターネット検索サービス（医学中央雑誌）で、［クリニカルパス］［クリティカルパス］［作成］をキーワードに検索すると、1997年に初めて「クリニカル・パスの作成・実施とその課題（解説／特集）」（市川　幾恵）が登録されている。これ以後現在まで、パス作成について、どのように述べられてきたかを俯瞰する。

なおここでは、計画書としてのパス作成のみならず、計画書を作成するまでのプロセスも含め、①パス導入の過程（またはステップ）、②ツールとしてのパス作成、③作成チーム作り、④パスの構成要素の決定方法の4つについて述べていく。

1.1 クリニカルパス導入の過程（ステップ）

パスを導入するにあたって、長谷川は[2]図1のような導入過程が望ましいと示している。

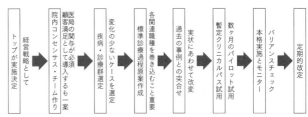

引用：クリティカル・パス病院マネジメント　その理論と実際（じほう）
図1 ▶ クリニカルパス導入過程

集めた論文中に、パス導入の過程が示されたものはなかったが、成書として、前述した「クリティカル・パス病院マネジメント　その理論と実際」と「基礎からわかる　クリティカルパス作成・活用ガイド」[3]にクリティカルパス導入のステップが示されている（図2）。これら、図1クリニカルパス導入過程（以下、「過程」）と図2クリティカルパス導入のステップ（以下、「ステップ」）を比べてみる。

「過程」で一番に示されている"トップが実施決定"としているところを、「ステップ」で"トップダウンによる導入の一般的なステップをみることとする"と述べ、図示を省略していた。

また、「過程」では"院内コンセンサス・チーム作り→疾病・診療群選定"と進むところを「ステップ」では"疾患を選ぶ→作成チームを作る"となっていた。プロセスの順番に多少の相違が見られるものの、ほぼ同様のプロセスが必要であることが述べられていた。なお「基礎からわかる　クリティカルパス作成・活用ガイド」には、パス導入のもうひとつの様式として"日常的な業務改善の一環として自主的に導入する「草の根的な導入」"が明記されていた。

パスの導入の目的には、①良質で標準的な医療の提供、②インフォームド・コンセントの充実、③医療チームの連携の強化、④現状の問題点の指摘と解決、⑤ナース・ドクターの新人教育ツール、⑥業務の効率化とリスクマネジメント、⑦患者の医療への参画、⑧在院期間の

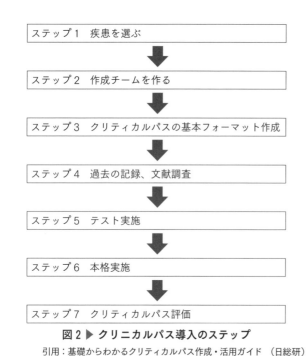

図2 ▶ クリニカルパス導入のステップ
引用：基礎からわかるクリティカルパス作成・活用ガイド（日総研）

短縮と収支の改善、と述べられている[4]。組織的に取り組むべき目的と、個人（グループ）で取り組める目的がある。何を目的にパスを導入するかによって、トップダウンが効果的なのか、草の根的活動（ボトムアップ）が効果的なのか検討する必要があるが、両者バランスよく取り組むことができればもっとも効果的である。

1.2　ツールとしてのクリニカルパス作成

57編の論文中、実際のパスが図示されていた論文は原著11編、原著以外24編の計35編であった。これら35編のうち、論文中からパスの構成（縦軸・横軸）が抽出可能だった原著／11編、原著以外／22編に示されていたパスの構成要素として、パスの中で使用されている用語を分類した。

1.2.1　縦軸

パス名称と患者属性などを除き、パス表の上段から出現した用語とその使用頻度を**表1**に示す。使用されていた用語のうち、同義または類義語、**表1**に示した用語を含む単語、同じカテゴリーに分類されると思われる用語を抽出した。

原著、原著以外の論文いずれでも半数以上に使用されていた用語は、「目標・アウトカム・退院基準」「治療・処置・指示」「検査」「薬剤」「清潔・排泄」「食事・栄養」「安静・活動」「観察・検温・バイタル」「教育・指導」となっていた。

表1 ▶ 論文中に示されていたクリニカルパスの構成要素（用語）

構成要素（用語）			使用頻度	
			原著	原著以外
目標	アウトカム	退院基準	82%	50%
	アセスメント		9%	23%
治療	処置	指示	100%	91%
	検査		73%	68%
薬剤	注射　　　点滴		64%	82%
	内服			
	清潔　　　排泄		73%	64%
	食事　　　栄養		55%	64%
	安静度　　活動		64%	68%
観察	検温	バイタル	91%	77%
	安全　　　安楽		9%	0%
	教育　　　指導		55%	91%
	説明　　　IC		36%	36%
	書類　　　必要物品		18%	18%
	確認　　　チェック項目		18%	18%
	記事　　　記録		27%	9%

1.2.2　横軸

33編の論文のうち、24編が入院から退院までの一日を単位として、病日ごとの時間軸を持っていた。上記以外の論文では、週単位、処置や治療の実施日ごと、患者の達成度などで時間軸が構成されていた。

1.2.3　形式と機能

35編のうち、オーバービュー式であったものは26編、日めくり式であったものは7編であった。また、2編の論文では工程表や説明文書様の形式のものをパスと称していた。

オーバービュー式のパス26編のうち、参照のみ／15編、チェックリストの機能を備えたもの／10編、オールインワン式／1編となっていた。日めくり式7編では、チェックリストの機能を備えたもの／2編、オールインワン式／5編であった。

オーバービュー式のパスは2000年の論文から確認できる。オーバービュー式でチェックリスト機能を持つパスは2002年の論文から見られる。オールインワン式のものは2008年の1編の論文に見られるのみである。

日めくり式のパスは2003年から確認できる。同年に日めくり式のパスが掲載されていた論文は2編あるが、チェックリスト機能のものとオールインワン式のものと1編ずつとなっていた。

表2 ▶ 作成のチーム作りが表記されていた論文

論文種類	作成チームの表記	論文タイトル	著者	論文番号
原著	開発チームを結成 （医師・看護師・コメディカル）	幽門側胃切除術パスパッケージの作成と試用	新野裕美子他	16
	ワーキングの結成 （医師・看護師・薬剤師・栄養士）	胃部分切除に対するクリティカルパスの作成・導入について	梨本篤他	18
	主要メンバーに声かけ （医師・看護師・コメディカル）	女性アルコール依存症者のアルコホリズムリハビリテーションプログラム　クリニカルパス作成	今永麻衣子他	50
原著以外	チームを構成 （医師・薬剤師・看護師・医療安全管理者）	進行非小細胞肺がんにおけるFMEAを用いたパクリタキセル・カルボプラチン併用化学療法パス作成への試み	渡邊裕之他	12
	複数の職種によって構成されるワーキンググループ	High-Volume CenterとCommunity Hospitalの患者背景の相違を考慮したユニットパスの作成と運用　がん診療の均てん化を目指して	長谷川慎一他	57

1.3　作成チーム作り

作成チーム作りについて表記のあった論文は、原著論文20編のうち3編、原著以外の論文37編のうち2編であった。これらの論文では、チームメンバーを多職種で構成することが示されていた（**表2**）。

チーム作りが表記されていなかった数編の論文には"クリニカルパス作成委員会で作成され"（頭頸部腫瘍に対する炭素イオン線治療の電子クリニカルパス作成：戎谷ら[5]）"リハビリを中心とした"（心不全クリティカルパス作成報告：谷口ら[6]）"時系列に沿った治療・看護の標準化を試みた"（精神科救急治療標準化の試み：八木[7]）のように、パス作成に多職種で取り組んだことが示唆されていた。また、まずは関連する職種単独でパスを作成し、その後他の職種から意見を得るような方法で運用している論文も散見された。

集めた原著論文からは、パス作成のための構成職種を定義することはできなかったが、論文の筆頭著者の職種は、医師24編、看護師19編、その他13編となっていた。その他の職種は、薬剤師・理学療法士・製薬会社職員・学生であった。

論文著者がパス作成メンバーである場合が多いと考えられることから、作成チームは医師・看護師を中心として、他のメディカルスタッフとともに構成されていることが予測される。

1.4　クリニカルパスの構成要素の決定方法

1.1の**図1**、**図2**で示されている「過去の事例との突合せ」「過去の記録、文献調査」は、実際にはどのように行われているのか調査した。論文のうち、原著論文では4編、原著以外では18編にどのようにパスの構成要素を決定したかについて表記があった。それらのうち"過去の事例と突合せた""過去の記録から作成した"と標記のあった論文は13編あり、パス作成にあたり過去の事例・記録を参照したことが明記されていた（**表3**）。

参照したものとして、診療録やカルテ等の記録であることが明記されている論文と、過去の症例や入院中の経過、手術例等、記録物が示唆される論文とがあった。

また、参照した数は4〜285例とばらつきがあった。4例の患者を対象とした論文[8]では1年間の症例を参照しており、285例を対象とした論文では3年間の症例を参照していた。

文献検索を行っていた論文は2編あり、生体肝移植+C26：C37レシピエント手術のクリニカルパス作成と運用後評価：海道ら[9]、PD・HD併用療法管理連携パスの開発（第1報）：水町ら[10]であった。両論文とも対象とする疾患（または病態）の症例数が必ずしも多いとは言いがたいが、前者はPubMedで7年分の英語原著論文238編を集め、後者はPubMedと医中誌で20年分の邦文・英文で報告された論文を105編集めて参照していた。

なお、過去の記録や事例、文献を参照しない場合、既存のプログラムやフロー、マニュアル、先行するパスを参照したり、話し合いなどによりパスが作成されていたことが読み取れた。

ここまで、パスを作成するまでのプロセスも含め、論文ではどのように述べられてきたかを俯瞰してきた。こ

表3 ▶ パスの構成要素の決定方法が表記されていた論文

論文種類	作り方の表記	論文タイトル	著者	論文番号
原著	パス大会の開催→意見交換→パスの改善	バリアンス分析に基づいたクリティカルパスの改善 頸部頸動脈血栓内膜剥離術における運動麻痺用クリティカルパスの作成	林周児他	15
	過去の症例を検討（285例）	DPC導入に向けた急性虫垂炎の重症度別パスの作成	小田切範晃他	20
	過去の症例を検討（183例）	小児急性虫垂炎クリニカルパス作成による診療上の効果	結城敬他	22
	実際の記録から（4例）	心不全クリティカルパス作成報告	谷口奈津子他	6
原著以外	論文検索（238編）マニュアルに基づき	生体肝移植＋C26：C37 レシピエント手術のクリニカルパス作成と運用後評価	海道利実他	9
	診療録に基づき後ろ向き調査（54名）	統計的手法を用いたクリニカルパス作成に対する方法論の検討　誤嚥性肺炎パスの作成を目的とした院内データの活用法についての考察	宮崎美子他	13
	論文検索（105編）CIを抽出→アウトカム・判断基準・タスク	PD・HD併用療法管理連携パスの開発（第1報）	水町淑美他	10
	入退院患者（入：55名、退：44名）を対象に、行った治療を入院期間別に振り返った	クリティカルパス作成に伴って気付かれた非定型抗精神病薬の使い分け	杉山克樹他	17
	TIP手術を行った患者15名を対象にし、カルテから入院中の経過を調べた	尿道下裂クリニカルパス作成	山口みほ他	21
	過去5年間の当該手術例（63例）をレトロスペクティブに吟味・検討	顕微鏡視下腰椎椎間板ヘルニア摘出術のクリニカルパス　クリニカルパス作成のための retrospective study	李一浩他	23
	過去導入事例の分析 過去のカルテ調査	パス導入の鉄則　チーム医療のための作成計画と実践結果	今田光一他	24
	患者参加で作成した	急性骨髄性白血病のクリティカルパス導入　患者参加によるクリティカルパス作成とその効果	山田雅子他	25
	過去の入院治療の実態調査（23名）	入院下歯科治療におけるクリニカルパスの導入（第一報）　クリニカルパス作成過程	斉藤美香他	27
	介入に関する諸記録、診療録を元にデータ収集	一口腔単位を対象としたクリニカルパスの開発	重田優子他	31
	後ろ向きに、…相違点を調査した	破裂脳動脈瘤によるくも膜下出血に対するアルゴリズムを用いたワークシートの作成　クリニカルパスの導入に向けて	飯田秀夫他	32
	入院した130名の患者すべて薬剤管理記録とカルテをもとにレトロスペクティブに	薬剤師主導によるがん疼痛オピオイド導入クリニカルパスの作成と薬物療法に対する有用性	金田典子他	35
	患者33例を対象に…調査	卵巣癌 carboplatin/paclitaxel 療法に対する科学的根拠に基づいたクリニカル・パスの作成	向後麻里他	38
	患者21名を対象とし、カルテから…情報収集	肝移植後患者への自己管理指導パス　薬剤師と看護師との共同指導パス作成の試み	脇坂志保他	39
	カルテレビュー30例	放射線治療におけるクリニカルパスの作成	原田幸子他	42
	過去に…患者のカルテをもとに	急性心筋梗塞のクリニカルパス作成の試み	和田裕美子他	47
	患者のカルテから（4名）	NPPV導入クリニカルパスの作成	中村むつみ他	8

れらの論文の中では、成果とともに多くの提案がなされており、1.1〜1.4の段階におけるパス作成の示唆を得ることができる。

■引用文献

1) 日本クリニカル学会：http://www.jscp.gr.jp/about.html#sub02 [2015.9.7]
2) 長谷川敏彦監：クリティカル・パスと病院マネジメント—その理論と実際，1998，薬業時報社，東京．
3) 武藤正樹，高橋章子，都直人：基礎からわかるクリティカルパス作成・活用ガイド，1998，日総研出版，東京．
4) 小西敏郎，武藤正樹：外科クリニカルパスの実際—導入から評価まで，2002，51，金原出版，東京．
5) 戎谷明日香，岡部さつき，村上昌雄，他：頭頸部腫瘍に対する炭素イオン線治療の電子クリニカルパス作成．日放線腫瘍会誌 17：1-8，2005．
6) 谷口奈津子，小野愛，曽我芳光，他：心不全クリティカルパス作成報告．心臓リハビリテーション 10：92-95，2005．
7) 八木深：精神科救急治療標準化の試み—精神科急性期クリニカルパスの作成—．医療 57：94-99，2003．
8) 中村むつみ，坂口美香，山下由美子，他：NPPV導入クリニカルパスの作成．長野赤十字病医誌 2：82-86，2010．
9) 海道利実，波多野悦朗，川口義弥，他：生体肝移植レシピエント手術のクリニカルパス作成と運用後評価．臨外 63：1587-1595，2008．
10) 水町淑美，濱屋晴美，佐々木康二：PD・HD併用療法管理連携パスの開発（第1報）．日腎不全看会誌 13：67-72，2011．

■参考文献

11) 日本クリニカルパス学会編：クリニカルパス用語解説集，増補改訂版，2014，日本クリニカルパス学会，東京．
12) 渡邊裕之，田村留美子，中村充代，他：進行非小細胞肺がんにおけるFMEAを用いたパクリタキセル・カルボプラチン併用化学療法パス作成への試み．日クリニカルパス会誌 10：171-181，2008．
13) 宮崎美子，濃沼政美：統計的手法を用いたクリニカルパス作成に対する方法論の検討—誤嚥性肺炎パスの作成を目的とした院内データの活用法についての考察—．日クリニカルパス会誌 12：174-179，2010．
14) 阿部勉，土田典子，石橋英明，他：クリティカルパス作成のための，大腿骨頸部骨折術後リハビリテーション長期・短期プログラムの比較検討．日日老医誌 38：514-518，2001．
15) 林周児，矢野真裕美，大西奈都子，他：バリアンス分析に基づいたクリティカルパスの改善 頸部頸動脈血栓内膜剥離術における運動麻痺用クリティカルパスの作成．医療マネジメント会誌 3：531-535，2003．
16) 新野裕美子，山本睦生，大谷哲也：幽門側胃切除術パスパッケージの作成と試用．医療マネジメント学誌 3：536-542，2003．
17) 杉山克樹，加藤信治，重本拓：クリティカルパス作成に伴って気付かれた非定型抗精神病薬の使い分け．Pharma Med 20：131-137，2002．
18) 梨本篤，藪崎裕，滝井康公，他：胃部分切除に対するクリティカルパスの作成・導入について．医療マネジメント学誌 3：629-634，2003．
19) 安江由起，安江朗，広田穣，他：腹腔鏡下手術症例の退院日設定に関する検討—クリティカルパス作成のためのアンケート調査—．日産婦内視鏡会誌 19：150-152，2003．
20) 小田切範晃，三澤賢治，森周介，他：DPC導入に向けた急性虫垂炎の重症度別パスの作成．日クリニカルパス会誌 8：199-204，2006．
21) 山口みほ，松尾康滋，三浦夏美，他：尿道下裂クリニカルパス作成．日小児泌会誌 15：227-232，2007．
22) 結城敬，依田尚美，山田明美：小児急性虫垂炎クリニカルパス作成による診療上の効果．日クリニカルパス会誌 11：245-252，2009．
23) 李一浩，夫德秀，草野芳生，他：顕微鏡視下腰椎椎間板ヘルニア摘出術のクリニカルパス クリニカルパス作成のためのretrospective study．日腰痛会誌 8：179-187，2002．
24) 今田光一，竹田慎一，高桜英輔，他：パス導入の鉄則—チーム医療のための作成計画と実践結果—．日クリニカルパス会誌 3：5-11，2002．
25) 山田雅子，羽場利博：急性骨髄性白血病のクリニカルパス導入 患者参加によるクリニカルパス作成とその効果．医療マネジメント学誌 5：515-519，2005．
26) 長岡陽子，沢田節子，前田昇三：小児肺炎クリニカルパスのバリアンス分析から ステップを取り入れた日めくりクリティカルパスの作成．日本医療マネジメント学誌 7：500-503，2007．
27) 斉藤美香，依田知久，佐々木貴子，他：入院下歯科治療におけるクリティカルパスの導入 第一報 クリティカルパス作成過程．老年歯医 17：41-47，2002．
28) 松島照彦，小松恒彦，若山直美，他：クリニカルパスとEBM，EBN，標準化，感染予防，よりよいクリニカルパスへの改変 院内エビデンスに基づく市中肺炎クリニカルパスの作成とその評価．医療マネジメント会誌 3：496-499，2003．
29) 朱亀進司，福島亘：表計算ソフトを用いた用量チェック式乳がん化学療法（CMF）クリニカルパスの開発．医療マネジメント会誌 5：377-380，2004．
30) 吉田真理，矢野淳也，藤本陽子，他：歯科衛生士による口腔衛生指導用クリニカルパス作成を目的とした口腔衛生指導回数とプラーク・コントロール・レコードの変化に関する検討．九州歯会誌 59：210-214，2005．
31) 重田優子，小川匠，岩並恵一，他：一口腔単位を対象としたクリニカルパスの開発．鶴見歯学 32巻：29-38，2006．
32) 飯田秀夫，工藤清香，進藤たかね，他：破裂脳動脈瘤によるくも膜下出血に対するアルゴリズムを用いたワークシートの作成—クリニカルパスの導入に向けて—．日集中医誌 13：65-66，2006．
33) 勝尾信一，坪川小百合：クリニカルパス作成ツールとしてのアウトカム設定シートの開発—入院時患者問題解決型アウトカム思考—．日クリニカルパス会誌 8：117-124，2006．
34) Shin AM, Jeon HC, Park HJ, 他：Usefulness of Clinical Pathway Assistant Program in Development of a Clinical Pathway for Patients Undergoing Laparoscopic Cholecystectomy．日クリニカルパス会誌 11：233-241，2009．
35) 金田典子，野井亜沙美，藤田將嗣，他：薬剤師主導によるがん疼痛オピオイド導入クリニカルパスの作成と薬物療法に対する有用性．日病薬師会誌 48：73-77，2012．
36) 木村優子，小松恒彦：電子カルテを使用した全オーダー対応型DPC対応がん化学療法レジメンおよびクリニカルパス

の作成と運用—急性骨髄性白血病についての事例報告—．医療マネジメント会誌11：100-105，2010．
37）寺崎修司，平田好文，橋本洋一郎，他：脳卒中地域連携パス電子版の開発．脳卒中32：654-659，2010．
38）向後麻里，松岡久美子，小林麻美，他：卵巣癌carboplatin/paclitaxel療法に対する科学的根拠に基づいたクリニカル・パスの作成．医療薬30：394-400，2004．
39）脇坂志保，森直美，荒牧晴美，他：肝移植後患者への自己管理指導パス—薬剤師と看護師との共同指導パス作成の試み—．日クリニカルパス会誌6：467-471，2005．
40）松林直，椋田稔朗，阪中明人，他：摂食障害患者を対象としたクリティカルパスの作成とその臨床応用．心身医40：301-307，2000．
41）叶谷由佳，真田弘美，沼田美幸，他：褥瘡のある患者に対する訪問看護の質保証をめざした標準枠組の開発 クリティカルパス法の考え方を用いて．褥瘡会誌2：7-16，2000．
42）原田幸子，笠師久美子，和田育男，他：放射線治療におけるクリニカルパスの作成．歯薬物療20：32-38，2001．
43）角田聖子，小森邦子：カテーテルアブレーション目的の入院患者への指導の実際と—評価 クリティカルパス開発と運用を通して．Ther Res 22：2298-2300，2001．
44）今野笑子，小林恵子，面川進，他：自己血採血のクリニカルパス作成とその成果．自己輸血17：85-88，2004．
45）佐藤絵美子，古田亜希子，箱岩千加，他：腹腔鏡下胆嚢摘出術のクリニカルパスの作成．日手術医会誌26巻：125-127，2005．
46）黒岩直美，西沢美咲，島浩子，他：肺炎クリニカルパスの作成と導入—60歳以上準寝たきりランクA2以上の3症例に導入して—．長野赤十字病医誌18：139-147，2005．
47）和田裕美子，斎藤裕子，柴田栄，他：急性心筋梗塞のクリニカルパス作成の試み．ICUとCCU 29：823-827，2005．
48）堀夏樹，中尾正寿，佐藤昭子，他：看取りのクリティカルパスの作成と導入．医療マネジメント会誌6：608-613，2006．
49）柴田元博，長野美子，山田晃郎，他：小児急性疾患パス（小児科嘔吐・下痢パス）の作成．日クリニカルパス会誌8：45-49，2006．
50）今永麻衣子，芦田明子，山出裕子，他：女性アルコール依存症者のアルコホリズムリハビリテーションプログラム—クリニカルパス作成—．日アルコール関連問題会誌9：121-130，2007．
51）野口華奈子，北村幸子，小西陽子，他：イレウスのアルゴリズムクリティカルパスの開発と効果．医療マネジメント会誌8：325-329，2007．
52）佐々木康二，岩下史絵，瀧澤優子，他：維持透析における「透析一回パス」の開発と効果の検討．日クリニカルパス会誌9：677-684，2007．
53）伊勢田暁子，藤丸紀子，小笠原香，他：維持透析「疾患管理パス」の開発と透析患者の貧血の適正管理の検討．日クリニカルパス会誌9：685-691，2007．
54）浜中有美，福田雅子，島添久美子，他：外来糖尿病患者を対象としたクリニカルパスの作成と有用性の検討．プラクティス25：101-106，2008．
55）多賀谷満彦，宮尾大樹，横塚太郎，他：低出生体重児における電子化クリニカルパスの作成．日未熟児新生児会誌20：59-64，2008．
56）竹田和彦，荻野佐恵子，三富陽子，他：アルコール依存症の入院初期治療病棟クリニカルパスを作成して．日アルコール関連問題会誌10：89-98，2008．
57）長谷川慎一：High-Volume CenterとCommunity Hospitalの患者背景の相違を考慮したユニットパスの作成と運用—がん診療の均てん化を目指して—．日クリニカルパス会誌11：145-151，2009．
58）Okawa A, Umeda T, Gomi T: Development of a self-care support system for cancer outpatients undergoing radiotherapy: introduction of clinical path functions. Kitasato Med J 40: 64-72, 2010.
59）野口隆司，松金隆夫，宮内裕希，他：透析療法における血液浄化用長期留置カテーテル管理パス作成と地域における運用．日クリニカルパス会誌12：116-121，2010．
60）酒井圭子，山崎秀夫，杉野安輝，他：パス作成・運用におけるパラメディカルの役割，誤嚥性肺炎クリニカルパスにおける言語聴覚士（ST）介入の効果．日クリニカルパス会誌1：127-131，2010．
61）東彦弘，織田順，行岡哲男，他：臓器・組織提供におけるオプション提示クリティカルパスの作成と導入．日救急医会誌22：837-844，2011．
62）大串祐美子，瀬戸山修，石川邦嗣，他：がん化学療法のクリティカル・パスの開発 パイロット試験．薬理と治療28：159-163，2000．

第5章 クリニカルパスと記録

この章では、クリニカルパス（以下、パス）と記録について述べていく。

医療者が記すものは診療記録として取り扱われ、多くは当該職種にかかわる法規や医療に関する規則によって規定されている。この項では、1．パスと記録の変遷、2．職種別記録（特に記録記載の機会が多い医師・看護師、メディカルスタッフにかかわる法規・規則と記載のポイント）、3．パスに特化した記録について解説する。

1. クリニカルパスと記録の変遷

第4章で調査した57編の論文のうち、最初に記録機能を持つパスが掲載されたのが2002年の論文であった。そのパスでは、オーバービュー式の余白に実測値や検査値、タスク実施のチェックを書き込むようになっていた。続いて2003年の論文には日めくり式と表記されたパスが掲載され、2004年には電子カルテでのパスが掲載された。

クリティカルパス・クリニカルパスに関連する成書は1990年代後半から散見されるが、1997年発行の「クリティカル・パス　ケアの効率性と質の維持」[1]では、記録機能を持つオーバービュー式のパスが掲載され、パスでの記録効率化について述べられている。また、1998年発行の基礎からわかる「クリティカルパス　作成・活用ガイド」[2]では、クリティカルパスワークシートとしてオーバービュー式＋日めくり式での記録方法が紹介されている。しかし、ここまでに取り上げられている記録はもっぱら看護記録であったが、2000年に今田らの論文でオールインワンパスという名称が発表され、「オールインワンパスは、各種記録とパスを統合し、実施記録の重複を廃し、記録の効率性、合理性、安全性の確保と関連記録の一覧性を高めようとしたもの」[3]と紹介され、はじめて医師記録がパスに含まれるようになった。

2. 職種別記録（法規・規則と記載のポイント）（表1）

2.1　医師記録：診療録、診療諸記録

医師法24条、歯科医師法23条に「診療をしたときは、遅滞なく診療に関する事項を診療録に記載しなければならない」とある。「遅滞なく」の解釈は明記されていないが、診療をした場合には記録記載が必要であると解釈できる。特に、入院中の患者に関する記録は、他の規則等で"主治医・担当医による入院患者の診療は原則毎日"と捉えられているため、医師本人の不在時以外は必要とされている。

また、表1に示した記載事項のうち記載内容として重要な事項は、病名および主要症状、治療方法（処方および処置）である。これらは端的に病名や治療方法を示せばよいものではなく、その病名を診断するに至った経過、検査・処置とその結果について、治療の実際とその後の反応などについても記載が求められる。

パスが掲載されていた34編のうち、治療・処置などの指示欄、サイン欄以外に医師記録を特化して設けているパスはなかった。勝尾ら[4]は「クリティカルパスどおりに順調に経過する患者記録で、医師の記載する部分はほとんどない。医師が書くべきときは、患者状態が変化するバリアンスが発生した場合だけなのである」と述べているが、"いつ""どんなときに""何を"記録するか、運用を十分検討し、遅滞なく毎日の記録を残すための工夫をすることが重要である。今田が考案したオールインワンパスでは医師もパスの経過記録欄に記録するように作成されており、医師記録の効率化を図るとともに、多職種での情報共有も可能となる。

2.2　看護記録：診療諸記録、看護記録

表1には助産師の記録について法規が示されている。

表1 ▶ 診療録・診療諸記録の法的根拠（法的に作成または保存義務のある記録）

記録	作成者	法律	保存期間など	記載事項
診療録	医師	医師法第24条に規定される「診療録」	5年間保存	患者の住所、氏名、性別、年齢 病名及び主要症状 治療方法（処方及び処置） 診療年月日
診療録	歯科医師	歯科医師法第23条に規定されている「診療録」	5年間保存	患者の住所、氏名、性別、年齢 病名及び主要症状 治療方法（処方及び処置） 診療年月日
診療録	臨床修練外国医師又は臨床修練外国歯科医師	外国医師等が行う臨床修練等に係る医師法第17条等の特例等に関する法律 第11条に規定されている「診療録」	5年間保存 （医師法第24条・歯科医師法第23条に準ずる）	患者の住所、氏名、性別、年齢 病名及び主要症状 治療方法（処方及び処置） 診療年月日
診療録	保険医	保険医療機関及び保険医療養担当規則第8条・第9条・第22条に規定されている「診療録」	・療養の給付の担当に関する帳簿及び書類その他の記録は、その完結の日から3年間保存 ・診療録は、その完結の日から5年間保存	様式第一号又はこれに準ずる様式の診療録
診療諸記録	病院 地域医療支援病院 特定機能病院	医療法第21条、第22条および第22条の2に規定されている「診療に関する諸記録」		過去2年間の病床日誌、各科診療日誌、処方せん、手術記録、検査所見記録、エックス線写真、紹介状、入院患者及び外来患者の数を明らかにする帳簿
		医療法施行規則第20条第12号に規定されている「診療に関する諸記録」		
助産録	助産師	保健師助産師看護師法第42条に規定されている「助産録」	助産録は、5年間保存	妊産婦の住所、氏名、年齢、職業 分娩回数、生死産別 妊産婦の既往疾患の有無及びその経過 今回妊婦の経過、所見、保健指導の要領 妊娠中医師による健康診断受診の有無 分娩の場所、年月日時分 分娩の経過、処置 分娩異常の有無、経過、処置 児の数、性別、生死別 児および胎児附属物の所見 産褥の経過、じょく婦、新生児の保健指導の要領 産後の医師による健康診断の有無
調剤録	薬剤師	薬剤師法第28条に規定されている「調剤録」	調剤録は、最終の記入の日から3年間保存 （調剤により当該処方せんが調剤済みとなったときは、この限りでない）	患者の氏名、年令 薬名、分量 調剤年月日 調剤量 調剤した薬剤師の氏名 処方せんの発行年月日 処方せんを交付した医師、歯科医師、獣医師の氏名 処方せん交付医師等の住所又は勤務する病院等の名称、所在地
照射録	診療放射線技師	診療放射線技師法第28条に規定されている「照射録」	（診療放射線技師法改正案では5年間保存義務）	照射を受けた者の氏名、性別、年齢 照射年月日 照射の方法 指示を受けた医師・歯科医師の氏名、その指示内容

保健師助産師看護師法では、記録について法を持つのは助産師のみであり、看護師の記録には規定が見られない。しかし、看護師の記録は入院基本料に係る記録として規定されており、必要な記録として、1．患者の個人記録、2．看護業務の計画に関する記録となっている。ここでは1．について解説する。

1．患者の個人記録として（1）経過記録（2）看護計画に関する記録の記載が規定されている。ここでいう（1）経過記録とは、"観察および実施した看護を記録するもの"である。叙述的な記録のみでなく、"病状安定期においては診療録の温度表等に状態の記載欄を設け、その要点を記録する程度でも良い"とあり、オーバービューの記録欄やフローシート・ワークシートの利用も検討できる。パスの看護記録では記録の効率化を求めることが重視されてきており、経過欄やワークシートへの記載は効率化の確保につながる。（2）看護計画に関する記録とは"看護の目標、具体的な看護の方法、および評価等を記録するもの"とされている。

上述した「クリティカル・パス　ケアの効率性と質の維持」で述べられていた記録の効率化は、看護記録に関してであり「看護記録・クリニカルパスQ&A—看護記録を減らす！」[5]「疾患別クリティカルパスと看護記録」[6]など記録に特化した成書が刊行されている。これらの中では、記録の様式（問題指向型記録：POS（problem oliented system）、フォーカスチャーティングなど）やパスのなかでの看護計画の取り扱いなどが紹介されている。特に、「看護記録・クリニカルパスQ&A—看護記録を減らす！」では、パスに看護計画が挿入できるかについて、「パスは疾患別、もしくは処置別の初期計画の雛形。疾患別の看護計画の共通項はパスに挿入できる」と述べ、「看護過程*では目標と計画間の相互作用が明確であり、ある一定の評価基準を持って評価を実践し修正を行う」としている。

2.3　薬剤師：診療諸記録、調剤録

薬剤師の記録は調剤を行った場合について法的な規定がある。調剤記録は診療や介入の記録と異なり患者について記録するものではない。そのため、パスの枠組みの外で必要な記録となるが、このほかにも薬剤師の記録として服薬指導などの薬剤管理指導料に係る、薬剤管理指導記録がある。ここでは、患者属性、投薬歴、副作用歴、アレルギー歴、薬学的管理内容、患者への指導・相談事項等の記載があるか、が問われる。また、2012年の診療報酬改定で新設された病棟薬剤業務実施加算に伴う、薬剤師が記載する必要のある記録として、「特に患者の薬物療法に直接的に係る業務については、可能な限りその実施内容を診療録に直接記録することが必要である」[3]とされている。

これら薬剤師が記載すべき記録は、法的な規定を遵守するだけでなく、専門職としての視点や関わりを記録として残すことが期待される。チーム医療として共有が必要な項目はパス上で記録でき、容易に参照できるような工夫をすることが重要である。

2.4　その他の記録

理学療法士・作業療法士・言語聴覚士、管理栄養士、社会福祉士なども記録を求められる。これらの職種には記録に関する法的規定は特にない。しかし、理学療法士や作業療法士はその専門職学会においてガイドラインや業務指針を発表しており、そこでは医師と同様の記載基準や、管理・保存の方法について明記している。

これらの職種は診療報酬を算定するための用件とし記録を求められることがある。管理栄養士の栄養指導記録では、患者ごとに栄養指導記録を作成するとともに、指導内容の要点及び指導時間を記載することが求められる。また、退院調整加算算定のためには、退院支援計画の立案、文書化とあわせて社会福祉士らが退院調整カンファレンスに参加した記録が求められる。チーム医療を原則とするパスのなかでは、これらの職種は欠かせない存在であり、メディカルスタッフの記録を情報としてどのように共有することができるかについて、十分検討されなくてはならない。

また、近年、栄養管理サポート、摂食嚥下、リハビリテーション、褥創管理、緩和ケアなど、多職種が共同するチーム活動に対して診療報酬を算定できるものが増えている。これらの算定の用件としてはチーム活動の記録として、患者状態や評価の記録が求められる。もれなく、かつ効率的に記録を残すために評価に特化したパスも開発されていた[7]。

3．クリニカルパスに特化した記録

副島が「パスの中心的な概念でかつ最も革新的な部分

は「本来、生物現象である医療に工学的手法はなじまない」という旧来の考えを打破し、治療プロセスはある程度標準化が可能でありアウトカムという目標管理とバリアンスという逸脱の認識により工程管理を行うことができることを証明したことにある」と述べているように、アウトカムとバリアンスはパスの中核をなすものである。いずれも、収集・分析されることで医療のプロセスの標準化や質の向上に寄与するものであり、そのためには収集・分析できなければならず、それぞれがどのように記録されているかが重要となる。

ここではパスに特化した記録として、3.1 アウトカムの記録と3.2 バリアンスの記録を解説する。

3.1 アウトカムの記録

パスは目標管理ツールであり、目標＝アウトカムとしてとらえる。クリニカルパス用語解説集[3]では、アウトカムは"「望ましい成果・結果」「あるべき状態」「達成すべき状態」など臨床上の目標ととらえられている。"とある。

アウトカムには、日々のアウトカム、中間アウトカム、退院のアウトカムなどがある。アウトカムの記録では、それらのアウトカムに対して実際の医療がどうであったか、すなわちアウトカムを達成できたかを記録する。

アウトカムは医療者アウトカム（タスク）と患者アウトカム（患者状態の目標）に分けられる。

医療者アウトカム（タスク）の達成は"タスクを実施できたかどうか"となるため、パスでの記録はチェックやサインとなる。患者アウトカム（患者状態の目標）は「術後1日目に発熱がない」のように患者の状態や状況がどうか、というアウトカムになる。患者アウトカムの評価は、"達成"＝37.5℃以下、または、"未達成"（達成できない）＝37.5℃超となる。達成した場合は37.5℃以下である患者の状態を記録する。未達成の場合は37.5℃超となった患者の状態を記録する。未達成時の患者状態の記録がバリアンス記録となるのだが、アウトカムの記録として、達成または未達成と、発熱が37.5℃以下かどうか（実際の観察値）など、概念や粒度が同じではないものを対象とする。どのようにアウトカムの記録を残すか、検討しておくことが重要である。

日本クリニカルパス学会（以下、パス学会）は、上述のような概念の統一と電子的なバリアンス収集・分析の効率化、ベンチマークなどを目的に、アウトカム用語を整理したマスターとしてBasic Outcome Master（以下、BOM[*]）を発表した。BOMでは、評価すべき患者状態でのアウトカム「術後1日目に発熱がない」を評価するために"体温：37.5℃以下"を判断する基準として観察項目を紐付けている。BOMは、上位から下位（患者状態→アウトカム→観察項目）への概念を構造化し、なるべく標準の用語を使用することで、評価者によって齟齬なく評価できるよう構成されている（**第1章図14参照**）。また、アウトカムと観察項目はそれぞれコーディングされており、電子的収集が容易である。

[*] Basic Outcome Master＝電子化のメリットを最大化するためにパス学会で開発されたアウトカム用語マスター。各アウトカム用語に対する評価基準の用語にMEDIS看護実践用語標準マスター看護観察編を紐付けている。

3.2 バリアンスの記録

クリニカルパス用語解説集[3]では「バリアンスはアウトカムが達成できなかったとき（事象）とすると理解しやすい」と述べている。すなわちバリアンスの記録とはアウトカムが達成できなかった場合の記録となる。

バリアンスは、パスに影響を及ぼす分類（変動・逸脱・脱落）と、バリアンスの発生要因の分類（**表2**）がある。パスに影響を及ぼす分類は、変動：パスを変更することなく継続可能な場合、逸脱：パスを一部変更することによって継続可能な場合、脱落：パスの継続不可能な場合と定義されている。パスに影響を及ぼす分類でのバリアンス記録は、変動：アウトカムが達成されなかった記録、逸脱：アウトカムが達成されなかった記録とパスを変更した理由の記録、脱落：アウトカムが達成されなかった記録とパスを中止した理由の記録となる。

バリアンスの発生要因とは"なぜバリアンスが発生したか"＝"アウトカムはなぜ達成されなかった"である。すなわち、バリアンスの発生要因の記録は、パスどおりに経過しなかった個別性の記録となり、質的な患者の記録として詳細を記録することが重要となる。また、量的にバリアンスを収集・分析するために、要因コードを記録することも効果的である。

それぞれのバリアンス記録は、バリアンス分析の目的である"何を改善・向上させるためなのか"について十分検討し、効果的で効率的な方法を工夫することが必要

表2 ▶ バリアンスコード票

大分類	中分類	小分類
A 患者・家族	1 身体状況	a 本疾患から発生した問題 b 別疾患（基礎疾患）から発生した問題 c 治療行為によって発生した問題 d 偶発的に発生した問題
	2 身体状況以外	a 意思 b 理解不足 c その他
	3 家族	a 意思 b 都合 c 理解不足 d その他
B 医療スタッフ※	1 医師	a 意図的なパス内容の変更 b 時間の都合 c 技術・知識 d 理由不明の変更・未実施
	2 以下 各職種※※	
C 病院システム	1 体制	
	2 情報システム	
	3 設備	
	4 機材・器具	
	5 その他	
D 社会	1 受け入れ病院・施設	
	2 在宅	
	3 移送	
	4 その他	

※：B医療スタッフの小分類は、中分類の職種に関わらず共通とする。
※※：各職種は、各施設で判断し、2以下に入れる。医師以外とまとめてもよい。

出展：勝尾信一「バリアンス発生要因分類の標準化とバリアンス分析方針表」
日本クリニカルパス学会誌 Vol.16, No.2, pp.143-148, 2014

である。
　クリニカルパス用語解説集[3]には「アウトカムとバリアンスは連動しており、1つのアウトカムにひとつのバリアンスが発生することになる。この考え方はパスの重要な概念であり、しっかり理解しておく必要がある。」とある。アウトカムとバリアンスの記録についてもしっかり理解することが重要であろう。このアウトカム・バリアンスの1対1の関係は、電子的整合性を保持するうえでも必須である。

■引用文献

1）日本看護協会：クリティカル・パス　ケアの効率性と質の維持, 1997, 日本看護協会出版, 東京.
2）武藤正樹, 高橋章子, 都直人, 他：基礎からわかるクリティカルパス作成・活用ガイド, 1998, 日総研出版, 東京.
3）日本クリニカルパス学会監：クリニカルパス用語解説集　増補改訂版, 2014, 日本クリニカルパス学会, 東京.
4）勝尾信一監：オールインワンパス活用実例集, 2005, 101, 日総研出版, 東京.
5）阿部俊子, 小林美亜, 大表歩, 他：看護記録・クリニカルパス Q&A―看護記録を減らす！, 2005, 56-65, 照林社, 東京.
6）NTT東日本関東病院看護部編：疾患別クリティカルパスと看護記録, 2002, 日総研出版, 東京.
7）金田典子, 野井亜沙美, 藤田將嗣, 他：薬剤師主導によるがん疼痛オピオイド導入クリニカルパスの作成と薬物療法に対する有用性. 日病薬師会誌 48：73-77, 2012.
8）勝尾信一, 片岡亜季子, 恩地英年, 他：バリアンス発生要因分類の標準化とバリアンス分析方針表. 日クリニカルパス会誌 16：143-148, 2014.

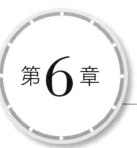

第6章 医療の質の向上

はじめに

クリニカルパス（以下、パス）は見直されることによって改善され、医療の質が向上していく。パスの見直しはパスの使用後に限ったことではない。作成した時点で、診療ガイドラインを始めとする文献などと比較して、EBMに則ったものであるか検討することもしなければならないし、他の施設のパスとベンチマーキング[1]して改善することも重要である。パスを使用した後の見直しとしてバリアンス分析を行っている病院は多いが、バリアンス分析以外の見直し方法として、アウトカム評価[2]やDPC（diagnosis procedure combination）データによる比較[3,4]でも重要な改善点を見出すことができる。

本章ではバリアンスをいかに活用するか、バリアンス分析でどのように医療の質の向上に結び付けるかを中心にパスと医療の質の向上に関して述べる。

1. 医療の質の評価

1.1 歴史的変遷とクリニカルパス

医療の質の向上には、質の評価が欠かせない。評価して改善を繰り返すことによって、向上していく。質の評価は、自己評価ではなく第三者評価が客観的であり信頼性がある。最初に医療の質の第三者評価に取り組んだのは1910年のCodmanで、最終的な結果で評価することを提唱し、そのシステムは、"End result system"と呼ばれた。しかし、医師達に受け入れられず、結果重視の考え方からプロセス評価の時代を迎え、1951年にJCAH（Joint Commission on Accreditation of Hospital）が設立され、1970年に最初の認定基準AMH（Accreditation Manual for Hospitals）が作成された。しかし、評価が複雑すぎて病院の負担が大きいにも関わらず、医療の質の向上に結び付く証拠がないなどの批判が高くあった。その流れを汲んで、1980年にDonabedian[5]が、医療の質の評価には構造（Structure）・過程（Process）・結果（Outcome）の評価が必要だと唱えた。その結果、1987年にJCAHO（Joint Commission on Accreditation of Health Care Organization：JCAHの改称）が"Agenda for Change"を公表し、結果による評価へと回帰することになった。また、近年はインフォームド・コンセントが重視され、評価と説明責任の時代[6]とも呼ばれるようになってきている。さらに、EBM（evidence-based medicine：科学的根拠に基づく医療）に則った治療が推奨され、IOM（Institute of Medicine：米国医学研究所）の研究者は、医療の質を「個人や集団に対して行われる医療が、好ましい健康アウトカムをもたらす可能性の高さ、その時々の専門知識に合致している度合」と定義している[7]。今後も時代の流れによって、医療の質の定義は変わっていくことが予想される。

この流れの中で、プロセス管理とアウトカム管理のツールとしてパスは開発された。プロセス管理によって医療ケアの質が向上して、その結果としてアウトカムの達成率が向上し、効率化が図れることになるが、すべてはアウトカムを前提としており、アウトカム管理[8]と同じである。また最近では、EBMを取り入れた診療ガイドラインも公開されており、これらをパス作成に活用されている。

1.2 クリニカルパスによる医療の質の評価

そもそも医療の質の評価の目的は、最良の条件下における医療と比べ、実際に行われた医療がどうであったかを評価すること[9]であり、最良の条件下における医療を目指すものがパスそのものである。パスが使用され始めた

頃は、在院日数が短縮し医療費が減少したといった報告ばかりで、統計的に質の改善を検討したものはほとんどなかった[10]。しかし、1995年以降になってようやくレベルの高いパスの評価が行われるようになり、看護のケアの質の評価[11]やCABG（Coronary artery bypass grafting）に対する再入院率の評価[12]とケアの質の評価[13]、心筋梗塞に対する精神面の評価[14]などが報告され始めた。その後も数多くの報告がなされ、パスが医療の質の改善のツールであることは、ゆるぎないものになってきている。

2. クリティカル インディケーター

2.1 クリニカルパスにおけるクリティカル インディケーター

パスを開発したKaren Zanderはクリティカル インディケーターを重視し、「治療の質・時間・資源を大きく左右するようなアウトカムや治療行為」と定義している[15]。また、アウトカムと結びつけた定義としては、「退院アウトカムに直結するもの[16]」「中間アウトカムにつながる変化[17]」とされている。いずれにしても、クリティカル インディケーターは、患者状態と治療行為の両者の指標を含むことになる。クリティカル インディケーターの成績を向上させることが、アウトカムの成績向上を通して、医療の質の改善につながる近道となる。したがって、多角的に検討されて選択されたクリティカル インディケーターをパスに組み込んで実行しようとする意志のある病院では、パスを行わない病院に比較してよいケアが行われている[18]ともいわれている。

クリティカル インディケーターとよく似た言葉に「クリニカル インディケーター」がある。クリニカル インディケーターは臨床指標とも呼ばれ、診療やケアの質と安全性を定量的に評価する指標のことをいう[19]。この指標を通して医療の質の改善を図ることが目的であり、対象は診療科あるいは病院全体であることが多い。

2.2 アウトカム評価

パスに組み込まれた多くのアウトカムや治療行為の中から、クリティカル インディケーターを選び出す方法として、アウトカム評価が推奨されている[2, 20]。ここでいうアウトカム評価は、個々のアウトカムが達成されたかどうかの判定ではなく、個々のアウトカムと最終アウトカム（患者状態・日数）との関連性を見るものである。統計学的手法を用いることにより、根拠のあるクリティカル インディケーターを抽出することができる。

2.3 診療ガイドライン

我が国においてもすでに多くの診療ガイドラインが公開されている。パスの作成段階において診療ガイドラインを参照することで、クリティカル インディケーターを設定することが可能である。例えば、手術執刀1〜2時間前の抗菌薬投与が手術後の感染予防に効果があるというエビデンスは広く知られているものであり、多くの診療ガイドラインでも記載されている。したがって、手術のパスを作成する際は、手術執刀1〜2時間前の抗菌薬投与を盛り込むべきである。

2.4 クリティカル インディケーターの具体例（表1）

クリティカル インディケーターの具体例を表に示す。米国ではクリティカル インディケーターの中に治療行為も含まれるが、我が国では患者アウトカムの中からクリティカル インディケーターが選択されることが多い。

3. バリアンス分析

3.1 バリアンス対応とバリアンス分析の目的

パスは画一化された医療ケアを提供するツールではな

表1 ▶ クリティカル インディケーターの具体例

対象疾患・手術	クリティカル インディケーター
糖尿病（外来）[18]	1年に1回のHbA1cと神経障害の検査 2年に1回の眼底検査と血中コレステロール検査
大腸切除術[18]	手術2時間前の抗菌薬投与
市中肺炎[18]	喫煙患者への禁煙カウンセリング 来院4時間以内の抗菌薬投与
経尿道的前立腺摘出術[2]	尿道カテーテル抜去後に自尿がある
生体肝移植ドナー肝切除術[20]	胆汁瘻がない 離床ができる
血液透析導入[21]	内シャントが使える
持続的腹膜透析導入[21]	腹膜チューブ使用可能日

く、標準を定めることによって個別性を際立たせるためのツールであり、バリアンスに対応することで個別性を重視した医療ケアの提供となる。また、パスに予定されている介入は、標準的に経過する患者に対して行われる最小限のものであり、必要に応じて追加の介入を行っていかなければならない。そして、そこで得られたバリアンスデータを基にバリアンス分析を行っていく。在院日数短縮とコスト削減をパスの目的とした米国では、バリアンス分析の目的も質を高めながらコストを下げること[22]であった。しかし、コストを下げることだけが目的ではなく、バリアンスマネジメントのシステムがパス成功の鍵を握る[23]とまでいわれ、方法論もかなり進んでいる。我が国では、バリアンス分析は良質な標準的医療、より効率的な医療を導くことが目的である[24]。パスを3段階に分けて考えると、現在行われている医療をまとめた第1段階のパスで出てくるバリアンスは医療ケアの標準化につながり、標準化された第2段階のパスで出てくるバリアンスはシステム改善につながる[25, 26]。ちなみに、第3段階のパスとは、CQI（continuous quality improvement）やTQM（total quality management）の完成されたシステム改善まで至ったものである。

3.2 バリアンスの分類

パス開発当初からバリアンスの分類はいくつも行われてきた。バリアンス分析を省力化するために必要なバリアンスをクリティカルバリアンスとして、それ以外のバリアンスと区別する分類[27]、経過中に日々出てくるもので、特別な原因がなくても経過中に出現する通常要因と、通常の経過では見られず何か違ったことが起こっている特殊要因とに分ける分類[23]、バリアンス発生の対象という観点で、時間スケジュールからの逸脱、臨床の目標からの逸脱、コストからの逸脱、患者満足からの逸脱とに分ける分類[28]などが報告されているが、現在ではこれらの分類はほとんど行われておらず、以下の3つの分類がもっぱら行われている。正負分類はパスを改訂する際の判断材料として用いられ、パスに及ぼす影響分類はバリアンス発生時にパスにどのように対応するかに用いられ、発生要因分類はバリアンス分析をする際に用いられる（図1）。

3.2.1 正負分類

もともとは時間的な判断として、設定された日（時間）よりも早く達成されたバリアンスを正のバリアン

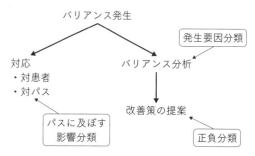

図1 ▶ バリアンスの分類の用途

ス、設定された日（時間）に達成されなかったバリアンスは負のバリアンスとして分類された。しかし、「合併症がない」といった一部のアウトカムや介入行為に関するバリアンスなどでは、時間的に正負を判断できないものもある。そのようなバリアンスに対しては、患者にとって有益となるバリアンスを正のバリアンス、不利益となるバリアンスを負のバリアンスと分類する。

正負のバリアンスの数は、決してパスの優劣を判断するものではない。バリアンス分析をして、パスを改訂する際の資料として用い、正のバリアンスの多いパスは、時間的に余裕がある場合が多く、設定を前倒しする方向で検討する。一方、負のバリアンスの多いパスは、時間的に無理な設定になっており、設定に余裕を持たせる方向で検討する。

3.2.2 クリニカルパスに及ぼす影響分類

「変動」「逸脱」の2つに分類する方法と、「変動」「逸脱」「脱落」の3つに分類する方法がある。前者の分類では、パスを続けることができたバリアンスを「変動」、パスから完全に外れてしまったバリアンスを「逸脱」とする。後者の分類では、パスを変更することなく続けることができたバリアンスを「変動」、パスに一部修正を加えることにより続けることができたバリアンスを「逸脱」、パスから完全に外れてしまったバリアンスを「脱落」とする。

この分類は、バリアンスの重症度・重要度の分類と捉えることもでき、パスあるいはアウトカム設定の妥当性の評価と捉えることもできる。バリアンスが少ないか、せいぜい変動のバリアンスまでであれば、妥当な設定のパスあるいはアウトカムであり、逸脱・脱落の多いパスあるいはアウトカムは、何らかの重大な問題があり、早急に改善する必要がある。

3.2.3 発生要因分類

Karen Zanderは、バリアンスを発生要因別に「患者・家族バリアンス」「医療従事者・医師バリアンス」

「病院・システムバリアンス」「地域社会バリアンス」の4つのカテゴリーで示している。発生要因分類は病院ごとに異なり、職種別[29]、診療科別[30]に設定している病院もあれば、必ずしも発生要因分類になっていない病院もある。発生要因分類は、バリアンス分析に結び付けられる分類であり、病院内で統一されるべきであるし、全国標準の発生要因分類が好ましい。すでにその試みは行われており（表2）、パスが電子化されるに従い、その必要性は増してくるものと思われる。

3.3 バリアンスの種類・収集方法

バリアンスは、分析するために収集されるが、どのように分析を進めるかによって収集方法が異なる。開発当初の米国では、効率的にバリアンス分析を進めるためにクリティカルバリアンスあるいはキーバリアンスの収集を勧めていた[27]。このクリティカルバリアンスあるいはキーバリアンスとは、クリティカル インディケーターに対するバリアンスのことを意味している。そして、クリティカルバリアンスあるいはキーバリアンスを含めたすべてのバリアンスをオールバリアンスと説明している。オールバリアンスには、介入バリアンス（intervention variance）とアウトカムバリアンス（outcome variance）があるとされている[23]が、オールバリアンスそのものの言葉の定義は定かではなく、設定された一つひとつのアウトカムに対し未達成だった場合のすべてを指す考え方と、設定されたアウトカムだけでなくパスに記載された患者状態・医療行為から外れたものすべてを指

表2 ▶ バリアンス発生要因分類

大分類	中分類	小分類
A. 患者・家族	1. 身体状況	a. 本疾患から発生した問題
		b. 別疾患（基礎疾患）から発生した問題
		c. 治療行為によって発生した問題
		d. 偶発的に発生した問題
	2. 身体状況以外	a. 意思
		b. 理解不足
		c. その他
	3. 家族	a. 意思
		b. 都合
		c. 理解不足
		d. その他
B. 医療スタッフ※	1. 医師	a. 意図的なパス内容の変更
	2. 以下各職種※※	b. 時間の都合
		c. 技術・知識
		d. 理由不明の変更・未実施
C. 病院システム	1. 体制	
	2. 情報システム	
	3. 設備	
	4. 機材・器具	
	5. その他	
D. 社会	1. 受け入れ病院・施設	
	2. 在宅	
	3. 移送	
	4. その他	

※：B. 医療スタッフの小分類は、中分類の職種に関わらず共通とする。
※※：各職種は、各施設で判断し、2. 以下に入れる。医師以外とまとめてもよい。

す考え方がある。また、クリティカルバリアンスに対するバリアンス分析を進化させて、ゲートウェイバリアンス[31]が考え出された。ICU（集中治療室）の退室や退院といった重要なポイントをゲートウェイと見立て、設定された日までに通過できなかった場合をバリアンスとするものである。

　我が国でパスが使用され始めた頃には、クリティカルバリアンスを収集する方法のことがセンチネル方式と呼ばれるようになり、オールバリアンス方式とゲートウェイ方式の3つの方法が紹介された。しかし、我が国ではICU退室などの基準が明確でないことが多いなどの理由から、ゲートウェイ方式によるバリアンス分析から質改善の手掛かりを得るのは難しい[32]とされ、退院時アウトカムに対するバリアンス収集、すなわち退院時バリアンス方式[33]が推奨されるようになった。また、ICU退室といった入院中に起こる数回のイベントだけをゲートウェイと捉えるのではなく、日々の達成されるべき患者状態をゲートウェイと捉える考え方[34, 35]が報告されるようになった。現在では退院時バリアンス方式、センチネル方式、ゲートウェイ方式、オールバリアンス方式でバリアンス収集が行われている。それぞれの方式に特徴があるが、退院時バリアンス方式は未成熟なパスに適し、センチネル方式は臨床研究のデータ収集に適し、オールバリアンス方式は成熟したパスに適しているといわれている[33]。

3.3.1　退院時バリアンス方式

　退院設定日（在院日数）・退院基準（最終アウトカム）が達成されなかった場合をバリアンスとして収集する方式である。症例単位でバリアンス発生の有無を判断するため、バリアンス数は少なく、パスに及ぼす影響による分類をする必要はない。

3.3.2　センチネル方式

　クリティカル インディケーターあるいは退院基準に結びつく重要な中間アウトカムが達成されなかった場合をバリアンスとして収集する方式である。バリアンスの数は少ないが、退院基準に結びつく重要な中間アウトカムをどのように決めるかが課題である。バリアンスが毎日発生するわけではないので、バリアンス数は多くはならないが、バリアンス発生時にはパスに及ぼす影響による分類を正しく行い、対応しなければならない。

3.3.3　ゲートウェイ方式

　日々設定されているアウトカムが達成されなかった場合をバリアンスとして収集する方法である。以前に使用されていたオールバリアンス方式の考え方のうち、設定されたアウトカムが未達成だった場合すべてを指す考え方と同じである。設定されたアウトカムの数によってバリアンス数も変わってくる。

3.3.4　オールバリアンス方式

　設定されたアウトカムが達成されなかった場合だけでなく、すべての患者状態の異常および予定された医療者の介入行為の変更や未実施をバリアンスとして収集する方法である。日々バリアンスの発生する可能性が高く、バリアンス数は莫大となる。正負分類のできないバリアンスが多くなり、パスに及ぼす影響分類も「変動」が多くなる。

3.4　バリアンス収集方法別のバリアンス分析（表3）

　バリアンス分析の流れは、バリアンス登録に始まり、バリアンス集計、検討（狭義のバリアンス分析）、改善策の提案となる。この作業をいかに効率的に行うかがバリアンスマネジメントの鍵であり、そのためにゲートウェイバリアンスという考え方[31]や図として視覚的に訴える方法[36]（図2）が考え出されてきた。そして、それぞれの収集方法を用いる病院がそれぞれ工夫をこらし、経験を積むことによって定型化してきた。

3.4.1　退院時バリアンス方式

　パスの適用患者や入院期間などを登録しているのであ

表3 ▶ バリアンス収集方法と特徴

バリアンス収集方法	登録日	登録する人	バリアンス数	分析による改善対象
退院時バリアンス方式			少ない（症例単位）	在院日数
センチネル方式	バリアンス発生日 バリアンス集計日	アウトカム判定担当者 バリアンス分析担当者	少ない（重要）	在院日数
ゲートウェイ方式	バリアンス発生日	アウトカム判定担当者	アウトカムの数による	アウトカムの内容による
オールバリアンス方式	バリアンス発生日	バリアンス発生当事者	莫大	医療ケア行為 医療者・病院システム

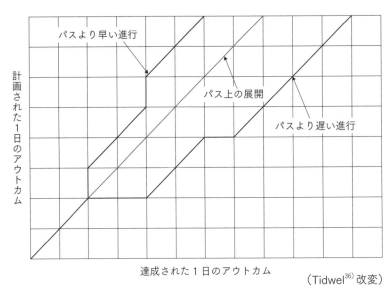

図2 ▶ バリアンス／患者トラッキングチャート

れば、あえてバリアンス登録をする必要はない。改善策を検討する際に患者の年齢・性別や基礎疾患、パス適用中の患者状態なども資料として必要になるために、バリアンス発生の有無に関わらず全患者のデータ収集が必要となる。ここまでの作業は、原則的にバリアンス分析の担当者が行う。検討に際しては関係全職種が一堂に会し、バリアンス発生症例の要因を、登録されたデータを基に検討する。改善策は、在院日数短縮への提案が中心となる。電子カルテであれば患者のデータ収集が容易である。バリアンス分析を頻繁に行う必要のある未成熟なパスに適している[33]と言われているゆえんである。

3.4.2 センチネル方式

バリアンスの発生する日が限られるため、発生した日にその日のアウトカム判定の担当者がバリアンス登録をするか、バリアンス集計をする際にバリアンス分析の担当者がまとめてバリアンス登録をすることも可能である。バリアンス数は少ないが、すべてが重要なバリアンスであり、すべてのバリアンスを対象に多職種で検討することが原則である。改善策は、在院日数短縮への提案に偏りがちになる。

3.4.3 ゲートウェイ方式

基本的に毎日アウトカムが達成されたかどうかを判定してバリアンス発生の有無を決定する必要があり、その日その日のアウトカム判定の担当者を決めておくことが望ましい。さらに、発生当日にバリアンス登録もしておくことが勧められる。特にバリアンス数が多くなると、検討が必要なバリアンスを抽出することが必要になり、あらかじめ登録されていないと抽出できない。検討が必要なバリアンスを抽出する方法として、単純集計によって発生割合を求める方法が推奨されている[26]が、発生割合が低くても重要なバリアンスが隠れている可能性があることを知っていなければならない。

3.4.4 オールバリアンス方式

日々バリアンスの発生する可能性が高く、さらに多岐にわたるバリアンスであるため、それぞれのバリアンスの当事者がバリアンス登録をすることが望ましい。登録に際しては、バリアンス当事者でないとバリアンス発生要因のわからないことが多く、発生要因も同時に登録する必要がある。バリアンス数が莫大となるため、登録および集計作業は煩雑となる。そのため、オールバリアンス方式によるバリアンス収集・分析は勧められていなかった[16, 27]が、バリアンス発生の要因分類とバリアンス発生率を組み合わせた対応表[34, 37]によって検討が必要なバリアンスの抽出が容易になり、さらに電子カルテの導入によって登録・集計作業が簡素化されてきている。他の方式に比べ、医療者・病院要因や社会的要因のバリアンス件数が多くなり、改善策の対象は医療ケア行為といったパスの内容ばかりでなく、医療者・病院システムの変更まで多岐にわたる。オールバリアンス方式を行うにあたっては、バリアンス数が多くなることによって何が重要か見逃す恐れがある[27]一方、すぐに役立たないバリアンスもいずれ必要となる可能性がある[37]ことに留意すべきである。

表4 ▶ バリアンス収集方法とアウトカム

バリアンス収集方法	アウトカム
退院時バリアンス方式	退院基準
センチネル方式	クリティカルインディケーター 重要な中間アウトカム
ゲートウェイ方式	日々の達成目標
オールバリアンス方式	すべての患者状態 医療者の介入行為

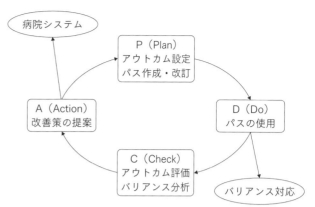

図3 ▶ クリニカルパスのPDCAサイクルからTQM

3.5　バリアンス収集方法とアウトカム（表4）

バリアンスはアウトカムが達成されなかったとき（こと）[34]、という説明が最もわかりやすいが、バリアンスの種類や収集方法をアウトカムの視点から説明する。

患者にとって最も重要な退院基準をアウトカムと捉えると、発生したバリアンスは退院時バリアンスであり収集方法は退院時バリアンス方式となる。クリティカルインディケーターあるいは退院基準に結びつく重要な中間アウトカムをアウトカムと捉えると、センチネル方式のバリアンス収集となる。退院基準には直接結びつかないものも含めて、日々の患者の達成目標として設定する患者状態をアウトカムと捉えると、ゲートウェイ方式のバリアンス収集となる。そして、すべての患者状態および医療者の介入行為をアウトカムと捉えると、オールバリアンス方式のバリアンス収集となる。すなわち、どのようなものをアウトカムとして捉えるかを定義することで、必然的にバリアンス収集方法が決まることになる。この発想を逆転させ、バリアンス分析方法を決めることで、どのようなものをアウトカムと捉えるかを決めることもできる。どのようなものをアウトカムと捉えるかは各施設に任されており、バリアンス分析まで視野に入れて考えるべきである。

4. TQMとPDCAサイクル

医療におけるTQMとは、全員参加で各部門が連携をとって、経営戦略を顧客満足向上や医療の質の向上に向けて、継続的に改善する管理手法[38,39]である。パス開発当初から、パスのデータを施設の医療体制やスタッフの医療ケア提供体制に活用することで、TQMが可能になる[26]といわれている。そして、この活動を継続するという意味で、PDCAサイクルを回すことが推奨されている。もともとPDCAサイクルは、1950年代にShewhartとDemingが、生産や業務のプロセスを測定・分析し、改善プロセスが連続的なフィードバックループとなるように考え出したものである。これをパスに応用し、Luttmanがゲートウェイバリアンスを用いたパスの進化とプロセス管理をループにする手法を提唱した[31]。PDCAサイクル（図3）におけるP（Plan）がアウトカム設定・パス作成であり、D（Do）が正しいパスの使用、C（Check）がアウトカム評価・バリアンス分析、そしてA（Action）が改善策の提案となり、次のP（Plan）パスの改訂へとつながるわけである。TQMの観点からは、バリアンスに対応することによって個別性を重視した医療ケアの提供を行い、改善策の提案が病院システムにまで及ぶことが望まれる。

■引用文献

1）日本クリニカルパス学会編：ベンチマーキング，クリニカルパス用語解説集，初版，2009，65-67，日本クリニカルパス学会，東京．
2）勝尾信一：アウトカム評価とバリアンス分析．日クリニカルパス会誌　7：59-65，2005．
3）松田晋哉：DPCを用いたクリニカルパスの評価．日クリニカルパス会誌　12：85-95，2010．
4）田﨑年晃：3．DPCデータを活用したクリニカルパス評価．医薬ジャーナル　46：1579-1585，2010．
5）Donabedian A: The Definition of Quality and Approaches to its Assessment. (Explorations in Quality Assessment and Monitoring, Vol 1) 1980, 79-128, Health Administration Press Ann Arbor Michigan.
6）長谷川敏彦：クリニカルパスの定義と歴史．医学のあゆみ　196：519-525，2001．
7）武藤正樹：クリティカルパス（クリニカルパス），医療・病院管理用語事典（新版），日本医療病院管理学会学術情報委員会編．初版，2011，76，市ヶ谷出版社，東京．
8）野村一俊：クリニカルパスの目指すもの―アウトカムマネジメントによる医療の質向上―．医療マネジメント会誌　3：

464-468, 2003.
9) 池上直己：医療の政策選択，1992，到草書房，東京．
10) 西岡みどり：パス法の評価，パス法―その原理と導入・評価の実際，郡司篤晃編，2000，35，へるす出版，東京．
11) Ireson CL: Critical pathways: effectiveness in achieving patient outcomes. J Nurs Adm 27: 16-23, 1997.
12) Rumble SJ, Jernigan MH, Rudisill PT: Determining the effectiveness of critical pathways for coronary artery bypass graft patients: retrospective comparison of readmission rates. J Nurs Care Qual 11: 34-40, 1996.
13) Nikas DJ, Freeman JE, Luterman AR, et al: Use of a national data base to assess perioperative risk, morbidity, mortality, and cost savings in coronary artery bypass grafting. South Med J 89: 1074-1077, 1996.
14) Sulch, D., Perez, I., Melbourn, A. & Kalra, L. (2000) Randomized control trial of integrated (managed) care pathway for stroke rehabilitation. Stroke, 31, 1929-1934.
15) Karen Zander: How Clinical Pathways positively Transform Health Care Organizations. 日クリニカルパス会誌 3：11-17, 2001.
16) 阿部俊子：看護の質の評価～クリニカル・パスとアウトカム～．日本病院会雑誌 47：569-583，2000．
17) Whipple TW, Little AB: Variance analysis for care path outcomes management. J Nurs C Qual 12: 20-25, 1997.
18) カレン・ザンダー：クリニカルパスにおける米国最新事情―クリティカルインディケータを用いた医療の質と経営管理―．病院管理 41：147-154，2004．
19) 日本クリニカルパス学会編：臨床指標，クリニカルパス用語解説集，初版，2009，61-64，日本クリニカルパス学会，東京．
20) 若田好史，中島直樹，萩原明人：オールバリアンス方式アウトカム志向型電子パスとバリアンス分析の実際～クリティカルインディケーターの探索的抽出の試み～．日クリニカルパス会誌 13：209-213，2011．
21) 副島秀久：11 実践編3 バリアンス分析の実際，クリティカルインディケーターの特定，医療記録が変わる！ 決定版クリニカルパス，第1版，2004，112-115，医学書院，東京．
22) Tidwell SL：アウトカムを改善するためのバリアンス把握．医療マネジメント会誌 1：104-120，2000．
23) ロバート・J・ラットマン：第1章 序論，初心者のためのクリティカルパス バリアンス・マネジメントガイド，第1刷，2003，7-11，ビイング・ネット・プレス，東京．
24) 片渕茂，野村一俊：クリティカルパスとバリアンス分析．整・災外 47：447-452，2004．
25) 阿部俊子：ヴァリアンス収集方法と分析の基本，エビデンスに基づくクリニカルパス これからの医療記録とヴァリアンス分析，第1版，2000，60-68，医学書院，東京．
26) 小林美亜，阿部俊子：(2) ヴァリアンス分析の方法論，エビデンスに基づくクリニカルパス これからの医療記録とヴァリアンス分析，第1版，2000，69-75，医学書院，東京．
27) Brown SW, Nemeth LS: Questions to ask: Implementing a system for clinical pathway variance analysis. Outcomes Manag Nurs Pract 2: 57-62, 1998.
28) 武藤正樹：クリティカルパスと診療計画．Clinical Engineering 11：820-829，2000．
29) Henry SA: Clinical paths at Mercy and Unity hospitals. Clinical paths (Spath PL), 1994, 137-169, American Hospital Publishing Inc.
30) 宮澤総介，野田恒夫，宮本恒彦，他：聖隷三方原病院のクリニカルパス・ヴァリアンスコード作成とその目的．聖隷三方原病誌 4：101-104，2000．
31) Luttman RJ, Laffel GL, Pearson SD: Using PERT/CPM To Design and Improve Clinical Processes. Qual Manag Health Care 3: 1-13, 1995.
32) 副島秀久：第5章 データの分析 訳者解説，初心者のためのクリニカルパス バリアンス・マネジメントガイド，第1刷，2003，47-49，ビイング・ネット・プレス，東京．
33) 野村一俊：アウトカムマネジメントのためのクリニカルパスの原則．医療マネジメント会誌 4：360-364，2003．
34) 勝尾信一：バリアンス分析の実際―オールバリアンス方式―．医療マネジメント会誌 5：425-430，2004．
35) 日本クリニカルパス学会編：バリアンス，クリニカルパス用語解説集，初版，2009，47-51，日本クリニカルパス学会，東京．
36) Tidwell SL: A graphic tool for tracking variance & comorbidities in cardiac surgery case management. Pro Cardiovasc Nurs 8: 6-19, 1993.
37) 勝尾信一，吹矢三恵子，吉江由加里，他：当院におけるヴァリアンス分析基本方針．日クリニカルパス会誌 4：67-75，2002．
38) 佐々木壽英：クリニカルパスと医療の質．新潟がんセンター病医誌 39：6-9，2000．
39) 日本クリニカルパス学会編：PDCAサイクル，クリニカルパス用語解説集，初版，2009，73-74，日本クリニカルパス学会，東京．

第7章 クリニカルパスと組織運営

はじめに

　1990年代前半に、我が国でもクリニカルパス（以下、パス）の部門的な取り組みがあり、その後に先進的な病院が全病院的な取り組みを開始した[1,2]。この取り組みは、チーム医療を基本とする医療の質の向上への全病院的な取り組みのモデルとなった[2]。1999年にはパスに関連する学会が複数誕生し、導入した病院の活動や成果が広く共有されるようになった。

　本章では、これまでに公表されている多くの経験をもとに、パスにおける組織運営の重要性と、活動を円滑に運用するための要点について述べる。

1. クリニカルパス活動の概要

　パスには、標準化、目標管理、医療の質の向上の3つの意義があるとされている[3]。したがってパス活動とは、病院が提供する医療において、これらの意義を達成するための組織的な活動であるといえる。そして、活動による成果を上げるためには、活動を主体的に運営するための組織構築が必要となることに加え、構築された組織が効率的かつ有効な活動を展開することが求められる。

　パス活動の取り組みは、組織ごとの経験度合いにより要点が異なる。すなわち、パス導入、運用の維持、質改善への取り組みなどのそれぞれの段階で、活動が目指す目標により、取り組むべき課題が多岐にわたっている。これらは視点を変えると、プロジェクト（Project）と日常管理業務に大別される。プロジェクトは目標達成のためのシステムづくりの活動であり、その後に得られた結果（システムおよび手順）を日常管理に落とし込むという活動である。活動の初期には、プロジェクトに属する活動が多く求められるが、活動が進展するとともに、日常管理業務を遂行しながら新たなプロジェクトを実施していくことになる。

　プロジェクトは、計画項目の選択と推進計画の立案、立案内容の段階的進行、進行結果の検証、必要があれば計画内容の変更とさらなる段階的進行といった実施内容を持っている。この内容はPDCA（Plan-Do-Check-Action）サイクルを実施することに他ならないが、プロジェクト管理（Project Management）といわれる手法であり、1990年代後半から米国を中心として、科学的検討がされている。プロジェクト管理の具体的内容については、国際標準機構（ISO：International Organization for Standardization）が示したガイドラインがある（表1）[4]。医療のプロジェクトにはそぐわない内容も含まれているが、医療現場で応用可能な内容のガイドラインの作成が望まれる。

　パス活動における日常管理業務は、先に述べたようにプロジェクトで確立した活動のシステムを運用し、成果を上げるために継続する業務である。詳細はクリニカルパス委員会の項で後述する。

2. クリニカルパス活動の課題

　パス活動において、組織として取り組まなくてはならない内容は活動の時期ごとで異なる。また、それぞれの活動に参加する職員の経験の差により、活動に要する知識や技術には、大きな幅が認められる。これらを一定の水準まで、可能な限り早くあげることが、成果に結びつくことになる。また、活動を牽引するリーダーの存在も重要で、活動の活性化はリーダーのチームマネジメント能力に左右される。以下に活動の基本的概念となるチームマネジメントとリーダーシップについて概説する。

表1 ▶ プロジェクトにおける品質マネジメントの指針（JIS Q 10006）

1　適用範囲	7　製品実現
2　引用規格	7.1.　　製品実現一般
3　定義	7.2.　　相互依存関連のプロセス
次の9用語が定義されている	7.2.1.　相互依存関連のプロセス一般
①活動、②利害関係者、③プロセス、④進捗評価、⑤プロジェクト、	7.2.2.　プロジェクトの立ち上げおよびプロジェクトマネジメント計画書の作成
⑥プロジェクトマネジメント、⑦プロジェクトマネジメント計画書、	7.2.3.　相互作用の運営管理
⑧品質計画書、⑨供給者	7.2.4.　変更のマネジメント
4　プロジェクトにおける品質マネジメントシステム	7.2.5.　プロセスおよびプロジェクトの終結
4.1.　　プロジェクトの特徴	7.3.　　範囲関連のプロセス
4.1.1.　一般	7.3.1.　範囲関連のプロセス一般
4.1.2.　組織	7.3.2.　概念の開発
4.1.3.　プロジェクトにおけるプロセスおよびフェーズ（段階）	7.3.3.　範囲の明確化および管理
4.1.4.　プロジェクトマネジメントプロセス	7.3.4.　活動の定義
4.2.　　品質マネジメントシステム	7.3.5.　活動の管理
4.2.1.　品質マネジメントの原則	7.4.　　時間関連のプロセス
4.3.　　プロジェクトの品質マネジメントシステム	7.4.1.　時間関連のプロセス一般
4.3.1.　プロジェクトにおける品質計画書	7.4.2.　活動の依存関係の計画
5　経営者・管理者の責任	7.4.3.　所要時間の算定
5.1.　　経営者のコミットメント	7.4.4.　日程表の作成
5.2.　　戦略決定のプロセス	7.4.5.　日程の管理
5.2.1.　戦略決定のプロセスを通じた品質マネジメントの原則の適用	7.5.　　コスト関連のプロセス
5.2.2.　顧客重視	7.5.1.　コスト関連のプロセス一般
5.2.3.　リーダーシップ	7.5.2.　コストの算定
5.2.4.　人々の参画	7.5.3.　予算の作成
5.2.5.　プロセスアプローチ	7.5.4.　コストの管理
5.2.6.　マネジメントへのシステムアプローチ	7.6.　　コミュニケーション関連のプロセス
5.2.7.　継続的改善	7.6.1.　コミュニケーション関連のプロセス一般
5.2.8.　意志決定への事実に基づくアプローチ	7.6.2.　コミュニケーションの計画
5.2.9.　供給者との互恵関係	7.6.3.　情報の運用管理
5.3.　　マネジメントレビュー及び進捗評価	7.6.4.　コミュニケーションの管理
5.3.1.　マネジメントレビュー	7.7.　　リスク関連のプロセス
5.3.2.　進捗評価	7.7.1.　リスク関連のプロセス一般
6　資源の運用管理	7.7.2.　リスク特定
6.1.　　資源関連のプロセス	7.7.3.　リスクアセスメント
6.1.1.　資源関連プロセスの一般	7.7.4.　リスク対応
6.1.2.　資源の計画	7.7.5.　リスクコントロール
6.1.3.　資源の管理	7.8.　　購買関連のプロセス
6.2.　　要員関連のプロセス	7.8.1.　購買関連のプロセス一般
6.2.1.　要因関連のプロセスの一般	7.8.2.　購買の計画および管理
6.2.2.　プロジェクト組織構造の確立	7.8.3.　購買要求事項の文書化
6.2.3.　要員の配置	7.8.4.　供給者の評価
6.2.4.　チームの育成	7.8.5.　契約の締結
	7.8.6.　契約の管理
	8　測定、分析および改善
	8.1.　　改善関連のプロセス
	8.2.　　測定および分析
	8.3.　　継続的改善
	8.3.1.　プロジェクト企業組織による継続的改善
	8.3.2.　プロジェクト組織による継続的改善

文献4）より改変

2.1　チームマネジメントとは

チームマネジメントの要点はチーム力の向上、目標設定と実行性のある計画立案と立案された計画の実施、チーム内での情報共有とコミュニケーションの促進、人材育成の推進の4点である[5]。

チーム力とはチームの未開発の実施可能能力である。また、リーダーとチームの構成メンバーそれぞれが持つ能力の集合体でもあり、リーダーはパス活動に熱意を持ってあたる意志とチームをまとめ上げる能力に加えて、病院全体への交渉力も持ち合わせていることが望まれる。

チーム力の発揮には、チームを構成するメンバー全員の能力を結集することが重要で、結集のためには活動目

標を設定する必要がある。活動の段階・時期ごとにそれぞれの目標が設定されるべきであり、年間計画の立案や計画ごとの目標設定が求められる。決定された目標は計画性のある工程管理が必要で、目標達成のためのチェックポイントをあらかじめ決めておく。進捗状況によっては計画変更が必要となるが、これらの判断はリーダーの判断に委ねられるだけではなく、メンバーとの合議によるなど柔軟に行う。

また、プロジェクトに関する情報を、チーム内で共有できる仕組みが必要である。一部のメンバーしか知り得ない情報があってはならず、チーム内の議論では、広く意見を出しうる雰囲気づくりが必要である。活動開始後は、それぞれの職種の専門性を十分発揮してもらう必要があり、個々の能力を十分活用できる環境づくりが求められる。

さらに、チーム力の向上には、チームリーダーの役割に加えて、個々のメンバーの能力を高めていくことが重要である。メンバーの能力を統合させることで、さらに大きな成果を達成することができる。個人的な能力の向上を実感することはなかなか難しいが、進捗の過程や目標達成につながる体験は、自己が取得した能力の進歩を知る契機となる。活動の経験から得られた成功体験は、その後の活動への大きな動機づけとなり、さらに向上への意欲となる[4]。この動機づけを引き出す役割として、リーダーの存在意義が大きい。

2.2 リーダーシップとは

リーダーに求められるリーダーシップには、ビジネス研究より6つのスタイルがあり、それぞれのスタイルの特性と有効性があるといわれている（**表2**）[6]。これらのスタイルのうち組織風土と成果（業績）にプラスの効果をあげることが可能なものは、強圧型と先導型を除いた4つのスタイルである[6]。パス活動においてリーダーとして活動する場合には、活動状況をよく分析したうえで、それぞれの特性を理解して、その場に適切なリーダーシップを発揮する必要があろう。

リーダーシップを発揮して、チームメンバーの能力を引き出すためのスキルとしてコーチングがある。コーチングは1970年代後半にスポーツ界で開始された指導法である。それ以前にはコーチがよいと考えることをみっちり教え、そのとおりのプレーをすることを指示していたが、コーチングでは教えこむことを減らし、選手の潜在的能力を発揮させるやり方である。コーチングとは、ある人間が最大限の成績を上げるために、その人の潜在能力を解放することをいい、指導者は仕事のやり方を教えるのではなく、対象者が自ら学べるように援助するとされている。この概念の根底には、「人は潜在能力を備えた存在であり、できる存在である」ならびに「人はよりよい仕事をすることを望んでいる」という人間観が存在していることを強く認識する必要がある。コーチングがうまく機能するためには、環境づくりが重要となるが、その要点は**表3**に示した[7]。

3. 組織運営の実際

3.1 活動段階別の課題と組織運営

パス活動の段階により、それぞれ異なる活動内容が必要とされる。また、参加するチームメンバーの経験にも大きな差がみとめられる。そこで活動段階を活動導入時期、活動維持期、活動発展期と3段階に分けてそれぞれの課題と組織運営について述べる。

3.1.1 活動導入時期

この時期病院全体で活動に取り組むための対応と、活

表2 ▶ リーダーシップのスタイルと特性・有効性

	スタイル	特性	有効性
1	強圧型	即座に服従することを要求する	差し迫った危機や方向転換が必要なとき
2	ビジョン型	ビジョンに向けてメンバーを動かす	新しいビジョンでの改革や明確な指導が必要なとき
3	親和型	調和を生み出し感情的な絆を結ぶ	チーム内の不和の解決やストレス下でのモチベーションをあげる
4	民主主義型	参加を奨励して合意を生み出す	賛同の獲得や合意を築く、あるいは有能なメンバーの考えを引き出す
5	先導型	高い達成基準を設ける	やる気のあるチームから短時間に成果を引き出す
6	コーチ型	将来に備えた人材を開発をする	メンバーの成果の獲得や長期的な強みの開発を支援する

文献6）より改変

表3 ▶ コーチングが機能する環境

	環境の要点	内容
1	権限委譲と現場での問題解決	自立を通じて自主的に責任ある働きができる、権限委譲により現場での問題解決が可能になるなどから、業務の効率化や対応が迅速化する（エンパワメント）。
2	チームの未来像（ビジョン）の明確化	エンパワメントが実施されるための判断基準や活動の枠組みを決めるために必要である。
3	メンバーのビジョンの明確化と尊重	活動のエネルギーとなる必要かつ不可欠な要素で、ここのビジョンを相互認識することでチーム力が向上する。
4	チーム内コミュニケーション環境の整備	意思疎通の良好さが憶測や誤解を防止し、チームの方向性を維持しながら活動の停滞を回避できる。個々の能力を生かすためには、十分な意見交換や組織内での活動状況の情報公開が必要である。

文献7）より改変

動へのチーム力を充実させるための対応が必要となる。多くは同時期に並行して活動することが多いが、本項ではそれぞれを分けて述べることにする。

3.1.1.1　病院全体での取り組み

パス活動の意義についてはすでに述べたが、標準化、目標管理、医療の質管理はいずれも現在の病院運営にとって重要な課題である。それ故にこれらの意義を病院長やその他の病院幹部がよく理解したうえで、パス活動の位置づけを明確に宣言する必要がある。このことは、活動を活性化するための重要なアクションであり、病院の進むべきビジョンやパス活動の位置づけを職員全員が理解することになる。この目的のためには、後述するパス大会が有益である。パス大会は標準化の作業過程やチーム医療の実例を、活動に参加していない職員にも明確に提示することができる。

次に必要な組織づくりとして、活動の基盤を整備するためのプロジェクトチームの編成がある。多くの病院では、委員会のひとつとして組織されることが多いが、すでに述べているように早期に目標を達成のためには、プロジェクト・マネジメントが必要である。院長直轄のチームとし、今後の活動を視野に入れて、メンバーを人選する必要がある。導入プロジェクトの終了後には、参加したメンバーは引き続き活動チームのメンバーとして、活躍することになる。

当初は先進病院からの指導を得ることで、取り組みの速度をあげることができる。そのためには指導者の派遣依頼や施設の見学も必要である。これらはすべて費用を要する企画であり、それ故に病院管理者の理解が必須となる。

職員全体への講演会を開催することは、先進病院での活動内容を知ることにより、これから取り組むべき活動の概要を知ることができ、未経験からくる活動に対する不安解消にも有効である。講師には、目指すべき模範病院の活動のリーダーを招聘することが望ましい。講演を機会に、その後の活動に対しての相談や講師の属する施設見学が可能となり、チーム力の向上にも結び付く。

3.1.1.2　チーム力を充実させるための対応

初期には、病院内でパス活動に関わった経験者が存在しないことから、まず活動チームの指導的なリーダーを選出する必要がある。導入プロジェクトに関わったメンバーの中から選出されることが多く、職種としては医師が選ばれることが多い[8]。リーダーは前述したリーダーシップを発揮することが求められる。

チーム力アップのためには、パス活動を進めるうえでの仲間意識を醸成させる必要がある。活動のための議論をする際には、全員参加型の議論をするべくブレーンストーミング法やKJ法などを活用して、お互いの考え方を表出できる機会を企画することが必要である[9]。

人材育成としての取り組みも必要である。はじめはそれぞれの施設で行うことは困難であることが多い。そのような場合には、学会主催の各種セミナー・講習会や地域研究会への参加、一部の病院の講習会で院外参加ができるものがあるのでこれらを利用するのがよい。他院の公開パス大会などの利用も有用である。セミナーや講習会の多くは講演によるものが多いため、知識の集積には有益であるが、実技参加型の講習会はその後の自院での開催を視野に入れると特に有意義になる[10]。この参加型講習会は是非とも実施したい研修システムであるが、準備や開催において担当者に負担が大きい。

日本クリニカルパス学会（以下、パス学会）は平成26年4月より学会資格認定制度を発足させている。この制度のもとでは、教育研修に関してパス学会が行うことに加えて、パス学会以外の開催でも研修制度に認める規定が設けられている[11]。この後、それぞれの地域でも

研修を受ける機会が多くなることが予想されるので、これらを積極的に利用することも有益である。

3.1.2 活動維持期

パスが導入されて、順調な活動が運営されるようになると新たな活動への問題が生じるようになる。これは導入時期には気づかずに、活動の中から認識される問題点であり、発展のための良循環と理解するのがよい。

パスの先進病院として有名な済生会熊本病院の活動でも、用語や表現の不統一、ガイドライン非遵守の薬剤使用、部署間の活動の温度差などの問題が提起されて、問題解決のためのプロジェクトを推進している[3]。

導入期においては、パスを作成して使用することに重点が置かれるため、つい作成数の多さなどに興味の視点があり、本来の医療の質に向かうべき視点が弱い傾向がある。しかしこの時期になると、データ収集への視点や標準治療の意識が生まれ、実際行われている医療内容との乖離に気づくようになる。これらの視点の変更や気づきは結果として、アウトカム設定においての用語の差異や、判断基準となるべき根拠のばらつきに気づくことになる。また、診療科内での標準化はできても、診療科が異なると予防的抗菌薬の種類や投与期間などに差異があることに気づくようになる。

これらの問題点を解決するためには、個々の診療科との折衝だけでは解決することは困難である。そこで、パス大会の開催が大きな意義をもつ。この時期の問題解決はより科学的なアプローチが必要であり、データ収集することの重要性を認識する時期でもある。

これらの業務の増加から、チームメンバーにはさらに大きな負担がかかってくる。パスの審査・承認作業などの日常業務と問題解決のためのプロジェクトを並行して行う必要が生じるからである。この時期にはメンバーの充足を図るとともに、担当別の分業化を図ることも求められる。

3.1.3 活動発展期

この時期になると医療の質を担保するPDCAサイクルがパス活動においても遂行されなければならない。作成されるパスは、単に治療すべき疾患にとどまらず、感染対策、褥瘡対策、医療安全などの院内チーム活動ともリンクして運用されるようになる[12-14]。対象範囲が増加することに加えて、定期的な運用パスの結果分析の実施、分析結果を根拠とするパス改訂の実施の監査作業が継続して実施されなければならない。これらは、質管理の視点から取り組まれている病院での臨床指標データに深くつながっている。多くの臨床指標はプロセス改善のための評価として、その推移が利用されているが、このプロセス管理そのものが、パス活動と表裏一体となるべきものである。ガイドラインなどのEBMを取り込んだパスにより、提供される医療のプロセスを管理することで、質の高い医療に結びつくことになる。

パス活動を展開する病院の大半は急性期病院である。現在の日本の急性期医療に対する保険診療体制の主体はDPC制度（DPC/PDPS：diagnosis procedure combination/per-diem payment system）と呼ばれる診療報酬の包括評価制度である。したがって、診療内容に対する検討が必須とされ、パスの意義が増している。これらの点からも質管理部門としてのみならず病院経営とも深く関連してきており、パス活動における事務部門の参加が求められている。

3.2 日本クリニカルパス学会アンケートからみた課題

さらに活動の目的別視点からの具体例について検討する。2001年以来、パス学会は毎年アンケート調査を実施している。その調査結果をみると、パス活動において、多くの病院が活動上の問題点を抱えている。調査では、6項目の設問を設定しており、そのうち1項目は自由記載の形式で問題点を収集している。2013年の第13回実態調査の分析結果をもとに、活動目的別の問題点に対する課題を概説する。（図1）[8]。

3.2.1 バリアンスの集計・分析（29%）

6項目中で、最も多い問題点である。集計ができないこと、分析ができないことの2点の問題点がある。この2つの問題点は密なる関連があるものの、異なる問題点が存在することが推測される。バリアンス収集のための前提条件として、運用の現場でアウトカムの達成を判断

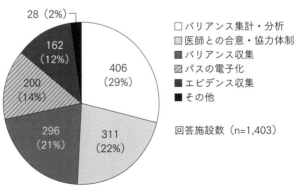

図1 ▶ クリニカルパスの運用で困っている項目

できる判定基準が明確になっている、あるいはすべてのアウトカム判定が日々確実に実施され記入されているといった内容は基本的な要件である。これらの要件が満たされているのであれば、実施できない理由として人的および時間的問題と技術的問題があげられる。まず前者の場合には、集計に要する人員の配置が必要であり、労働量が多ければ複数の人員配置も必要となる。後者の場合であれば、担当者の技術力の向上のため、教育や指導が必要となる。分析においては、バリアンス分析の理論をよく理解したうえでの要員配置が必要であり、持続的な作業が可能となるよう人員の確保と人材育成が必要である。統計学的な知識の習得も必要である。これらの対策はパス委員会の業務として重要である。

3.2.2 医師との合意・協力体制（22％）

第2位に位置するのが医師との合意および協力体制が得られないという問題点である。主導的にかかわる医師が存在する一方で、活動に協力的な医師が少ない実態がある。現状の急性期病院では、医師不足の問題から、管理者も医師へのパス活動参加を要請しにくい環境にある。しかし質の高い医療を提供することを否定する医師は皆無であろう。またパス活動によってもたらされる効率性の向上により、実務作業量の軽減が可能となる。これらの利点を管理者が理解して、パス活動を病院の重要な位置づけとする、実現のための活動参加を職員にもとめる、そして活動で達成してきた成果物を普及させることにより、問題解決が図られる。

3.2.3 バリアンス収集（21％）

「3.2.1 バリアンスの集計・分析」と同じ内容に思われやすいが、前述した状況ではバリアンス収集はすでに可能な状況がある。一方、当該する問題点では、収集作業そのものが問題となっている。紙パスと電子パスのいずれを使用しているかにより、要する業務量に違いがある。紙パスにおいてはバリアンスシートを利用するなど、収集のための手法に工夫が必要である。電子パスでの作業では、収集作業の労力は遙かに少ない。いずれの場合でも、定期的に収集する作業システムの構築が必要であり、そのための要員の配置も必須となる。一部の病院では、パスの専任看護師を配置しており、その有用性から近年は設置する病院が増加している[15]。最近では、診療報酬制度上での評価がある医師事務作業補助職員を利用することも可能である。

3.2.4 パスの電子化（14％）

導入にあたって多額の費用が必要である。また、電子カルテシステム導入の際の作業は膨大になり、導入期間の問題などから、導入を延期することも多い。

初期の導入例では電子パス機能の未成熟なことを理由に導入していない病院もあった。近年提供される電子パスシステムは機能も充実してきており、多くの病院で電子パスが導入されている。これまで電子パスを使用していなかった病院でも、電子カルテシステムのバージョンアップにともなって、パスの運用を電子パスに移行する病院も増加している。この電子パス導入の作業は、パス活動における最大のプロジェクト活動といえる。これまでの取り組みで経験しない作業が多く、難渋することも多い。電子パスの導入には、パスに関する用語、バリアンス判定の基準、バリアンス登録などで使用するマスターの整備が必須となり、取り組まなければならない作業は膨大なものになる。パス形式の統一に加えて、用語や表現の統一、バリアンスに関する取り決めや統一、その後のマスター作成や運用方法の決定などがプロジェクトの根幹であり、多くの労力と作業時間を要している。

この問題解決を含めた目的で、パス学会が患者状態アウトカム用語集（Basic Outcome Master：BOM）を作成し、実際運用をしながら継続してマスターの充実を図っている[16]。また電子パス導入のプロジェクトでは、導入までの期間や予算においても大きな制限がある。システムを独自に運用しようとするカスタマイズを行うと、導入計画はさらに遅れ、作業労力量が増すばかりでなく、費用の増加が生じることになる。電子パスシステム導入プロジェクトでは、導入の時点で必ずしも機能が万全とはいえない場合がある。導入後に認識される問題点を把握し、次のバージョンアップやシステムの変更などに活かす努力も必要である。

3.2.5 エビデンス収集（12％）

エビデンスの収集には、専門的な知識に加えて専用システムと人的労力が必要である。このいずれかが整備されていないことが推測される。しかし今日では、インターネットを利用することにより、多くの診療ガイドラインやエビデンスの内容を知ることが可能となっている。日本医療機能評価が提供する「医療情報サービス（Minds）」には、幅広い分野の診療や治療に関するガイドラインが無料で提供されている。パスの作成や改訂の際にこれらの情報を集めることは、さほど難しいことではない。医師の協力があればさらに的確な情報を得ることができる。

規模の大きさや地域性によっても病院は微妙な違いを

有しており、それぞれ独特の運営が行われている。したがって他院で良好な結果が与えられた手法を模倣するだけではプロジェクトを進めることはできず、また良い結果も得られない。成功事例をヒントにして、各施設にあった対応や対策を整えて、プロジェクトを進めていくことが肝要である。失敗から学ぶ度量をもち、根気よくPDCAサイクルを回していくことが目標達成への近道といえる。

4. クリニカルパス委員会

4.1 委員会組織

パス活動を推進する駆動輪の役割を果たすべき組織である。本項では委員会の意義、役割、組織構成、活動内容について述べる。

パスの意義は標準化、目標管理、医療の質向上であり[17]、したがって委員会の意義とは、これら3つ意義を目標に掲げてパス活動を推進し、医療の質を高めることにある。

委員会の役割を簡明に示すと、パス活動で目標となる標準化、目標管理、医療の質の向上を達成することである。これらの目標を達成するためには、数多くのプロジェクトの遂行と活動を発展維持させるための日常業務管理がある。さらに追加すべき業務として、パス活動推進のための教育および啓蒙がある。

委員会の構成要素は基本的に委員長と委員で、委員長を補佐する副委員長を置く施設も多い。パス活動の内容から多職種が委員として参加することが要求されており、パス学会の行ったアンケート調査では医師、看護師、事務職員、薬剤師、検査技師、栄養士、放射線技師、リハビリ部門職員、診療情報管理士、社会福祉士など多くの職種が参加していて、最近は医師事務作業補助職員の参加する施設もある[8]。

委員会の組織構造は施設の規模やパス活動の内容により異なるが、業務のために役割別の部門を組織することが望ましい（図2）[18,19]。

4.2 活動内容

委員会活動としての基幹業務には、活動の年間目標の設定やその目標にともなう活動計画の立案、計画に沿った定期的な企画と準備、プロジェクトで得られた活動成果の実行についての監査などがある。これらは年度ごとあるいは活動内容により、具体的事項として決定しなければならない。

パス学会が2001年から実施しているアンケート調査項目に、委員会が行うべき活動内容が示されている。活動内容にはパス作成、パス改訂、パス使用率の集計管理、パス内容についての精査、パス研究があげられている（表4）[8]。これらの内容は日常業務としての内容が多いが、プロジェクトとして取り組むべきものも含まれている。

パス作成では、パスの作成と作成支援の業務がある。委員会としての活動でパスを作成する場合の典型例として、紙パスでのフォーマットの変更や電子パスの導入がある。これらはいずれもプロジェクトとして実施すべきである。作成支援では、プロジェクトで定まったフォーマットの普及および作成が少ない診療科や診療内容への支援がある。いずれの場合もパスの普及という視点で重要な活動である。近年はパス活動に対して専従職員を配置することの有用性が確認されていて、多くの病院で配置されており、担当業務内容も次第に拡大されている[15]。

パス改訂では、定期的な改訂の支援、バリアンス集計・分析、バリアンス集計・分析の支援がある。パス改訂はバリアンス分析の結果をもとに実施するのが一般的である。したがってパス改訂の前提として、バリアンスの集計と分析が行われなければならない。収集方法、集計についての手順、そして実施への支援が委員会の活動として重要である。これらの作業を定期的に、全病院的規模で実施可能にすることが質改善活動の根幹である。

委員会では、期間、診療科、作成パスごとの使用率を集計して管理する。この作業は定期的にかつ継続的に行わなければならない忍耐を要する業務である。しかしこの作業により得られた数値はパス活動の方向性を決める重要なデータであり、介入すべき部門や疾患を把握することもできる。2013年の調査では、実施できている施設は期間別（80.1％）、診療科別（72.8％）、パス別（68.3％）であった[8]。

パス内容についての精査とは、クリティカル インディケーター、アウトカム、適応・除外基準および安全管理面での妥当性、DPCとの適合性について検討する業務である。これらの業務は使用率の集計管理に比較してさらに難度が高いが、パスそのものの質を高めることに加えて、真の意味での医療の質を高めるために重要な

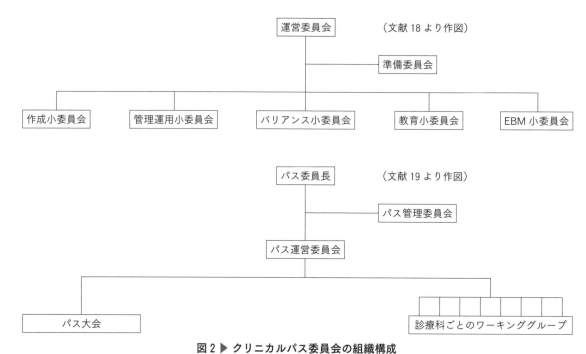

図2 ▶ クリニカルパス委員会の組織構成

表4 ▶ クリニカルパス委員会の活動内容

1. パスの作成
   パス自体の作成
   パス作成への支援
2. パス改訂
   定期的な改訂の支援
   バリアンス集計・分析
   バリアンス集計・分析の支援
3. パス使用率の集計管理
   期間毎の使用率の把握
   診療科毎の使用率の把握
   パス毎の使用率の把握
4. パス内容についての精査
   クリニカル インディケーターの妥当性
   アウトカムの妥当性
   適応・除外基準の妥当性
   安全管理面の妥当性
   DPCとの適合性
5. パス研究
   パス大会の企画運営
   学会発表の支援

業務である。これらの多くは作成および改訂したパスの監査および承認の過程で、精査が可能である。監査の際には上記の内容について検討するほか、形式や構成、表現や用語、統一事項の遵守の有無も吟味する。調査結果によると584病院のうちでクリティカル インディケーターの妥当性が34.1％、他の4項目はいずれも50％台の実施率であった[8]。

パスそのものに対する業務の他に、パス大会の企画運営と学会発表の支援が活動内容としてあげられている。パス大会については次の項で詳しく述べる。

学会発表は日頃の活動をまとめる意味でも重要であるが、これまでの活動の成果を発表し、第3者の評価を受ける良い機会である。また学会に参加することで、他施設の活動内容を知ることや今後の活動への示唆を得られる良い機会でもある。発表者が学会へ参加したことで得られるパス活動へのモチベーションの向上は、活動の活性化への強力な推進力になる。

これらの活動内容に加えて、パスの職員教育がある。さまざまなプロジェクトを経てパス委員会が作りあげたパス活動のそれぞれの内容は、院内全体で滞りなく実施されることで成果に結びつくことになる。パス実践者の職員がパス活動で遂行すべき内容をよく理解し、確実に実行することが医療の質向上への原資となる。そのためには目的に沿った職員教育を計画し実施しなければならない。初心者を含む段階的な教育課程を構築する必要がある。これらの内容はパス大会でも企画されるが、ワークショップ形式でパス作成、バリアンス分析などについて参加型教育を実践することが有用である[10,20]。これらの要素を年間計画のなかに組み込んで、教育システムを向上させていくことが望まれる。

5. パス大会

パス大会は学会のアンケート調査の項目にも選ばれて

いるように、パス活動には必須の活動内容である。我が国で生みだされた特徴的な活動形式で、その有用性は広く認められ、現在でも多くの施設で開催されている[8]。

パス大会とは、病院全体でのパス活動を導入し展開させた済生会熊本病院が1997年に開発した、パス活動における活動推進のための企画である。当初は院内での活動推進の意義が大きかったが、1999年にパス学会が創設されて以降、一部のパス大会が院外にも開放されるようになった。その結果、パス活動を導入した多くの病院がその有用性と開催方法を学んで実施し、さらにそれぞれの工夫で独自の内容を展開させた。

全国的な普及と活動情報の共有、活動する医療職のヒューマンネットワークを形成するなどの目的から、パス学会は全国各地の病院が開催するパス大会を公開する支援事業を開始した。1999年以降に開催された公開パス大会の開催病院は16施設、総開催回数は49回である（**表5**）[21]。2009年以降は学会主催からそれぞれの施設が独自に開催することになり、実態を把握することが困難になった。しかし、2013年にパス学会が資格認定制度の導入を決定し、認定のためのポイント制度を導入した。学会へ申請し承認された公開パス大会などの参加がポイントに加えられることになり、以後の開催の実態把握が再び可能な状況となっている。

表5 ▶公開パス大会の開催病院と開催回数

1	済生会熊本病院	14
2	前橋赤十字病院	7
3	東北厚生年金病院	5
4	福井総合病院	4
5	武蔵野赤十字病院	3
6	箕面市立病院	3
7	岩手県立胆沢病院	2
8	済生会宇都宮病院	2
9	近森病院	2
10	函館五稜郭病院	1
11	佐久総合病院	1
12	公立昭和病院	1
13	NTT東日本関東病院	1
14	黒部市民病院	1
15	岸和田市民病院	1
16	姫路赤十字病院	1
	計	49

5.1 パス大会の意義と役割

パス大会の意義はこれまで多くの施設がそれぞれの位置づけを行っているが、要約するとその意義は3つの視点から大別できる。パス活動を院内に普及させるための教育啓蒙と普及、進化による医療の質の改善、そしてこれらを達成させる組織文化の変革である[22-24]。

大会ごとに発表される内容により、作成したパスの概要や治療経過中のポイントがアウトカムとして説明され、設定理由も明らかになるため、疾患の標準的治療経過が明らかになる。バリアンス分析やパス改訂の発表では、利用されたエビデンスレベルの高い医学的知識も変更の根拠として示されるため、参加した職員は発表内容や議論を通して幅広い医療知識を得ることができる。また、分析に用いられる統計学的処理方法も、新たな知識として職員の知識に加えられることになる。パス活動に未経験であっても、パス作成やパス分析およびパス改訂に参画する際には、これらの知識が大きな知的財産として利用され、改善情報の普遍化が達成される[24]。発表者の役割を担当する職員には、プレゼンテーション技術を磨く絶好の機会となり、学会発表への糧にもなる。

パス活動により、医療のヒエラルキーの解消と専門職種の医療参加の重要性が認識されている。これらを実体験できた最大の場が、職種を越えて医療の質を議論するパス大会である。パス大会に参加した職員は、職種の垣根が取り除かれたこと、それまで経験論が主導的であった治療からの離脱、科学的根拠（EBM）に基づく議論を実際に体験する機会となる。この個人的な体験が集団としての力に統合されると、組織的改革を進めるための大きなエネルギーに変化する。具体的な事例を示すと、パスが進化して合併症の発生率が低下する、職員の業務改善につながる、患者の満足度が高まるなどの具体的な変革過程をパス大会に参加することで実感できることから、これらの成果を病院全体の成果物として理解できるようになる。

5.2 パス大会の運営方法

パス大会の開催回数は病院ごとに異なる。しかし回数の多寡には関係なく、以下のような手順で開催されるのが一般的である。

まず、パス委員会が年間計画でパス大会の開催数とおおよその開催時期、テーマについての方向性を決定す

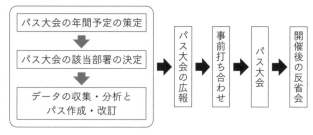

図3 ▶ パス大会の企画と運営

表6 ▶ パス大会の発表内容（例）

	発表内容	担当職種
1	疾患の概要	医師
2	パスの概要	看護師
3	アウトカム設定の理由・根拠・判断基準	看護師
4	使用される薬剤について	薬剤師
5	検査・食事・リハビリについて	検査技師 管理栄養士 理学療法士
6	手術前後の処置について	ICT チーム
7	DPC からみたパスの検討	医事課

る。そして各大会で発表を該当する部署を予め決めておき、年度初めに公表する。指名された該当部署は割り当てられたパス大会までに、発表する対象を決めて、データ収集から分析そして作成あるいは改訂を完了する。この作業では、パス委員会の支援チームが検討作業から発表までの準備を随時必要に応じて援助する。そのためには準備作業の進捗状況を適宜チェックする。パス大会開催の院内および院外広報、会場設営および準備はパス委員会が担当する。パス大会の議事進行はパス委員会の企画により実施されるが、事前に担当部署と発表内容の検討や議事進行を綿密に打ち合わせておく。参加者へのアンケート用紙も委員会が準備し、集計したデータは開催後の反省会で検討する（図3）。

公開パス大会の開催には特別講演を依頼することが多い。パス大会のテーマに沿った講演を依頼する場合もあるが、必ずしもテーマと一致させる必要はない。先進病院のリーダーに講師をお願いすることが多いので、開催日の決定のためにスケジュール調整を事前にしておく必要がある。また他施設とのベンチマーキングを企画する場合には、少なくとも複数施設のパスの提供を受ける必要があり、この交渉は事前に検討する時間を考慮に入れて進めなければならない。パス大会での議論を盛り上げるためには、提供施設のパス委員会からの参加が必須となる[25]。

5.3　パス大会の種類と特徴

パス活動を推進させるために運用されてきたパス大会であるが、パス活動が幅広く展開され、活動内容や対象範囲も拡大された結果、パス大会の内容は発展し分化してきている。まず参加者の視点で検討すると院内職員を対象とする院内パス大会、院外からの参加者も募って開催する公開パス大会、複数施設で一緒に開催する合同パス大会、連携医療パスを検討する地域連携パス大会がある。

パス大会開催の目的を視点に検討すると、パスの導入・普及を目的とする開催と、バリアンス分析やパス改訂などパス運用の効果および改善結果を広める目的での開催がある。さらに最近では、病院全体での質改善への取り組みの発表会としてパス大会（TQM 大会、Total Quality Management：TQM）が開催されている[26]。パス活動をとおして医療の質を継続的に追求してきた経験は、疾患の治療経過を俯瞰する視点からアウトカムに結びつく診療プロセスに焦点が集約され、決められたプロセスの実施率などが臨床指標として測定されるようになった[27,28]。今後この方向性はさらに高まることになろう。

このように分化したパス大会であるが、作成を目的とするパス大会の発表内容は（表6）のような内容が一般的である。これらの内容はすでに述べたように開催目的により、項目や担当する職種も変更される。

おわりに

我が国におけるクリニカルパス活動の歴史は20年以上が経過した。その間に関与された多くの医療関係者の努力と関連業種の協力により、開発と発展が継続されてきた。医療の世界も地球規模での物理的距離が短縮された結果、医療においてもグローバル化への動きが加速されている。医療の質においても国内でのレベルから世界レベルでの比較検討がされる時期に突入している。現実的には医療機能評価の世界標準である Joint Commission International（JCI）がアジアを含めて認証事業を展開させており、わが国でも認証された病院数も増加している。今後もこの傾向は止まることはないと思われる。パス活動からの質改善活動がより科学的、論理的に実践さ

れることを願い、本稿で述べた取り組みが一助になることを期待する。

■引用文献

1) 大庭尚子, 白鳥さつき, 山嵜 絆, 他：東京都済生会におけるクリティカルパスの取り組み. 臨床看護, 22：683-687, 1996.
2) 須古博信：クリニカルパスとは何か―歴史と現況. 外科治療, 85：241-246, 2001.
3) 副島秀久：クリニカルパスの変遷とこれから. 医療記録が変わる！決定版クリニカルパス, 副島秀久, 2004, 医学書院, 東京.
4) ISO/TC 176 国内対策委員会監, 日本規格協会編：ISO 9001 品質マネジメントの国際規格, 2001, 39-117, 財団法人日本規格教会, 東京.
5) 古川久敬：チームマネジメント. 日本経済新聞社, 2004, 東京.
6) ダニエル・ゴールマン：EQリーダーシップ 成功する人の「こころの知能指数」の活かし方. 日本経済新聞出版社. 2002. 東京.
7) 菅原裕子：コーチングの技術. 講談社現代新書, 2003, 講談社, 東京.
8) 日本クリニカルパス学会：クリニカルパスの普及・体制の現状と課題―第13回（平成25年）アンケート調査から. 日クリニカルパス会誌, 16：75-87, 2014.
9) 川喜田二郎：発想法. 中公新書, 1967, 中央公論社, 東京.
10) 渡邉まどか, 勝尾信一, 吉江由加里, 他：クリニカルパス入門のための宿泊研修の評価―アンケート結果より検証―. 日クリニカルパス会誌, 11：41-46, 2009.
11) 日本クリニカルパス学会資格認定制度施行細則 http://www.jscp.gr.jp/img/nintei/seido_saisoku_2013.pdf［2015.9.30］
12) 山本千恵, 桑門克治：小児の急性疾患用「出来高パス」の導入による安全管理. 看護実践の科学, 31：29-34, 2006.
13) 鈴木幸子, 内田陽子, 松本稔子, 他：東海大学医学部附属病院における転倒・転落対策 転倒転落後フローチャート・クリニカルパスを作成して. 日クリニカルパス会誌, 11：25-30, 2009.
14) 西谷栄理子, 櫻庭弘康：組織として取り組む褥瘡予防と対策 がん終末期褥瘡発生予防に対するクリティカルパスの有用性. 医療安全, 6：36-41, 2009.
15) 村木泰子：クリニカルパスマネジメント専従者・兼任者に求められる役割, 知識, 技術―現在の活動状況から考える今後の課題―. 日クリニカルパス会誌, 15：157-162, 2013.
16) 副島秀久：基本アウトカムマスター（Basic Outcome Master：BOM）の目的と構造および今後の課題―経験から科学へ. 日クリニカルパス会誌, 13：91-97, 2011.
17) 副島秀久：クリニカルパスの歴史と意義. 日本クリニカルパス学会学術委員会, 基礎から学ぶクリニカルパス実践テキスト, 2012, 医学書院, 東京.
18) 勝尾信一：委員会活動. 勝尾信一（監修）, オールインワンパス活用事例, 日総研出版, 2005, 名古屋.
19) 松島照彦：クリニカルパスの基礎と実際―医療の質の向上のために. 医療マネジメント会誌, 7：280-283, 2006.
20) 勝尾信一：職員教育を意識したバリアンス分析. 日本クリニカルパス学会誌, 10：45-46, 2008.
21) 日本クリニカルパス学会活動報告 http://www.jscp.gr.jp/act2.html［2015.9.30］
22) 若松弘一, 宗本義則, 笠原善郎, 他：クリニカルパスにおけるパス大会の意義・運営方法について. 日クリニカルパス会誌, 5：59-61, 2003.
23) 勝尾信一：クリティカルパス大会開催のポイント. 日本医療マネジメント学会編, クリティカルパス最近の進歩, 2008, じほう, 東京.
24) 副島秀久：パス大会の実施方法とその影響. 立川幸治, 阿部俊子編, 医療の標準化・質の向上, 2005, 医学書院, 東京
25) 安東立正：ベンチマーキングの実際. 日クリニカルパス会誌, 11：217-221, 2009.
26) 藤本俊一郎, 鶴野正基, 大塚泰子, 他：当院におけるCQI・パス大会. マネジメント会誌, 6：444-448, 2005.
27) 嶋田元：医療プロセスにおける臨床指標とその改善. 日クリニカルパス会誌, 12：136-140, 2010.
28) 岡本泰岳：質評価指標を自施設の質向上活動にいかに活かすか. 日クリニカルパス会誌, 12：149-151, 2012.

第8章 クリニカルパスと医療安全

はじめに

　従来の医療では、事故・エラーの発生を個人の責任とし、事故・エラーの発生させた者に対して個人責任としての懲罰的対応が行われていた。この対応では「同様の事故・エラーを発生させない」システム作りの視点が欠落し、事故・エラーの発生を低下させることは困難であった。

　2000年以降は、IOM（Institute of Medicine：米国医学研究所）が公表した「To Error is Human：人は誰でも間違え、そして、間違えることを根絶することも不可能である」の考え方が医療事故・エラー対応の基本となった[1]。そして、これを前提とした医療安全（この英語表記がPatient Safety：PS）の考え方と対応が始められた。つまり、患者の安全のため、考えられる医療事故・エラーを未然に防ぎ、患者に対して有害なことを生じさせず、安全なケアを継続して提供できるシステム作りが重要であり、誰が事故・エラーを発生させたかでなく、何が事故を発生させたかの考え方が重視された。

　医療安全を医療に従事する個人や組織へ具体的な方法で実施するのが、医療リスクマネジメントである。医療を含めてリスクマネジメントは、事故・エラーの誘発を防ぐプロセスの設計と実施、改善が重要である。医療プロセスでは、多職種との協働業務が多く、関与する人や職種の違いでプロセスの内容や実施方法が異なると、事故・エラーを誘発する頻度が高くなる。医療のように多職種協働業務では、職種間のコミュニケーションやプロセスの目的・情報の共有を促進させることで、事故・エラーを防ぐとともに、事前の検出を容易にすることができる[2]。このため、医療におけるリスクマネジメントにおいて、クリニカルパス（以下、パス）の作成と使用は医療プロセスの標準化とプロセスの目的・情報の共有、職種間のコミュニケーションを促進するための道具として、推奨されている[3]。

　医療安全の確保とは、医療の質の最悪部分を除去することであり、組織的な医療の質を継続的に向上させることが大切である。継続的な医療の質の向上には、エビデンスに基づく医療（evidence-based medicine：EBM）とPDCA（計画［plan］、実行［do］、評価［check］、改善［action］）サイクル（クリニカルパス用語解説集参照）を回す品質管理の実践である[4]。パスはこれらを具体化する道具である。

　この章では、1. 医療のリスクマネジメント、2. 医療の標準化とパス、3. パスによるチーム医療の促進、4. 医療安全でパスを利用する目的とパス導入のポイントを説明し、医療安全とパスについて整理する。

1. 医療のリスクマネジメント

　医療を含むリスクマネジメントの考え方を述べるとともに、事故・エラー発生時の対応、パスで採用すべきリスクマネジメントを説明する。

1.1　リスクマネジメントの考え方

　主な医療リスクマネジメントとして、事故・エラーの事前（予防）対策、事故・エラー発生時の対策、事故・エラーの分析がある。ただし、事故・エラーの分析の説明は、多くの医療安全の専門書で詳細に記載されており、ここでは割愛する。

1.1.1　事故・エラーの事前（予防）対策

　医療リスクマネジメントでは、再発防止が重視されているが、起こりうる事故・エラーの発生をゼロに近づけ、事故・エラーを発生させない事前（予防）対策も重要であり、パスの作成や改善でも、褥瘡や転倒・転落に

関する対策を導入している施設もある。この対策がリスクアセスメントである。

リスクアセスメントは、リスク分析、リスクの評価、リスクコントロール、リスクマネジメントプログラムの策定で構成されている。リスク分析はプロセス（医療では、治療過程とする）に潜むハザード（医療で事故・エラーを発生させる要因）を特定し、それによって発生するリスクを特定する。次に特定されたリスクを評価する。先に述べたように、リスクは必ず存在するが、「危害が発生する確率と危害に伴う重大性の組み合わせ」である。

危害が発生する確率と危害に伴う重大性の組み合わせと評価方法として、FMEA（Failure Mode and Effects Analysis：故障モードと影響分析）がある[5]。FMEAは事前に予想できる故障（医療ではエラー）を列挙し、その中から影響度の高い故障モードを選び、事前に対策を考えていく信頼性解析の手法である。多くの産業で、製品設計やプロセス設計での潜在的故障の早期発見と防止策の作成で利用されており、医療でもこの考え方を用いたリスクアセスメントが行われはじめている。組み合わせを事故・エラーの発生頻度と患者への影響度、事故・エラーを発見できる程度を示す検出難易度を組み合わせている（表1、2）。表2で示す重要度は下記の式で求めている。

重要度 ＝ 発生頻度 × 影響度 × 検知難易度

各施設でリスクアセスメントを実施する際に必要な業務は、リスクの重要度が何点以上かを決めておくことである。そうすることにより、見過ごしてしまう重要なエラーを評価でき、客観的なリスクアセスメントが行える。ただし、FMEAをすべての医療プロセスで実施するには、膨大な労力と時間や資金が必要であり、今後の医療リスクアセスメントの課題である。なお、アメリカの医療機能評価機構（Joint Commission）は、認定医療機関に対して毎年少なくとも一つのハイリスク・プロセスを選択させ、事故が発生する前にリスクアセスメントを実施することを義務化し、その手法としてFMEAを推奨している。

1.2　クリニカルパスで採用すべきリスクマネジメント

パス作成では、事前にリスクアセスメントを行い、パスで提供する医療プロセスのリスクを評価し、その対応を組み込むことが重要である。パス運用で発生した事故・エラーの多くは、医療安全関係の部門が、その原因を明らかにして予防対策を報告・提案する。パス活動の部門は、事故・エラーの原因がパス内容の不備であれば、ただちに該当するパスの運用を中止し、改善しなければならない。同時に該当するパスだけでなく、同様の事故・エラーを発生させる可能性のあるパスも改善することが重要である。

パス作成時のリスクアセスメントとインシデント報告書によるパスの改善を具体的に説明する。

1.2.1　パス作成時のリスクアセスメント

FMEAはリスクアセスメントに有効だが、病院などの医療施設で導入するには多大な労力と経費が必要であり、外部のFMEAの専門家の支援も必要である[5]。FMEAに準ずる方法として、多くの医療施設では、パス作成時に診断や状況を判断する根拠となる患者情報を統合し、診断や治療にいたるプロセスを可視化し、作成に関わる人たちがクリティカルな患者病態を共有できるアルゴリズムパスやアセスメントツールを作成している。このパス作成の過程で医療プロセスに含まれるリス

表1 ▶ 評価基準の例

点	発生頻度	影響度	検知難易度
5	発生する割合が非常に高い	患者の生命に関わる重大な影響、または莫大な損害につながる	ほとんど発見が不可能
4	発生する割合が高い	患者に大きな影響を及ぼす、または大きな損害を及ぼす	多くの場合、発見できない
3	時々発生することがある	患者に影響を及ぼす、または後の工程に大きな影響を及ぼす	発見可能だが、時々発見できない、または発見が遅れる
2	たまに発生するが割合は低い	患者への影響は小さい、または後の工程に小さな影響を及ぼす	多くの場合、発見できる
1	ほとんど発生しそうもない	患者への影響はほとんどなく、気が付かない程度	実施時に発見できる

引用文献5）より一部を改変して引用

表2 ▶ FMEAを用いた輸血に関するリスクアセスメントの例

業務	業務の目的	実施者	事故・ミスの状態	影響	頻度	影響度	検知難易度	重要度
輸血の説明	輸血を理解してもらう	医師	説明が不十分	輸血同意が得られず、輸血ができない	3	2	2	12
輸血の同意を得る	患者の同意を確認する	医師	不十分な確認	同意書の作成ができない	3	1	3	9
輸血同意書の作成	患者の同意を証拠として残す	看護師	作成忘れ	法的証拠がない	2	3	1	6
			記入漏れ	法的証拠にならない	1	3	2	6
診療録で血液型を確認	血液型検査済みの確認	医師	確認忘れ	輸血申し込みが不可能	1	5	1	5
				後で確認作業が必要				
輸血の既往を調べる	前回輸血時の副作用の有無を確認	医師	確認忘れ	輸血伝票が記入できない	3	5	1	15
				副作用が再発				
輸血伝票に必要事項を記入する	輸血の申し込みをする	医師	記入漏れ	輸血開始の遅れ	3	3	2	18
			記入誤り	型間違いで輸血	2	5	3	30

引用文献5) より一部を改変して引用

クを洗い出し、作成するパスに組み込むこともリスクマネジメントとして大切である。

　実際に多くの医療施設では、褥瘡や転倒・転落に関するリスクアセスメントを行い、未然にリスクを防止するとともに、必要な対策案も作成されている（図1）。パスの作成では、事故・エラー報告書による対策案を組み込むことが多いが、今後はリスクアセスメントの考え方を導入し、潜在的事故・エラーを予防する取り組みが望まれる。

　図1は、入院時に褥瘡リスクアセスメントを行う電子カルテ上の危険因子評価表である。アセスメントのアルゴリズムを右に示し、褥瘡が発生する可能性のある患者は、危険因子を評価し、危険因子が存在すれば、次に褥瘡ハイリスク項目を評価していく。危険因子や褥瘡ハイリスクの評価は、テキスト入力でなく具体的な内容のチェック形式で入力し（図2）、客観的な記録が行える。これらの評価表は電子パスに組み込みが容易となる（図3）。

　図3で示すように、褥瘡や転倒・転落のリスクアセスメントをアウトカムの変遷（術後の離床、トイレ歩行可、クルマ椅子可など）に応じて、パスに埋め込むことができる。この結果、評価もれのエラーは予防でき、チェック形式の入力で、ミスのエラーは予防できる。

1.2.2　インシデント報告書によるパスの改善

　インシデント報告は潜在的エラーを可視化し、大きな事故・エラーの防止に有効である。この報告書に基づい

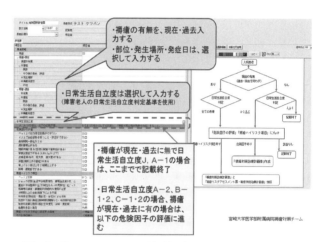

図1 ▶ 電子カルテでの入院時褥瘡リスクアセスメント表

て、パスを改善することがリスクマネジメントでは重要である。

　インシデント事例よりパスを改善した例として、M大学医学部附属病院で発生したクローン病の小児患者（12歳）へのインフリキシマブ（レミケード）治療の抗ヒスタミン剤前投薬の服薬インシデントより、インフリキシマブ治療パスの改善過程を述べる。

　患者は小児科の主治医より小児科病棟で8回、1泊2日のインフリキシマブ治療を受けてきたが（小児科はパスを作成せず）、次回以降はクローン病の治療を専門とする内科医で受診・治療となった。9回目の治療入院では、患者は内科の成人病棟へ入院し、内科が作成したインフリキシマブ治療パス（電子カルテで運用）を主治医が適用し、夕方のインフリキシマブ投与前に、パスに記

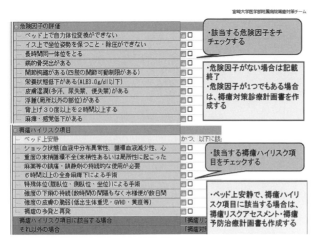

図2 ▶ 危険因子・褥瘡ハイリスク項目の記入画面

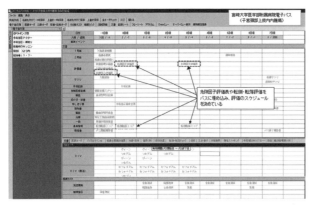

図3 ▶ 電子パスに埋め込んだ褥瘡のリスクアセスメント
　　　（危険因子評価表）

載された処方量の抗ヒスタミン剤を看護師が患者に渡し、服薬させた。主治医はインフリキシマブ投与前に成人用パスを小児に適応させたミスに気づき、患者と家族にミスを説明し、今後の治療を続行する了解を得た。なお、インフリキシマブの投与量は患者の体重で投与量は決定されており、服薬した抗ヒスタミン剤の量は、小児1日の極量を越えていなかった。

このインシデントより、適応する疾患が同じでも、小児用と成人用でパスを作成することになった。小児の入院は小児病棟を優先させ、成人病棟への入院を避けるなどの対策が提案された。

この提案に基づき、扁桃腺全摘出術や鼠径ヘルニアなどの小児でも利用するパスを、小児用と成人用で区別して作成した。電子カルテ上のパス名称も、頭に小児用・成人用を記載し、選択ミスを予防したパスの改善を行った。

上記の例より、改善が必要なパスだけでなく、同様事故・エラーを招く可能性があるパスも改善させるとともに、新たなパスの作成や運用方法に反映させることも必要である。

2. 医療の標準化とクリニカルパス

医療の標準化（医療専門家と社会科学的の2つの視点）、標準化作成のポイントを述べるとともに、パスを用いる医療の標準化を説明する。

2.1 医療の標準化

医療の標準化の背景を説明し、医療の標準化に必要な要素を述べる。

2.1.1 医療の標準化の背景

標準化の背景には2つあり、1つは経済的なもので、医療の効率化が目的であった。他方、科学的な視点、つまり同様な疾患や病態に対しては同じ診断と治療が行われるはずである。この科学的な視点からアメリカで1970年後半から医療技術評価と呼ばれる研究が行われた。その結果、医療行為の客観性や妥当性を疑わせる事実が明らかになり、習慣的や明確な理由もなく行われていた医療行為が急速に行われなくなり、医療の標準化が始まりだした。一方、従来の産業界での標準化は規格化と言い換えることが可能で、大量で同質な工業製品を大規模に生産することを意味し、医療の標準化とは異なる。ただし、質にこだわる「品質管理（Quality Control）」の考え方は医療でも必要である。

医療で根治的治療法が確立できれば、それが科学的な標準となるが、そのような治療法は少ない。その代わりとして、臨床疫学の方法論を用いるEBMの考え方が、複雑な医療に対応できる科学的方法論になる。このEBMで得られたデータを土台にして、疾患の典型的な診断・治療法を定めたのがガイドラインである[6]。

2.1.2 医療の標準化に必要な要素[7,8]

標準化された質の高い医療を安全に患者へ提供することは、医療供給者の責務であり、質の高い安全な医療の供給を証明できなければ、専門職集団とは認知されない。標準化は関連する学会や病院管理者が大まかな内容で作成・提示できるが、具体的で高度な標準化と改善を行えるのは、常に患者と向き合っている現場の医療従事者である。現場の医療従事者が関与しない標準化は、現場への既成のマニュアルの押し付けであり、混乱を招くだけである。

現場の医療従事者が関与する医療の標準化では、「正

しいこと」を「正しい方法」で「正しく行う」の要素を体系的・意識的に実行される仕組みが必要である。具体的に標準化が必要な医療の領域を表3に示す。

表3に示す領域は、バラツキが多くて標準化が必要な作業領域であり、事故・エラーの原因の主なものである。診断や治療計画では、EBMの積み重ねにより、患者転帰が有効であったのが、20％程度であり、正しい治療を行うには、今後のEBMの積み重ねが必要である。

標準化の進め方で大切なことは、既成のガイドラインやスタンダードを現場にやみくもに押し付けないことである。標準化は、実際に利用する現場の医療従事者が参加しなければ、実行されない可能性が高い。標準化を進めるには、現場の関係者が納得できる内容であり、技術的な裏づけや実施する質も重要である。さらに、実行可能性が確保され、その内容も社会的に妥当であることも同様である。

作業の標準化の視点で、事故・エラーを表4に示す3つに分類することができる。

作業標準の視点で発生状況を分類し、その対策を明示化することで、標準化の運用方法が明確になる。

医療の質を上げることで、医療の安全を確保するためには、従来の考え方を変える必要がある。従来の質の内容は「他の医師や病院より優れている」、「他で治せない病気を治す」であったが、これからは「現在の医学と医療が提供できることを確実に提供する」に変えることが望まれている。「確実に提供できる質を確保」の実現が今後の医療の質を向上させる大きな要因となる。具体的には、臨床指標（Clinical Indicator：CI）などの客観的なデータを用いて、CIが悪い項目を少なくしていくことになる。

2.2 標準化作成のポイント

医療安全では、当たり前のことが当たり前に行われるため、関係者全員で業務を統一化・標準化し、「正しいこと」を「正しい方法」で「正しく行う」ことが重要である。

ベテランと新人に上手下手の差はあっても、手法や手続きが同じでなければ意味がない。このため、医療業務の多くに作業・手順・手続きを示すマニュアルが用意されている。これがルールである。しかし、医療の進歩は日進月歩であり、日々新しい考え方や技術・治療法が現れてくる。自施設で十分と考えていたマニュアルも他施設ではより効率的で安全に行われている場合もある。そのため、ルールは一度決めればよいというものではなく、現状に即しているか、本当に守られているか、時代遅れになっていないかなど、いろいろな視点での見直しが重要であり、臨床の現場で標準化を実行させるには、作成や改善の過程で現場の声を反映させることが大切である[9]。

表3 ▶ 医療の標準化が必要な領域

診断、治療計画	根拠のあるのは20％程度
情報	入力、点検、発信、伝達
人材	技術・技能、知識
物流	機能、数量、費用
作業	標準書、監査、危機管理
評価	プロセス、アウトカム

引用文献8）より一部改変して引用

表4 ▶ 作業標準の視点での事故・エラーの発生状況と対策

事故・エラーの発生状況		対策
標準が確立していなかった	標準を作っていなかった	標準の作成
	標準が技術的に間違っていた	標準の改善
	標準が管理されていなかった	標準の改善と管理方法の検討
作業者が標準を守らなかった	標準を知らなかった	教育体制の整備
	技術・知識不足で標準通りに実行できなかった	訓練、適正な職場配置
	標準を守る気がない	標準を守らせる指導の強化
作業者が標準を守っていた	業務量が多すぎて、仕事が間に合わない	作業計画の見直し
	ミスを犯した	フェイルプルーフ

引用文献8）より一部改変して引用

2.3 クリニカルパスを用いる医療の標準化

標準化により、医療の質を向上させながら安全な医療を提供することが、医療に従事するものの責務である。現場の医療従事者が、具体的な事例で提供する医療内容を標準化する道具として、パスが有効である。

パスを用いる医療の標準化の要点とバリアンスを用いる標準化の改善を説明する。

2.3.1 パスを用いる医療の標準化の要点

パスによる医療プロセスの標準化を考えてみる。パスによる標準化の背景・目的と意義は、医療の質を保証しながら、その質を継続的に向上させることである。パスを作成・使用することだけが目的ではなく、在院日数短縮だけが目的でもない。この背景・目的や意義を関係者に周知させるのもパス活動の重要な業務と考える。

アウトカム志向のパスによる標準化は、多職種で構成するチームが共有できる達成目標を標準化することに相当する。入院から退院までの治療プロセスで、患者のあるべき状態（患者にとって望ましい状態）がアウトカムであり、最終アウトカムが退院基準となる。最終アウトカムまでにはいくつかの中間アウトカムを設定するとともに、ボトルネック（パスの進展を決定する患者状態）に相当するアウトカムをクリティカル インディケーター（Critical Indicator：CI）として設定する。アウトカムは治療に関わる医療従事者のすべてが目標とするので、チームが共有できるゴールを標準化したことになる。

パスは作成・運用・改善が一体となって医療のPDCAサイクルを実現できる。したがって、標準化は改善とセットであることは当然である[10]。

医療プロセスで、標準化が可能なものと、不可能なものがある。特に個人の技術能力に依存するプロセスの標準化は避けるべきである。患者の背景によってパスを適応させないことも重要である。パスの適応基準・除外基準を明確にすることで、患者背景・個別性に適した治療内容を、誰でも提供できるようにするのが医療の標準化である。患者背景・個別性を考慮せず、どの患者も同じ医療内容を提供するのが画一的医療である。この違いを認識することで、パスによる医療の標準化の妥当性が明らかになる。

医療の標準化では、医師が中心として行われることが重要である。多くの医師は、先達の指導と経験で培われた治療内容を知識として獲得している。この獲得した知識を「自分の考え方」としているため、医療の標準化に協力する医師が多くないのも現状である。標準化への非協力の理由として、医師は裁量権を保持したい意識の存在がある[11]。

パスはこの意識を変化させる道具になる。パスにより、多くの医師は治療法が同様の疾患で、他の医師と自らの治療法の違いを知り、他の医師と直接比較される可能性に気づき、医師自らが強く内省を促す効果があった。この時に重要なことが、治療効果に対する明確な根拠と成果を示すことである。

2.3.2 バリアンスを用いる標準化の改善

設定したアウトカムが達成されないとバリアンスになる。パス作成の時点で、患者状態の変動によるバリアンスは想定されている。通常、患者の状態の進展が遅い場合は、負のバリアンスになる。アウトカムが達成されたか否かを明確にすることで、バリアンスの発生を誰もが容易に把握させるため、プロセスの進展を標準化することが重要である。

負のバリアンスに対応する処置は、パスで想定されているため、適切に対応でき、重症化するリスクを減らすことができる。さらに、正負のバリアンスを集計・分析することで、アウトカム設定の見直しが可能となる。想定していたバリアンス対応が適切でない場合は、その対応も見直しになる。

医療者や提供体制によってバリアンスが発生した場合、何らかの事故・エラーが生じたか、パスの内容が適切でなかったか、提供側のシステムの不備を可視化するので、そのバリアンスの集計・分析が必須である。事故・エラーの場合は、そのプロセスの標準化に問題があるのかを検討し、改善が必要なら安全管理部門と協議しながら改善する。パス内容が現状に即していなければ、その内容（新しい技術や考え方の導入）を改善する。システムが不備なら、システムや運用方法の改善を担当する部門へ提案する[11]。

アウトカムの設定は、医療チームが目標を標準化することで、分業と調整を効果的に行える。バリアンスの発生は、設定したアウトカムを患者の個別性に応じてプロセスの調整であり、目標の標準化とプロセスを同時に改善させる客観的な指標になる。

このようにパスによる標準化と継続的にパスを改善することで、質を向上させながら、問題のある医療内容の頻度を低下させ、同時に医療安全の質をも向上させている（図4）。

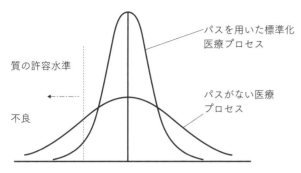

図4 ▶ クリニカルパスを用いた標準化による医療の質向上

3. クリニカルパスによるチーム医療の促進

　現代の医療は多職種で構成するチームで行われる場合が多い。チームにおける医療安全では、チーム医療に関与する職種間のコミュニケーションが重要視されている。チームメンバー間でのコミュニケーション不足による伝達・確認忘れ、個人のミスを他のメンバーによって修正されない、他者へのミスの指摘ができないなどのチームのコミュニケーションを起因とする医療事故が報告されている。そのためのノンテクニカルスキルを積極的に導入する施設も増加している[12]。

　パス自体も職種のコミュニケーションを促進させる道具として効果的である。従来のパスによる情報の共有の効果だけではなく、医師以外の職種が治療に対する発言を可能にした。その理由として、第1に、パスによって医師の治療計画が開示され、医師以外の職種に携わる業務の意味が的確に把握でき、自らの職務における裁量を確実に実行できる。第2に、話し合いの「場」を提供した。これは、パス導入以前は医師の指示のもと、個別に業務を実行していたが、パスの作成やパス大会で医師と話し合う「場」を提供され、その「場」で、お互いが討論し、相手の考えがわかるし自分の考えも相手にわかってもらうことが可能になった。第3に、話し合いの「場」でEBMという共通のルールを医師と共有できたことである[13]。このルールを共有させるためには、治療行為の明確な評価方法がパスの中に存在しなければならない。パスがEBMをルールとして、職種間のコミュニケーションを促進させることで、提供する医療の質は向上し、医療安全の質も高めている。

　パスによる患者とのコミュニケーションにより、患者を医療プロセスへ参加させる道具としても有効であった[14]。具体的には、パス導入後の医療提供者側は、パスにより治療過程の明示が可能となった。その結果、患者に治療内容の説明頻度と医療者間の連絡業務が減少し、本来業務への関与時間が増加した。患者側としても、治療過程が明示されたことで、具体的な要求を医療者に訴え、自らが医療に参加する意思を持つ患者や患者の家族が増加した。その結果、患者自身や家族をリスクマネジメントに参加させることが可能となった。

　医療安全を含めた医療の質の向上では、患者や患者の家族が治療に参加することが望まれている。パスも患者やその家族と医療提供者の間で医療内容を共有させてコミュニケーションを促進させる道具として、期待されている。

4. 医療安全とクリニカルパス

　パスを作成し運用することで医療プロセスにおけるリスクを軽減させる効果はある[15]。しかし、パスの作成・運用のみで、その施設の医療安全レベルを継続的に向上することは難しい。パスの作成・運用・改善の過程（以後はパス活動）でリスクマネジメント、標準化とその見直し、円滑なチーム医療の要素を組み込まなければ、単純な医療マニュアルにしかならず、医療安全の質を低下させる可能性もある。ここでは、医療安全においてパス活動を利用する目的、パス導入のポイントを説明する。

4.1　医療安全にクリニカルパスを利用する目的

　初期段階のパス作成では、自施設の過去のデータ（インシデント報告を含む）を集めて検討し、それを根拠にして多職種の参加者が検討しながら作成している。このパスの作成過程で、共有できる目標を設定し、それに対して各職種が自立的な業務を行えるルールとプロセスを組み込んでいる。パスは一つの職種だけでは達成できない目標を達成するために、多くの人たち（専門職）が、協働で作業するために医療業務とその内容を共有できる形を示している。標準化すべきプロセスを標準化しなければ、多職種間での共有は難しい。ガイドラインや化学療法のプロトコールが特定の職種や期間だけを対象にするのに対し、パスは多くの人たちの協働作業の標準化を行っているのが大きな特徴である[16]。

この特徴を活用するには、チーム内で治療行為の明確な評価方法を把握できる仕組みをパスの中に組み込むことが望まれる。特にリスク「人は誰でも間違え、そして、間違えることを根絶することも不可能である」を前提とすると、人間が作成する標準化は常に改善されなければ、標準化による医療安全は確保されない。改善のため、潜在的な見えない問題（理想と現状の溝）を可視化させ、それをチームで解決する道具としてパスのアウトカム設定とバリアンスの評価・分析が有効である。

医療従事者の知識・技術レベルを標準化（インプットの標準化）することも医療安全では大切である。これができなければ、提供する医療の質を保証することは難しい。そのためには、できるだけ多くの人がパス作成・改善に参画することが望ましい。特にパス作成の前段階で作られるアルゴリズムパスやアセスメントツールに多くの医療従事者が参画することが望ましい。パスの内容について、参加者間での検討を充分に行ない、職種固有の知識から、参加者が共有できる知識に転換させる過程で、参加者間の円滑なコミュニケーション関係が構築できる。円滑なコミュニケーションが構築できると、コミュニケーション不足や他のメンバーのミスを修正できなかったことで引き起こされる医療ミスを防ぐことができる。

患者へ渡す患者用パスも医療安全では重要である。手渡されたパスより、患者や患者の家族が、医療従事者のミスや気づかなかった変化を指摘してくれる場合がある。そのためには、患者やその家族が治療過程の変化や医療プロセスを把握しやすい患者用パスの作成が求められる。

医療安全でも、医療に従事する人たちへの体系的な卒前・卒後の教育が重視されだした。経営学的標準化の視点で考えれば、インプットの標準化が重視されたことになる。パスをどのように作成・運用・改善するかも大切だが、それを利用する人たちへの教育体制の整備も今後は求められる。

4.2　医療安全でクリニカルパス導入のポイント

医療は患者の個別性が大きく、標準化すべきプロセスと標準化を避けるべきプロセスがある。パス作成ではすべてを標準化するのでなく、標準化すべきプロセスをパスに組み込むことが大切である。つまり適応基準と除外基準をはっきりさせることである。そして、患者状態の変化に対応できる処置・処方もバリアンス対応に組み込むことで、合併症の早期発見による重症化を防ぐことができる。パスで想定外の事態をチームの誰もが判断できる明確な規準を作成することも、医療安全の確保にとっては重要である。パスの適応基準・除外基準のルールを遵守し、パスで想定する患者状態のバリアンスと想定していないバリアンスを明確に判断することで、患者の個別性に対応した医療を提供できる。

パス活動では、安全管理部門、褥瘡対策や感染対策、NSTなどの診療科横断的活動をしている部門とパス内容を協議して作成することが、医療安全で重要である。事故・エラーの分析結果はただちにパス改善や新たなパス作成へ反映させることが必須である。例えば感染対策部門が作成した抗菌薬使用のルールを、パス活動で反映させることも大切である。

ベテランは多くの成功体験を有している。パスで決められたルールを逸脱して、自らのルールで医療を実施する可能性もある。パスのルールを守らせるには、ベテランを内省させるデータの利用が有効である。利用するデータは、科学的根拠が高いことも望ましい。自施設のデータと他施設のデータを比較するベンチマークも有効である[17]。

パスの有効性を理解させるには、パスを利用させるしかない。パスの利用を煙たがる人たちは、俗にいう「食わず嫌い」が多く、他者が作ったパスを使うのは嫌だが、自分が頭の中に保存している自分専用パスを利用している傾向が高い。その人たちには、最初に定型業務をパス化し、文書類の抜けをなくすなどで、質を保証させながら業務軽減のメリットを体験させるのも有効である。

おわりに

医療の質を保証することは、医療に携わる人たちにとっては職務的・社会的責務である。そのためには、提供する医療の質を継続的に向上させることで、相対的に質の低い部分（事故・エラーに相当）を少なくしていくことが求められている。質の継続的改善では、理想と現実の溝を可視化し、それを埋める改善が必要である。この道具としてパスは有効である。

しかし、パスはあくまでも道具であり、パス作成数や使用率の向上を目的とすべきでない。そして、道具は使い手の能力や使い方で、役に立つ場合もあるし、役に立

たない場合もある。

役に立つ道具として利用するためには、5.で述べた「医療安全とパス」の内容を実現できる環境づくりが必須である。

■引用文献

1) Kohn LT., Corrigan JM., Donaldson MS. (Institute of Medicine): To err is human: building a safer health system, edition 1, 2000, National Academy Press, Washington DC.
2) Hunt EA, Shilkofski NA, Stavroudis TA, et al: Simulation: translation to improved team performance, Anesthesiology Clin 25: 301-319, 2007.
3) Vanhaecht K, De Witte K, Depreitere R, et al: Clinical pathway audit tools: a systematic review, Nurs Manag 14: 529-537, 2006.
4) 福井次矢, 嶋田元, 脇田紀子, 他：医療の質改善：一病院の経験, 日本内会誌　101, 3432-3439, 2012.
5) 田中健次：トラブルの未然防止に有効な手法：FMEA とは, 保健医療科　51：150-153, 2002.
6) 広井良典：医療情報の不確実性と医療システムの改革, 21世紀の医はどこに向かうか, 村上陽一郎 編, 2000, 59-108, NTT出版, 東京.
7) 武澤純：医療安全と標準化, 医学・医療安全の科学, 第127回日本医学会シンポジウム記録集, 112-115, 2004.
8) 上原鳴夫：医療安全のパラダイムと方法論, 第127回日本医学会シンポジウム記録集, 125-130, 2004.
9) 長江敏男：社会経済環境の変化と医療の標準化, 日本化学療法学会雑誌　50：409-414, 2002.
10) Chu, S: Computerized Clinical Pathway as Process Quality Improvement Tool, Studi Health Technolo Inform 84: 1135-1139, 2001.
11) 小西得司：クリニカルパス, 日内会誌 96：2325-2329, 2007.
12) 相馬孝博：手術室の患者安全：総論（ノンテクニカルスキルの観点から見て）, 麻酔　61：S183-188, 2012.
13) 三井さよ：クリニカル・パス導入と医療従事者関係の変容—裁量権の非排他性—, ソシオゴロス　25：136-139, 2001.
14) 崎山治男：クリニカル・パス導入と医療者—患者関係の変容—心理的ニーズに注目して—, ソシオゴロス 25：140-158, 2001.
15) 平井有美：チーム医療のためのシステム構築と医療安全. 日本職業・災害医学会会誌　59：205-209, 2011.
16) 小西敏郎：リスク管理におけるクリニカルパスの有用性, 順天堂医　47：465-471, 2002.
17) 関戸仁, 永野靖彦, 三浦靖彦, 他：クリニカルパスにおけるバリアンス分析の有用性, 日消外会誌　35：233-236, 2002.

第9章 入院診療計画の可視化

はじめに

　第3～8章でクリニカルパス（以下、パス）の基礎から実践までを解説してきた。しかし、外科系のパスは作りやすいが、内科系のパスは作りにくい、とよくいわれる。その差は、外科系の手術を対象としたパスでは、手術を起点日としてタスクを決定していくことができることにある。アウトカムも起点日が明確なので設定しやすい。したがって、内科系外科系を問わず、心臓カテーテル検査などのイベントが起点日となる検査のパスを作ることは容易である。一方、内科系でも検査などのイベントのないパスは、起点日を設定しにくい。そこで、安静度が変わったりリハビリが開始できたりといった、タスクや観察項目が大きく変わる患者状態を終了基準（移行基準）として、入院をいくつかの病期に分けると作成しやすくなる。本章では実際のパスを提示し、標準的診療計画の可視化をわかりやすく説明する。

　また、チーム医療に関しては第10章で詳述するが、チーム医療の一環として、病院横断的に使用するパスも提示する。

1. 外科系クリニカルパス

　作りやすいといわれる外科系のパスだが、作っただけではなく医療の標準化を図り、進化させていかなければならない。標準化によって進化させていく（**図1**）には、パスであれDPC（diagnosis procedure combination：診断群分類）データであれ、他施設との比較すなわちベンチマーキングが必要となる。

　ここでは外科系のパスの具体例として、前立腺がんに対する手術パス（前立腺全摘パス）を提示する。そして、前立腺全摘パスを題材として、パスがこの10年間に実臨床でどのように展開されてきたか、すなわち医療の標準化を可視化することがどのような効果をもたらしたかを見てみる。

1.1 外科系クリニカルパス（手術クリニカルパス）の構造（図2）

　我が国で普及している外科系パスは、基本的に手術を目的とした入院治療を病棟で管理するためのパスである。その構造は基本的に術前と術後からなり、術中が欠落している。外科医にとって手術の術式や細かいノウハウは医師個人または組織（大学の医局）による修練、努力の賜物であり、その流儀や奥義は譲れないところであろう。その手順や用いる器具や縫合糸であれば手術室の中でマニュアルとしてすでに存在しており、わざわざ術

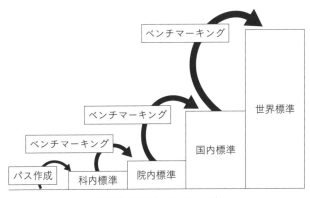

図1 ▶ 標準化のステップ

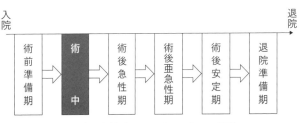

図2 ▶ 外科系クリニカルパスの構造

中のパスを作成する必要はない、というのが外科医のスタンスであろう。

1.2　外科系クリニカルパスの根幹をなす周術期の処置などのエビデンスに基づく見直し・改善

　チーム医療とはいうものの、医療界においては医師の権限は強大であり、医師の指示のもとに他職種が医療サービスを提供する形態である。我が国においては医師の好みや流儀による検査オーダーや処置が横行していた。周術期に使用する抗菌薬の種類や使用期間などその最たるものである。しかし1990年代からEBM（evidence-based medicine：科学的根拠に基づく医療）が提唱されるにつれ、周術期のさまざまな処置に対する見直しの機運が高まり、さらにDPC導入による在院日数の短縮化や包括化される検査や処置の見直しといった経営面からの圧力などのさまざまな要素が絡み合い、周術期管理はDPC導入病院を中心に大きく変貌した。パスが普及し始めた時期と一致する。

　剃毛は皮膚に小さな創を作り、かえって手術部位創感染（surgical site infection：SSI）の頻度を高くするため、手術直前の必要最小限の除毛が薦められる。抗菌薬は手術開始30分前に投与して創切開を加えるときに血中濃度を高くし、術中それを維持する（清潔手術の場合）。手術創処置は術後48時間透明なフィルムで被覆し、それ以降は開放して消毒する必要がないなどがその例である。

　これらのエビデンスをまとめた適切な成書は数少ないが、消化器外科のエビデンスが参考となる。

1.3　クリニカルパスの作成・使用がもたらす医療の標準化（科内）

　パスの作成は医師ごとに異なっていたオーダーを診療科で統一することに他ならない。処置の見直しとともに抗菌薬や輸液の種類、投与期間、採血のタイミングや項目、術後の飲水／食事の開始時期や離床の時期などのタスクが統一されることになる。2003〜2005年頃の外科系パス関連の学会発表や論文はパスの導入による標準化がもたらす効果に関するものが主流を占めた[1-5]。このような医療の標準化は、看護師をはじめとする医療スタッフの業務の効率化だけでなく、在院日数の短縮および総入院費の減少、一日あたり入院医療費の増加をもたらした。

1.4　クリニカルパスの作成・使用がもたらす医療の標準化（院内）

　次に、科内で標準化されたタスクは果たして診療科を越えて院内標準となったのであろうか。

　2006年第7回の日本クリニカルパス学会学術集会では「医療の標準化に向けて」と題したワークショップが取り上げられ、外科編では周術期の標準化について討論された。それに先立ち、武蔵野赤十字病院において開腹手術を行う外科、婦人科、泌尿器科で調査した周術期のタスクの比較を表に示す（表1）。パスが導入されて数年経過した一施設の状況である。術前腸管処置や術後の経口摂取開始など、術式の違いによる相違はある程度許容されるものである。手術室の中において麻酔科主導で行われる胃チューブの挿入および抜去、硬膜外チューブの麻酔薬などは早期に院内で標準化されていた。また、深部静脈血栓症予防の弾性ストッキングやフットポンプの使用および抗凝固薬、抗血小板薬の術前中止については医療安全の観点から院内で標準化された。しかし、手術室の中でも診療科主導で行われる除毛、抗菌薬の種類、皮膚消毒、縫合糸、創閉鎖方法などは診療科によって異なっていた。

　看護師は複数の診療科のパスを使用するが、医師は他の診療科のパスを見ることはまずない。このため、他科のパスの内容やタスクを知る機会が意外に少ないのが実情である。診療科を越えた周術期のタスクを院内に展開する手段として、院内パス大会[6]や合同パス大会[7]でベンチマーキングを行うのも一つの手法である。

1.5　クリニカルパスの作成・使用がもたらす医療の標準化（施設を越えて）

　2004年度から2013年度までの厚生労働省の第3次対がん総合戦略研究事業のなか、がん拠点病院レベルで代表的ながん治療（手術、化学療法）の標準化を図り、その情報を国民に情報提供するがんクリニカルパスデータベース構築に関する研究班が、四国がんセンターを中心に活動した（新海班）。作成された標準パスは国立がん研究センターのがん情報のホームページに掲載されているので参照されたい[8]。泌尿器領域でも5施設が参加して前立腺全摘術の標準パスを作成した。まず、各施設で

表1 ▶ 開腹手術を行う各科の周術期ケアの比較（武蔵野赤十字病院　2006年当時）

診療科	術式	術前									
		禁煙	術前検査			腸管処置	禁飲食	除毛		麻酔前投薬	歩行入室
			出血時間	SpO2	血ガス			何時	何で		
外科	胃切除		×	×	×	×	○	前日	クリッパー	×	×
	結腸切除		×	×	×	○	○	前日	クリッパー	×	×
	胆摘		×	×	×	×	○	前日	クリッパー	×	×
	ラパ胆		×	×	×	×	○	前日	クリッパー	×	×
婦人科	子宮全摘	二週間前	×	×	×	×	○	なし		×	×
泌尿器科	腎摘	一ヶ月前	×	×	×	レシカルボン	○	前日	クリッパー	×	×
	前立腺全摘	一ヶ月前	×	×	×	レシカルボン	○	前日	クリッパー	×	×

診療科	術式	術中									
		皮膚消毒	抗菌薬	縫合糸			胃チューブ	閉創時消毒	創被覆剤	肺塞栓予防
				腹膜・筋層	皮下	皮膚				
外科	胃切除	ヒビテン	術前と術中3時間経過	PDS連続とバイクリル結節	なし	絹糸	○	生食洗浄	ガーゼ術後2日目まで	準性ストッキングフットポンプ
	結腸切除	ヒビテン	術前と術中3時間経過	PDS連続とバイクリル結節	なし	絹糸	○	生食洗浄	ガーゼ術後2日目まで	準性ストッキングフットポンプ
	胆摘	ヒビテン	術前のみ	バイクリル結節	なし	絹糸	○	生食洗浄	ガーゼ術後2日目まで	準性ストッキングフットポンプ
	ラパ胆	ヒビテン	術前のみ	バイクリル結節	バイクリル	なし	○	生食洗浄	ガーゼ術後2日目まで	準性ストッキングフットポンプ
婦人科	子宮全摘	イソジン	術前と帰室後	PDS連続	PDS結節	ステイプラー	○	生食洗浄	カラヤヘッシブ	準性ストッキングフットポンプ
泌尿器科	腎摘	ヒビテン	術前と術中3時間経過	PDS連続	PDS結節	ステイプラー	○	生食洗浄	カラヤヘッシブ	準性ストッキングフットポンプ
	前立腺全摘	ヒビテン	術前と術中3時間経過	バイクリル結節	バイクリル結節	ステイプラー	○	生食洗浄	カラヤヘッシブ	準性ストッキングフットポンプ

診療科	術式	術後											
		胃チューブ	ドレーン	飲水開始	食事		肺塞栓予防	歩行	輸液	創消毒	シャワー	入浴	抜糸・抜鉤
			何を		何を	いつから		いつから	いつまで				
外科	胃切除	手術後抜去	デュープル	OS-1 術後1日目 術後3日目	流動食		ES	術後1日目	三分粥摂取まで	なし	術後3日目	なし	術後7日目
	結腸切除	手術後抜去	デュープル	OS-1 術後1日目 術後3日目	流動食		ES	術後1日目	三分粥摂取まで	なし	術後3日目	なし	術後7日目
	胆摘	手術後抜去	デュープル	術後1日目	流動食		ES	術後1日目	術後1日目朝まで	なし	術後3日目	なし	術後7日目
	ラパ胆	手術後抜去	ペンローズ	術後1日目	五分粥	術後1日目昼	ES	術後1日目	三分粥摂取まで	なし	術後3日目	なし	なし
婦人科	子宮全摘	手術後抜去		術後1日目	三分粥	術後2日目	ES	術後24時間後	術後3日目まで	なし	術後3日目	なし	術後7日目
泌尿器科	腎摘	手術後抜去	デュープル	術後1日目朝	全粥	術後1日目昼	ES	術後1日目	半量摂取まで	なし	術後3日目	なし	術後7日目
	前立腺全摘	手術後抜去	デュープル	術後1日目朝	全粥	術後1日目昼	ES	術後1日目	半量摂取まで	なし	術後3日目	なし	術後7日目

用いているパスを持ち寄り、周術期や術中のタスクについてコンセンサスを得られないか検討した。図3にその結果を示す。この研究の意義は、地域、設立母体の異なる施設がタスクの標準化を目指し、1年後の実態を評価するという点にある。その結果、抗菌薬の種類・投与方法、歩行開始、経口摂取開始と輸液期間などは標準化されたが、検査やドレーン留置については統一が困難であり、最終的に在院日数のばらつきは解消されなかった。

野尻ら[9]はパスを用いた前立腺全摘術の周術期管理標準化の多施設共同研究を行った。この研究では標準パスの作成を目的としていないが、各施設の治療成績やパスを公開し、検討し合うことよりパスに盛り込まれる周術

期管理が似たものとなり、その結果として、入院期間の短縮とばらつきの減少を認めたとしている。しかしながら、ここでも術後のドレーンや尿道カテーテルの留置期間の短縮は得られなかった。自らの医療行為を変えることに医師は非常に慎重であることがうかがえる。

このような周術期管理を日本全国で標準化することを目的に、2007～2009年度に長寿医療研究の委託を受けた前立腺手術周術期管理の標準化に関する研究（岡村班）が行われた[10]。この研究班で行った前立腺全摘術の入院に関する全国アンケートの結果の一部を示す（図4、図5）。前立腺がんに対する標準的術式を対象としているにも関わらずドレーン、尿道カテーテル留置期間の差が大きい。また入院期間のばらつきも著しい。このようなばらつきは何故生ずるのであろうか。もちろん地域性もあるが、患者家族の希望もあろう。しかしながら、周術期管理に関するエビデンス（論文）の欠如と明確な退院基準の欠如がその原因である。しかし、このような実態が公開されると模倣しようという意識が働き、ばらつきの縮小につながる可能性はある。良性疾患である前立腺肥大に対する内視鏡切除術では、パスの内容を公開することで多施設間での標準化が進むことがわかった[11, 12]。

1.6 標準的治療を可視化する患者用クリニカルパス（表2）

患者用パスは、入院中の予定される標準的治療を受け手である患者/家族に公開し、患者の理解、安心に役立

```
・合意できたケア内容（根拠をつける＝A；5施設で差がない、B；エビデンス＋バリアンス分析結果、C；バリアンス分析結果のみ）
①術前除毛＝A
②DVT（deep vein thrombosis：深部静脈血栓症）予防　弾性ストッキング＋フットポンプ＝A
③術前腸管処理：なし～レシカルボン坐薬＝C
④胃管：術後なし＝A
⑤創処置：被覆剤（カラヤヘシブ⇒4日程度で剥がして可）＝B
　創閉鎖前～術後創消毒なし＝B
⑥抗菌薬予防投与：CEZ；術直前＋3時間後のみ＝B
　抗菌薬内服なし＝B
⑦硬膜外カテ抜去　：3日後を目安＝A
⑧ドレン：閉鎖式ドレン抜去＜100 mL/day＝C
⑨歩行：翌朝＝A
⑩飲水：安全な嚥下確認後＝C
⑪食事：術翌日から可（だたし翌日は半分程度しか摂取できず）＝A
⑫点滴：術翌日まで＝C
⑬シャワー・入浴：硬膜外カテ・ドレン抜去日より可＝A
⑭バルン抜去：5～7日目＝C
⑮膀胱造影：必要度に応じて＝C
⑯自己血貯血：必要度に応じて＝C
⑰検査　翌日血算・生化学＝A、C
⑱レントゲン：帰室後はなし＝A
⑲退院基準：創治癒良好、尿取りパッド管理可能で尿失禁の展望が理解できる
```

図3 ▶ 前立腺全摘術の周術期タスクのコンセンサス（新海班）

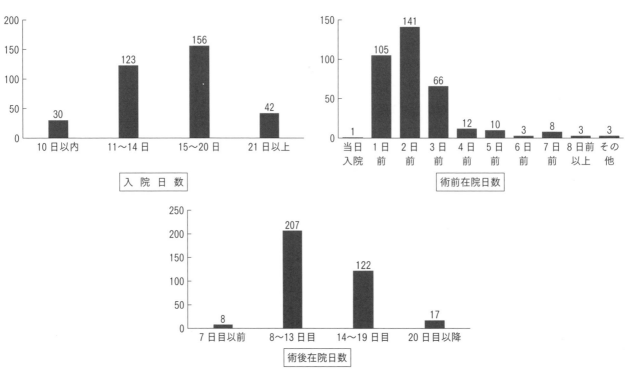

図4 ▶ 前立腺全摘の各設定日数（岡村班コンセンサスミーティング）

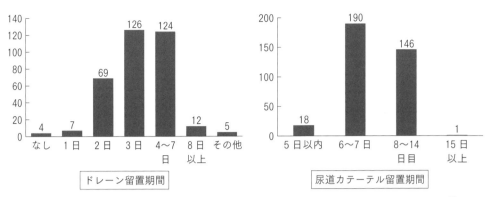

図5 ▶ ドレーン、フォーリーカテーテル留置期間（岡村班コンセンサスミーティング）

つツールとして用いられる。予定手術の入院においては術前の手術説明と同じく患者に配布し、入院前にあらかじめ内容を見てもらうように工夫している病院が多い。予定と異なる場合にはなぜ異なるのかを説明し、見通しを伝えることが求められる。これがバリアンス対応そのものであり、この透明性と個別性こそが患者／家族に安心を与えるものである。また、患者が医療サービスに対し一方的に受け身にならず自ら参加する意識を持たせる効果もある。

1.7　チーム医療としての外科系クリニカルパスの進化

当初は医師の頭の中を可視化することから始まったパスが、実際の運用およびバリアンス分析や多施設によるベンチマーキングを経て進歩した過程を武蔵野赤十字病院（以下、当院）の前立腺全摘パスを例に提示する。

前立腺がんの根治的手術の標準的治療である全摘術が増えだしたのは2003年である。当院では2003年にアウトカム志向のパスを導入し、形式をオーバービューと日めくり式からなる紙パスに統一した。

まず、表3に2004年の前立腺全摘術のパスを示す。

適応基準および除外基準はパスの基準というより手術自体の基準である。退院基準は通常の外科系パスに共通のアウトカムに加え、前立腺手術に特有なアウトカムとして自排尿できることを加えた。

横軸は第2世代パスまでは一日ごとに設定していた。実際に運用するうちに、一日単位の業務で分けるよりも患者状態により、入院期間を分割するほうが患者を把握しやすいということに気づき、この頃普及し始めたステップ式のオーバービューパスを導入し、第3世代パスを作成した。

術後の患者状態を、室内歩行が可能であるが、まだ輸液が行われ、ドレーンが留置されていて、患者としては行動に制限がある状態を術後急性〜亜急性期とし、輸液が終了しドレーンが抜去され、創感染がなく抜鈎が済んでいる状態をステップ1、フォーリーカテーテルが抜去され、尿失禁や頻尿などの排尿状態の観察が主となる状態をステップ2と定義した。これらの次のステップに移る移行条件が上段中央に記載されており、この移行条件をクリアしないと同じステップにとどまることになる。

この第3世代パスに組み込まれている主なアウトカムは図6のとおりである。

2006年春、医師の視点で74例を対象としてバリアンス分析を行った。その結果、術後1日目の胸部レントゲン中止（69例）、術後1日目での歩行開始（60例）、ドレーン抜去（70例）、昼から全粥開始（45例）およびそれに伴う輸液終了（61例）、膀胱尿道吻合部の造影検査なし（64例）、抗菌薬は術当日のみ第一世代セフェム投与（34例）という正のバリアンスがあった。特に抗菌薬に関しては術後のSSI（surgical site infection）との関連を調査した結果、第一世代セフェムの当日のみの投与でよいというエビデンスを得ることができた（図7）。また、この頃から術翌日に抜去するドレーンの排液量が100 cc以下であること、ドレーン刺入部の痛みを訴える患者がいることからドレーン留置を試験的に止めるようになった。この時期は前述の研究班でのベンチマーキングを行っていた時期でもある。排便の調整、創痛の評価などは検討課題とされたが、その具体的な対策は見送られた。

さて、このように医師のタスクは改良され、また手術件数の増加とともに術式も確立され安定した手術が行われるようにもなったことから、術後の患者状態はほぼ標準的経過をたどることが分かってきた。しかし本手術の宿命ともいえる尿道カテーテル抜去後の排尿状態は患者

表2 ▶ 患者用クリニカルパス（前立腺全摘、武蔵野赤十字病院）

前立腺全摘除術を受けられる患者様へ
前立腺全摘除術を受けられる方の一般的なスケジュールです。
手術後の状態によってはこの通りではないこともありますので、主治医・看護師にご確認ください。
※このパンフレットはご入院の際お持ちになり、常にお手元に用意しておいてください。

術後入院期間8〜10日間

	入院日	手術当日	術後1〜3日	術後4〜6日	術後7日〜退院
治療説明	この用紙で入院中の生活について説明します。午後6時頃、主治医より手術について説明があります。ご家族も同席して下さい。	手術開始時間（　：　）時頃 ※当日の進行状況により、前後することがあります。 9時頃より回診があります。	平日は9時頃に医師の回診がありますのでお部屋でお待ちください。回診時に傷の状態を見ます。		創感染がなく自排尿ができれば退院可能となります。
検査処置		術後は尿の管が入ってきます。	朝採血がありますお腹の管が入る事もあり、2日程で抜けます。	6日目頃に尿の管が抜けます。（3〜5日間程抜けるのが遅れる場合があります。）	傷の状態をみて、術後7日目以降に抜鈎となります。
食事	夜10時以降は飲んだり、食べたりできません。	食べたり飲んだりできません。	術後1日目朝より水が飲めるようになり、昼より全粥がはじまります。2日目昼より並食となります。（個人差があるので日にちが多少ずれることがあります。）		
点滴		朝9時頃より点滴が始まります。	術後1日目15時頃に終了となります。		
薬	内服確認のため、薬はすべて持参してください。	指示された薬以外は、すべて中止してください。	中止していた薬は医師の指示が出てから飲み始めてください。看護師がお知らせします。		
安静	制限ありません。	手術後より、ベッド上での安静となります。	1日目より看護師の付き添いで歩行をはじめます。		
清潔	シャワーをあびていただきます。**石鹸を使用し、陰部を含め体全体をよく洗ってください。**	手術着に着替えます。（時間になったら、看護師が、お手伝いします。）	看護師が蒸しタオルを持って、着替えのお手伝いをします。	術後4日目頃よりシャワーに入ることができます。	
他	◎手術の予定時間は前日の午後にお知らせします。 ◎手術に行くときは、眼鏡・時計・指輪・義歯ははずしていきます。 ◎手術の際、腹帯・T字帯・バスタオルが必要です。 ◎手術室で手術部位の毛をカットします。		◎手術後は病状が落ち着くまで、個室に入っていただく場合があります。 ◎貴重品は家族の方に預けてください。 ◎手術後の合併症（肺炎など）を防ぐために、1ヶ月前から禁煙しましょう。		

〈尿の管が抜けたあと〉
・尿もれが出ることがあります。前立腺を取ったために、尿道のしまりがゆるくなってしまうことが原因です。
・尿取りパットとネットパンツ等を使用し、陰部を清潔に保ちましょう。パットやパンツは売店や薬局で購入する事ができます。（尿もれがない場合もあるので、事前に購入する必要はありません。）
・尿の管が抜けたら、尿の量と、尿の間隔を記録してください。尿もれが多い場合はもれの量を計測してください。（記録方法は後ほど看護師がくわしく説明いたします。）
・尿もれには個人差があるので、もれなくなるまで時間がかかる場合もあります。
・尿の量を保ち膀胱炎などを防ぐ為に、1日1〜2リットルの水分を取りましょう。

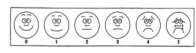

★術後の創の痛みについて★
5段階で評価してください。
我慢せず、2以下で過ごせるようにしましょう!!

ごとにばらつき、入院期間を決定する要因であることが新たな問題として浮上してきた（図8）。

そこで、2006年秋に看護師と日めくり式パスの内容を精査したところ、カテーテル抜去により頻尿や尿失禁が起こることは術前に説明されてはいるものの、患者の理解度を評価する欄が日めくり式パスにないこと、抜去したあとの排尿状態を評価する欄がないこと、したがって失禁への対応が行えているかを評価することができない、という問題点が浮き彫りとなった。看護の視点に立った排尿ケアをいかに組み込むかを検討し、そのような観察項目や看護のアウトカムを盛り込んだパス（第5世代）を作成した（図9、10、11、12）。

さらにその後、2009年に行ったバリアンス分析の結果、術後急性期のバイタルサインの変化、術後の創痛、および便通のコントロールへの対策が講じられた。術後の輸液速度の増加、フェイススケールの導入、術後2日

表3 ▶ 前立腺全摘 オーバービューパス（第3世代パス 2004年）

前立腺全摘除術クリニカルパス①

患者氏名： 　　　　**ID：**　　　　**在院日数：** 11日〜20日　　**サイン：**　**指示医：**　**指示受け看護師：**

適応基準	除外基準（使うべきでない状態）	移行基準	ゴール設定（退院基準）
□ 75歳以下 □ 根治的前立腺全摘除術の適応	□ 神経因性膀胱合併 □ HbA1Cが8%以上 □ 直腸癌の既往 □ 骨盤内放射線照射の既往 □ 高度肥満（BMI 30以上）	□ Step1への移行基準 点滴が終了、ドレーンが抜去され、室外歩行できている 創感染がなく、抜鈎が済んでいる □ Step2への移行基準 吻合部に問題がなく、バルンカテーテル抜去ができている	□ 自排尿できる □ 嘔気・嘔吐なく、食事が70%以上摂取できる □ 退院可能ない状態で食事が可能である事が理解できる

		月　日 術前	月　日 手術前日	月　日 手術当日　術前	月　日 手術当日　術後	月　日 術後 1日目	月　日 術後 2日目	月　日 術後 3日目	月　日 術後 4日目
アウトカム	患者状態	抗凝固剤・抗血小板剤を服用していない			嘔気・嘔吐がない 創痛が自制内である 酸素吸入の必要性がない 創部からの出血がない	→　飲水開始 食事開始 排ガスがある	ドレーン抜去されている 室外歩行できる 食事が1/2以上摂取できる	飲水摂取の必要性を説明
	生活動作	安静度フリー		ベッド上安静	座位	歩行開始		
	知識・教育	手術に対する不安をコントロールできる 疼痛コントロールについて理解している 面談後、手術に伴う合併症について理解している	手術に対して身体的準備が整う			離床の必要性を理解している		飲水の必要性を理解している
	合併症（起こりうる）				ドレーンからの尿流出がない	ドレーンからの出血の増量がない		
	その他							
タスク	説明・指導	手術オリエンテーション 同意書（麻酔） 肺塞栓予防運動指導	手術オリエンテーション確認 荷物確認 面談（夕方） 同意書（手術・輸血）					
	処置		除毛（陰部・背部） 臍処置	レシカルボン坐薬 9時：血管確保 弾性ストッキングを装着	ドレーン挿入中（　） 硬膜外カテーテル挿入中 腎部皮膚褥創チェック	ドレーン挿入中 硬膜外カテーテル挿入中	包交 ドレーン抜去 歩行後、弾性ストッキング解除	包交（ガーゼ off） 硬膜外カテーテル抜去（医師確認後） サーフロ抜去	
	検査		クロスマッチの確認（有・無）		採血	採血 レントゲン（胸）			
	内服	持参薬確認 抗凝固剤・抗血小板剤の中止を確認	手術日の内服確認 自己血の確認（有・無）	朝のみ内服（　　）		内服再開（　　）	輸血返納		○中止薬の再開 （抗凝固薬・抗血小板薬）
	注射・点滴		点滴参照 抗生剤手術室持参	点滴参照	点滴参照	点滴参照	点滴参照	点滴参照（終了予定）	
	リハビリ	肺塞栓予防運動の練習			ベッド上安静	歩行可		フリー	
	清潔	シャワー	シャワー		洗面介助・含嗽介助	更衣（全身清拭・陰部洗浄）	陰部洗浄	腎部清拭 陰部洗浄	陰部洗浄 （ドレーン抜去後、翌々日よりシャワーでも可）
	排泄				バルンカテーテル挿入中				排尿状況チェック
	食事	希望食（　　）	（21時以降禁飲食）	禁飲食		医師の指示でたら飲水開始（5分粥より1食上がり）	医師の指示により食事開始（5分粥より1食上がり）	希望食まで1食上がり	希望食まで1食上がり
	その他								

089

- 飲水開始：術後1日目
- 輸液：術後2日目で終了
- ドレーン抜去：術後2〜3日目
- 硬膜外チューブ：術後3〜4日目
- 食事：術後2日目から、五分粥から一食上がり
- 抗生剤：パンスポリン術後2日まで（3日間）
- 歩行：術後2日目
- フォーリー抜去：〜術後8日目
- 退院：尿道カテーテル抜去後4日

図6 ▶ 第3世代クリニカルパスに組み込まれている主なアウトカム（武蔵野赤十字病院　2004年）

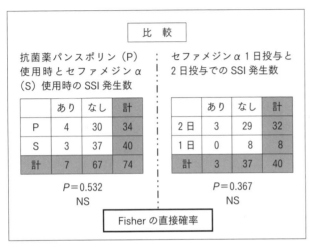

図7 ▶ バリアンス分析から得られたエビデンス（抗菌薬）

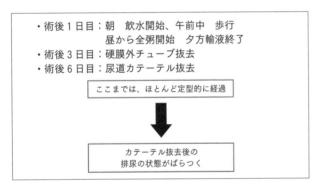

図8 ▶ 前立腺全摘術後の標準的経過

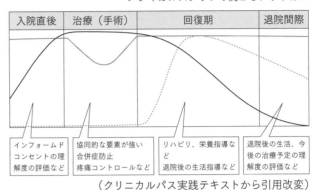

図9 ▶ 病期による職種別のアウトカムへの関わり

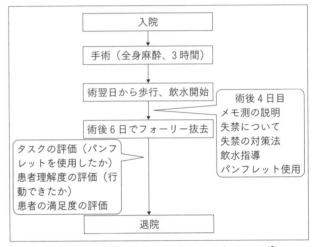

図10 ▶ 看護のアウトカムを入れるタイミング

1.8 外科系クリニカルパスの運用は医療の質の向上に貢献したか

　当初は診療科内部の医師間の標準化がパス作成の効果であったが、パスを運用する目的はあくまでも医療の質の向上であり、近年消化器外科領域ではERAS（enhanced recovery after surgery）プログラムが普及し、術後早期の経口摂取や術前炭水化物負荷が導入され、合併症を起こすことなく入院期間の短縮に結びつくという報告[13,14]、手術部位感染（surgical site infection：SSI）サーベイランスに基づいた検討[15]やバリアンス分析による合併症の要因分析[16]という報告がされるようになっている。

　一方でパスの内容が医師の視点に偏っていてはせっかくバリアンス分析をしても医師の視点からみたバリアンスしか抽出されない。パスが真のチーム医療のツールとなるためには、他の医療スタッフの視点からみたアウトカムを入れ、PDCAサイクルを回す必要がある。ま

目からの下剤開始であり、排尿状態は患者の自己評価が入るようにした。

　このようなバリアンス分析を経て完成した第7世代パスを示す（表4、5、6、7、8、9）。入院時期を①術前準備、②術後急性期（重症チャート）、③術後亜急性期、④術後安定期、⑤退院準備期に分割したステップ式である。同一ステップは1枚にし、特に③〜⑤ではわかりやすいように複数診療日を1枚に収めた。現在ではドレーンは留置せず、術後6日目に尿道カテーテルを抜去して術後8日目に退院を標準としているが、ほぼ全員が予定どおり退院している。

クリニカルパス概論

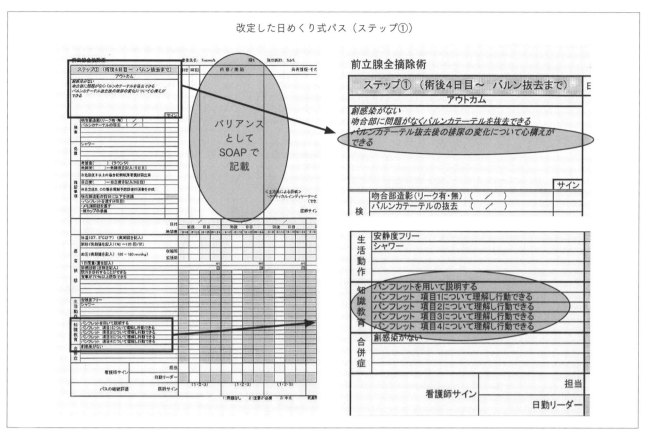

図11 ▶ 日めくり式パスに挿入した看護のアウトカムとタスク

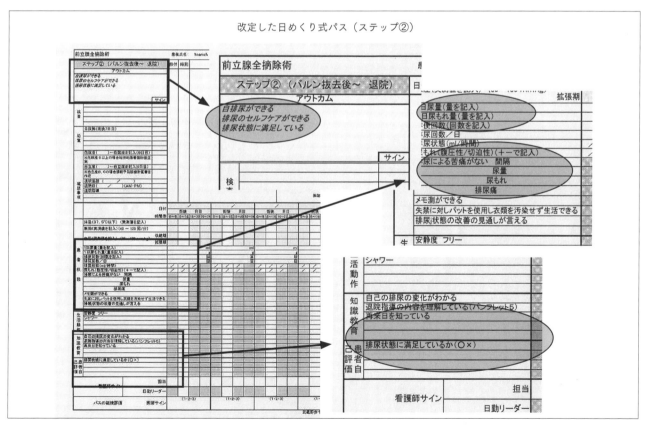

図12 ▶ 日めくり式パスに挿入した看護のアウトカムとタスク（続き）

第9章 入院診療計画の可視化

表4 ▶ オーバービューパス（第7世代 2009年）
前立腺全摘除術クリニカルパス①

患者氏名：　　　　　　　　ID：　　　　　　　　在院日数：10

指示医：　　　　　　　　指示受け看護師：　　　　　　　　サイン：

適応基準	除外基準（使うべきでない状態）	移行基準	ゴール設定（退院基準）
□75歳以下 □根治的前立腺全摘除術の適応	□神経因性膀胱合併 □HbA1Cが8％以上 □直腸癌の既往 □骨盤内放射線照射の既往 □高度肥満（BMI 30 以上）	※次のステップへの移行基準 クリティカルインディケーターが達成されている カテーテル抜去後、尿閉にて再留置となった場合は安定期に戻す	□自排尿できる □食事が70％以上摂取できる □退院可能な状態である事が理解できる □自己の排尿に満足している □創感染がなく、抜鈎がすんでいる

		月　日 前日準備期 手術前日	月　日 前日準備期 手術当日　術前	月　日 急性期 術後〜翌朝まで	月　日 亜急性期 術後 1、2日目	月　日 安定期（3日目〜カテーテル抜去） 術後 3日目〜6日目	月　日 退院準備期（カテーテル抜去後〜退院） 術後 6日目〜退院
アウトカム・アセスメント	患者状態	手術に対して身体的・精神的苦痛が軽う 手術の必要性、手術の経過が理解できる 抗凝固剤・抗血小板剤を内服していない		循環動態が安定している 呼吸状態が安定している 不穏にならず精神的に安定している	酸素投入の必要がない 離床に際し肺塞栓症状がない 創部からの血性の浸出がない ニキビスムスがコントロールされている 嘔気・嘔吐がない 食事が50％以上摂取できている 不穏にならず精神的に安定している	創部動態がコントロールされている 創感染がない 病棟内を歩行することができている 食事が70％以上摂取できる 吻合部に問題がなくカテーテル抜去ができる	排尿のセルフケアができる 自排尿ができている 排尿状態に満足している 創感染がなく抜鈎がすんでいる
	生活動作	院内で過ごすことができる		テキスムスムスがコントロールされている ベッド上安静を保つことができる	歩行開始 離床の歩行を理解できる	病棟内を歩行することができる	
	知識・教育	手術に対する不安を表出できる 疼痛コントロールについて理解している （フェイススケールにて評価、2以内である） 面談後、手術に伴う合併症について理解している 予定退院日を理解している				バルンカテーテル抜去後の尿もれについて理解している 飲水摂取の必要性を理解している	退院可能な状態であることを理解している 退院指導の内容を理解している
	合併症（起こりうる）					創感染がない	尿閉がない 排尿困難がない
	その他						
タスク	説明・指導	術前オリエンテーション 面談（夕方） （患者来院、術後の疼痛について説明する） 全身麻酔について説明する パンフレットを用いて肺塞栓予防運動指導		安静の必要性説明	飲水開始 飲水指導	バルンカテーテル抜去後のオリエンテーション（パンフレット使用） 飲水摂取の必要性を説明	退院面談 退院指導
	処置		9時：血管確保 弾性ストッキングを装着 手術着への更衣・T字帯着用 手術室持参	ドレーン挿入 硬膜外カテーテル挿入中	創チェック ドレーン抜去 歩行後、弾性ストッキング解除 サーフロ抜去	硬膜外カテーテル抜去（3日目） バルンカテーテル抜去（6日目）	全抜鈎（7日目）
	検査	持参薬確認 抗凝固剤・抗血小板剤の中止を確認 手術日の内服確認	朝のみ内服（　　　）	採血（ope室）			
	内服				内服再開（　　　）	手術前と同様に内服 中止薬の再開	
	注射・点滴	点滴参照 抗生剤（ラセナゾリン）	点滴参照	点滴参照	点滴参照		
	リハビリ	肺塞栓予防運動の練習		ベッド上安静	歩行可 肺塞栓予防運動		
	清潔	シャワー		洗面介助・含嗽介助	更衣（全身清拭・陰部洗浄）	シャワー 陰部洗浄	
	排泄			バルンカテーテル挿入中	バルンカテーテル挿入中	排便状況の確認	
	食事	希望食（　　　） （22時以降禁飲食）	禁飲食		飲水開始 食事開始（粥、全、全）	希望食（　　　）	
	その他	荷物確認（T字帯、バスタオル、バスタオル、ハイソックス）					

表5 ▶ 日めくり式パス　術前準備期（第7世代　2009年）

前立腺全摘除術　　　　　　　　　　　　　　　　　　　　　　患者氏名：　　　　　　　指示医師：

術前準備期		日付	時刻	内容／実施
アウトカム				

手術に対して、身体的・精神的準備が整う
手術に対する不安をコントロールできる
手術の必要性、手術による合併症、術後の経過を理解できる
抗凝固剤・抗血小板剤を内服していない

		サイン		
		前日	当日	
検査・処置・確認事項	シャワー		■	
	術前オリエンテーション		■	
	肺塞栓オリエンテーション		■	
	持参薬表と持参薬の確認		■	
	内服アセスメントシートの作成		■	
	抗凝固剤・抗血小板剤の中止を確認		■	
	手術当日指示のある内服薬（　　　　　）		■	
	栄養管理計画書の作成		■	
	荷物確認（T字帯、腹帯、バスタオル）		■	
	弾性ハイソックス（S・M・L）の準備		■	
	手術着・T字帯・ハイソックスへの更衣	■		
	手術前面談		■	
	手術同意書の受け取り		■	
	輸血同意書の受け取り		■	
	麻酔同意書の受け取り		■	
	肺塞栓同意書の受け取り		■	
	希望食（　　　　）→22時から禁飲食		■	
	血管確保（　　Gサーフロ刺入）（右・左）	■		

		日付				共有情報・その他
		時間帯	8〜16	16〜20	20〜8	術前
患者状態	体温（38℃以下）（実測値を記入）					■
	脈拍（実測値を記入）（40〜120回／分）					■
	血圧（実測値を記入）（80〜180mmHg）	収縮期				■
		拡張期				■
	SpO₂（実測値を記入）					■
	不安が表出できる					
	夜間の睡眠がとれる		■		■	
生活動作	安静度　フリー					
	自立度（　　　）←自立度を記入する		■	■	■	
	※自立度B、Cの場合褥創予防対策診療計画書作成		■	■	■	
	危険度チェック（　　　）←危険度を記入する		■	■	■	
	※危険度Ⅱ度以上の場合、転倒転落看護問題立案					
	退院調整スクリーニング		■	■	■	
知識教育	患者パスを理解し、患者自らの言葉で言える		■	■		
	手術後バルンカテーテルが入ることを理解している		■	■		
	手術後硬膜外チューブが入っていることを理解している		■	■		
	全身麻酔について理解している		■	■		
	手術後の苦痛のコントロールについて理解している		■	■		
	手術開始予定時間を知っている		■	■		
	手術後の安静度を理解している		■	■		
	肺塞栓症予防の指導（パンフレットを用いて）		■	■		
	術後離床の必要性、方法、注意点を患者自らの言葉で言える		■	■		

〈主治医による評価〉
・クリティカル インディケーターの達成は（できた・できない）
・パスの継続は（問題なし・注意が必要・中止）

看護師サイン	担当					医師サイン
	日勤リーダー	■				

武蔵野赤十字病院

第9章　入院診療計画の可視化

表6 ▶ 日めくり式パス　術後急性期（第7世代　2009年）
前立腺全摘除術後　急性期

										共有情報・その他
										吻合部造影の必要（有・無）
										吻合部リーク（有・無）神経温存（有・無）
										出血量（　）採血データ　Hb（　：　）
										皮膚状態（　）ステプラティOFF（　：　）

記号
・意識レベル ◎
・酸素吸入 ●（青）
・体温 （青）
・脈拍 ●（赤）
・呼吸 ×（黒）
・血圧 △
・ECGモニター

standing order
T > 38.5℃
BP > 180 mmHg
または < 90 mmHg
尿量　100 ml 4 h 以下
上記指示あり

8〜16時
16〜24時
0〜8時

水分バランス
±　　　ml
飲水量
内服　　ml

クリティカルインディケーターの達成
（できた・できない）
主治医による総合評価　医師サイン

月／日
時
歳　　男

意識レベル	O₂	R	BP・P	T										
III-300	50		200											
			180	39										
III-200	40		160											
			140	38										
II-30			120											
II-20	30		100	37										
II-10			80											
I-3	20		60	36										
I-2	10		40											
I-1				35										

時　10　12　14　16　18　20　22　0　2　4　6

IN
血液製剤
末梢（　）G
CV（　）
注射
ビギー→P
静注→V
筋注→M
皮下注→SC
与薬
硬膜外麻酔（　）
TOTAL

OUT
尿（バルン基準内）
尿スケール
TOTAL

患者状態
テレパハートモニター（不整の有無）
SpO₂（実測値）O₂off後 96% keep
呼吸苦がない
AIR入りの左右差がない
肺雑音がない
疼痛がフェイススケール2以内である
創部からの血性の浸出がない
嘔気・嘔吐がない
冷感・チアノーゼがない
バイタルサインが基準値以内である
不眠・不穏がない
麻酔覚醒（全覚醒・半覚醒）

検査　処置
■ = 有　無：黒点　赤：点レ点　黒：点レ点

表7 ▶ 日めくり式パス　術後亜急性期（第7世代　2009年）

前立腺全摘除術　　　　　　　　　　　　　　　　　　　　　　　患者氏名：　　　　　　指示医師：

亜急性期（術後1、2日目）		日付	時刻	内容／実施
アウトカム				

創痛がコントロールされている
離床に際し肺塞栓症状がない
創部からの血性の浸出がない
テネスムスがコントロールされている
水分または食事を摂取することができる
不穏にならず精神的に安定している
排ガスがある
食事が50％以上摂取できる

		サイン
検査		
処置	包交（カラヤOFF）	
	歩行後弾性ストッキング解除	
	更衣	
	サーフロ抜去（1日目）	
確認事項	点滴を施行していることの確認	
	1日目朝〜水分可　昼〜全粥、	
	2日目昼〜希望食（　　）	
	内服再開の確認（　　　）	

		日付	術後1日目			術後2日目			共有情報・その他
		時間帯	8〜16	16〜20	20〜8	8〜16	16〜20	20〜24	
患者状態	体温（38℃以下）（実測値を記入）								
	脈拍（実測値を記入）（40〜120回／分）								
	血圧（実測値を記入）（80〜180 mmHg）	収縮期							
		拡張期							
	疼痛がフェイススケール2以内である								
	創部の血性浸出がない								
	痰の自己喀出ができている								
	看護師介助の元、端座位→立位→歩行ができる								
	呼吸苦がない								
	離床中肺塞栓を疑わせる症状（動悸、息切れ、めまい、気分不快）がない								
	歩行開始後のSpO$_2$　94％以上である								
	腹鳴がある								
	排ガスがある								
	飲水・食事摂取後、腹部症状の出現がない								
	食事が50％以上摂取できる								
	吐気・嘔吐がない								
	ハイソックスによる皮膚トラブルがない								
	テネスムスがコントロールされている								
	血尿スケール0〜1である（スケールで記入）								
	1日尿量（量を記入）				mL			mL	
	排便回数（回数を記入）術後2日目になければ下剤内服する				回			回	
生活動作	安静度　歩行可								
	危険度チェック（　　）←危険度を記入（1日目）								
	※危険度Ⅱ以上の場合転倒転落看護問題を立案								
	自立度チェック（　　）←自立度を記入（1日目）								
	※自立度B、Cの場合褥創予防対策診療計画書作成								〈主治医による評価〉
	保清（タオル清拭、陰部洗浄）								・クリティカル インディケーターの達成は
知識教育	創痛コントロールについて理解している								（できた・できない）
	離床の必要性を理解している								・パスの継続は
	肺塞栓予防マニュアルに従って離床を進める								（問題なし・注意が必要・中止）
	テネスムスを我慢する必要がないことを理解している								
看護師サイン		担当							医師サイン
		日勤リーダー							

表8 ▶ 日めくり式パス　術後安定期（第7世代　2009年）

前立腺全摘除術　　　　　　　　　　　　　　　　患者氏名：　　　　　　　指示医師：

安定期（術後3日目～バルン抜去まで）		日付	時刻	内容／実施	共有情報・その他
アウトカム 吻合部に問題がなくバルンカテーテルを抜去できる バルンカテーテル抜去後の排尿の変化について理解できる 創感染がない 食事が70％以上食べられる					バルン抜去予定日　術後6日目 抜去日 （　／　）（　：　）（　　　）ml ※術後6日目でない場合はDr指示を記載する

		サイン			
検査	バルンカテーテルの抜去（　／　）				
処置	包交（カラヤOFF）				
	硬膜外チューブ抜去（　／　）				
	シャワー				
確認事項	希望食（　　）（ラウンジ）				
	危険度（　）←危険度を記入（6日目）				
	※危険度Ⅱ以上の場合転倒転落看護計画立案				
	自立度（　）←自立度を記入（6日目）				
	※自立度B、Cの場合褥創予防診療計画書を作成				
	・メモ測用紙を渡す（4日目）				
	・パンフレットを渡す（4日目）				
	・尿カップの準備（バルン抜去前日）				〈主治医による評価〉
	抗凝固剤・抗血小板薬は尿スケール0～1以下で再開（　／　）				・クリティカル インディケーターの達成は（できた・できない） ・パスの継続は（問題なし・注意が必要・中止） 医師サイン

		日付	術後3日目				術後4日目				術後5日目				術後6日目			
		時間帯	0～8	8～16	16～20	20～8	8～16	16～20	20～8	8～16	16～20	20～8	8～16	16～20	20～24			
患者状態	体温（37.5℃以下）（実測値を記入）																	
	脈拍（実測値を記入）（40～120回／分）																	
	血圧（実測値を記入）（80～180 mmHg）	収縮期																
		拡張期																
	1日尿量（量を記入）					mL				mL				mL				mL
	排便回数（回数を記入）3日目～毎日排便がある					回				回				回				回
	疼痛がフェイススケール2以内である																	
	創部の発赤・浸出・圧痛がない																	
	テネスムスがコントロールされている																	
	食事が70％以上摂取できる																	
	血尿スケールが0～1である																	
	院内を歩行することができる																	
	シャワー																	
知識教育	パンフレットを用いて説明する																	
	尿もれについて理解できる																	
	尿閉について理解できる																	
	尿量測定について理解できる																	
	飲水について理解できる																	
看護師サイン		担当																
		日勤リーダー																
パスの継続評価		医師サイン	(1・2・3)				(1・2・3)				(1・2・3)				(1・2・3)			

1：問題なし　2：注意が必要　3：中止　武蔵野赤十字病院

表9 ▶ 日めくり式パス　退院準備期（第7世代　2009年）

前立腺全摘除術　　　　　　　　　　　　　　　　　　　　　　　　患者氏名：　　　　　　　指示医師：

退院準備期（バルン抜去～退院まで）		日付	時刻	内容／実施	共有情報・その他
アウトカム					尿閉が疑われる場合
自排尿ができる					・3～4時間排尿がない
排尿のセルフケアができる					・下腹部がはっている
排尿状態に満足している					・ブラダースキャンにて残尿がある
					上記よりDr callする
		サイン			
検査・処置・確認事項	バルーンカテーテル抜去後の自尿の確認				
	抗凝固剤・抗血小板はスケール0～1以下なら再開（　／　）				
	希望食（　　）ラウンジ				
	危険度（　　）←危険度を記入（6日目）				〈主治医による評価〉
	※危険度Ⅱ以上の場合転倒転落看護計画立案				・退院基準の達成は
	自立度（　　）←自立度を記入（6日目）				（できた・できない）
	※自立度B、Cの場合褥創予防診療計画書を作成				医師サイン
	抜鉤（術後7日目）				
	次回来院日が設定されている				
	退院日（　／　）（AM・PM）				
	退院処方（有・無）				

			日付	/				/				/				/			
				術後		日目		術後		日目		術後		日目		術後		日目	
			時間帯	0～8	8～16	16～20	20～8	8～16	16～20	20～8	8～16	16～20	20～8	8～16	16～20	20～8	8～16	16～20	20～24
	体温（37.5℃以下）（実測値を記入）																		
	脈拍（実測値を記入）（40～120回／分）																		
	血圧（実測値を記入）（80～180 mmHg）		収縮期																
			拡張期																
	1日尿量（量を記入）						mL			mL			mL			mL			
	1日尿もれ量（量を記入）						g			g			g			g			
	排便回数（回数を記入）						回			回			回			回			
	排尿回数／日						回			回			回			回			
患者状態	創部の発赤・浸出・圧痛がない																		
	尿量測定ができる																		
	自排尿ができる																		
	排尿状態（一回量ml／何時間毎）			/	/	/	/	/	/	/	/	/	/	/	/	/	/	/	/
	尿もれ（腹圧性／切迫性）（＋－で記入）			/	/	/	/	/	/	/	/	/	/	/	/	/	/	/	/
	血尿スケールが0～1である																		
	排尿状態の改善の見通しが言える																		
	失禁に対しパットを使用し衣類を汚染せず生活できる																		
	排尿による苦痛がない（レ点で記入）																		
		尿もれ																		
		頻尿																		
		排尿痛																		
		尿勢																		
		残尿感																		
患者自己評価	上記患者状態より																		
	排尿状態に満足しているか（○△×）＊メモ測用紙参照																		
	△×の場合、理由を記録する																		
知識教育	自己の排尿の変化がわかる																		
	退院指導の内容を理解している（パンフレット）																		
	再来日を知っている																		
合併症	尿閉がない																		
生活動作	安静度　フリー																		
	シャワー																		
	看護師サイン		担当																
			日動リーダー																
	パスの継続評価		医師サイン	（1・2・3）				（1・2・3）				（1・2・3）				（1・2・3）			

武蔵野赤十字病院

た、患者用パスをうまく活用することで患者家族の満足度が向上する可能性がある[17]。このような看護師の視点からみた論文が出てくることを期待したい。

2. 内科系クリニカルパス

最近では医療連携の推進に伴い、急性期医療からの移行に伴う診療スタイルを意識したものなど数多くの内科系パスがいろいろな施設で作成・運用されてきている。なかでも適応基準、退院基準（最終アウトカム）を組み合わせ、いくつかの患者群に分けてバリアンス発生を少なくする手法をとる工夫や入院期間の一時期だけ使用するユニットパスをたくさん作ることなどで内科系パスも作成・活用されやすくなった経緯がある。ここでは、1）確実に進む高齢化医療ニーズの高まり、2）我が国の死亡原因順位の上位を占める（第2位心疾患、第3位脳血管疾患）、3）連携する医療のコアになりやすい領域、などの観点から、「脳梗塞パス」「心臓カテーテル検査：インターベンションパス」を例に標準的治療計画の可視化をはかってみたい。

2.1 内科系パスの構成

2.1.1 脳梗塞パス

2.1.1.1 適応基準・除外基準と終了基準

それぞれの基準は、日々の診療実績から得られた経験をもとにするか、パス運用歴があれば過去のバージョンの振り返りから設定する（表10）。

2.1.1.2 作成上の特徴・工夫

脳梗塞の臨床経過を大きく3つのプロセスに分けて作成した。

進行期は発症からおおよそ24～48時間までで、脳梗塞の症状に応じた検査、治療が集中的に行われる時期となる。病状が安定してきたら安定期に進む。安定期ではリハビリが開始となり、MSWへ依頼をかけ転院調整が開始される。病状が進行しないこと、30分以上座位を保持できること、を基準として、次の離床期に進む。離床期になると、生命の危険はなく経過も安定してきており、ADL獲得に向けてリハビリを実施し、転院準備を進める。

2.1.1.3 アウトカム・観察項目（アセスメント）とタスクの設定

アウトカム（患者アウトカム）とその評価を行う際の観察項目（アセスメント）は日本クリニカルパス学会により標準化されたタスク（Basic Outcome Master：

表10 ▶ 適応基準・除外基準と終了基準

	脳梗塞パス	心臓カテーテル検査：インターベンションパス
適応基準	発症7日以内の脳梗塞 血管性と考えられる局所的神経学的異常が1時間以上持続 パス適用時：意識レベルは清明かつJCS 30未満	狭心症 無症候性心筋梗塞 虚血性心筋症 陳旧性心筋梗塞 腎動脈狭窄症 閉塞性動脈硬化症
除外基準	悪性腫瘍 妊娠中 細菌性心内膜炎 敗血症 外傷 麻薬の関与 急性心筋梗塞 重症うっ血性心不全 動脈解離の合併 人工呼吸器装着 血栓溶解療法を行っている	重度の低心機能 うっ血性心不全の合併 出血性の合併症 ADL低下 低栄養 精神神経症状
終了基準	肺炎の所見がない 神経症状が安定している バイタルサインが安定している リハビリができている	胸痛がない 穿刺部に出血がない

表11 ▶ アウトカムとアセスメント：脳梗塞クリニカルパス

〈進行期〉

アウトカム	アセスメント
意識レベルの低下がない	意識レベルの低下がない
【CI】神経症状・所見がない	筋力低下がない 不随意運動がない 麻痺がない しびれ・知覚麻痺の悪化がない 嚥下障害の症状がない
【CI】中枢神経障害の症状・所見がない	嘔気がない 嘔吐がない 頭痛がない
安静が守れている	安静が守れている
転倒予防行動ができる	安静が守れている
体温が正常である	体温　38.0℃未満
呼吸状態が安定している	SpO₂　93％以上 異常呼吸がない
肺炎の症状・所見がない	SpO₂低下がない 胸部画像所見に異常がない
循環状態が安定している	拡張期血圧　140 mmHg 未満 収縮期血圧　220 mmHg 未満 重症不整脈の症状・所見がない 脈拍　40 回／分以上 脈拍　120 回／分未満
静脈血栓塞栓症状・所見がない	ホーマンズ徴候がない
痙攣の症状・所見がない	不随意運動の増悪がない 四肢・顔面の痙攣がない
せん妄の症状・所見がない	見当識障害の症状・所見がない 意思疎通ができる
スキントラブルがない	褥瘡がない

〈安定期〉

アウトカム	アセスメント
【CI】神経症状・所見がない	筋力低下の増悪がない 不随意運動の増悪がない
【CI】頭蓋内圧亢進の症状・所見がない	嘔気・嘔吐がない 頭痛がない
【CI】座位ができる	座位が保持できる
リハビリの開始ができる	運動ができる
転倒予防行動ができる	転倒予防行動を実施できる
発熱がない	体温　38.0℃未満
呼吸状態が安定している	SpO₂　93％以上 異常呼吸がない
肺炎の症状・所見がない	SpO₂の低下がない 熱がない 胸部画像所見に異常がない
循環状態が安定している	拡張期血圧　140 mmHg 未満 収縮期血圧　220 mmHg 未満 脈拍　40 回／分以上 脈拍　120 回／分未満
静脈血栓塞栓症の症状・所見がない	ホーマンズ徴候がない
痙攣の症状・所見がない	四肢・顔面の痙攣がない
スキントラブルがない	褥瘡がない

〈離床期〉

アウトカム	アセスメント
【CI】ADLの低下がない	ADL評価
【CI】リハビリができている	器具・装具・他者の援助でできる
【CI】肺炎の症状・所見がない	SpO₂の低下がない 熱がない 胸部画像所見に異常がない
【CI】神経症状・所見の悪化がない	筋力低下の増悪がない しびれの増悪がない
転倒予防行動ができる	転倒予防行動を実施できる 安全に歩行ができる
発熱がない	体温　38.0℃未満
循環動態が安定している	拡張期血圧　140 mmHg 未満 収縮期血圧　220 mmHg 未満 脈拍　40 回／分以上 脈拍　120 回／分未満
痙攣の症状・所見がない	四肢・顔面の痙攣がない
スキントラブルがない	褥瘡がない
自己管理ができる	

BOM）を用いることで、バリアンスを分析する際や他施設とベンチマーキングする際などに役立つ（**表11**）。特に重要なアウトカムはクリティカル インディケーター（clitical indicator：CI）として明記しておく。

　タスク（医療者アウトカム）は当日に予定されている指示内容を日ごとのスケジュールとして表示する（**図13**）。主な内容としては、バイタルサイン測定、水分バランスチェック、処置（心電図モニターなど）、処方、注射、安静や清潔に関する指示、看護指示（入院オリエンテーション、バイタルサイン測定記録、観察項目、看護ケアなど）、深部静脈血栓症予防（弾性ストッキング）、リハビリテーション、地域連携パスへの記録などが挙げられる。

　設定されたアウトカムとタスクを俯瞰できる全体的なプランは「オーバービュー」で把握し、日々のアウトカムの評価やタスクの実施は「日めくり式」にて行う（**図14**）。

2.1.2　心臓カテーテル検査・インターベンションパス

2.1.2.1　適応基準・除外基準と終了基準

　検査と治療が含まれるパスであり、身体のなかで最重

第9章 入院診療計画の可視化

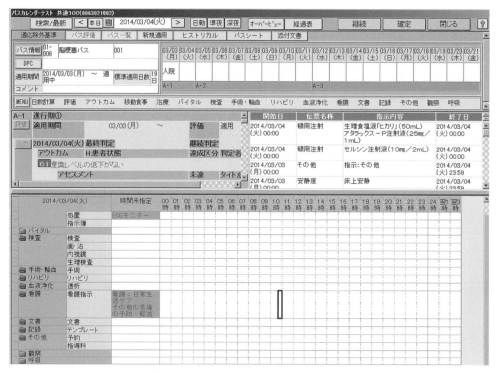

図13 ▶ 日めくり式パス：脳梗塞クリニカルパス

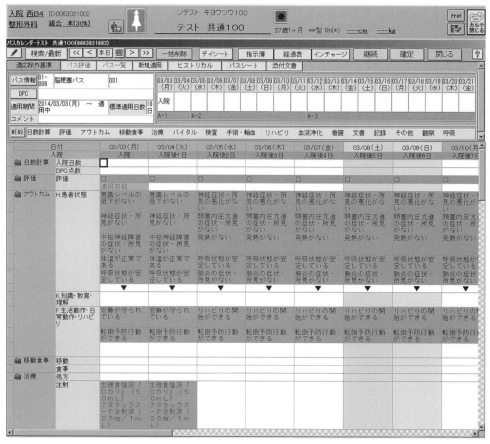

図14 ▶ オーバービューパス：脳梗塞クリニカルパス

要臓器を対象とし救命することが目的であるため、慎重に基準項目を設定する必要がある（**表10**）。

2.1.2.2　作成上の特徴・工夫

心臓カテーテル検査もインターベンション（血管内治療）も術後の管理は大きな違いはないので、同一パスで術後管理を行う。カテーテル穿刺部位、使用材料などによって安静度や安静時間などは異なるが、治療後の管理ポイントについて標準化している。そして、治療内容や患者の希望によって事前に「1泊2日コース」か、カテーテル前日に入院する「2泊3日コース」を外来で決定し、そのコースで検査・治療が行われる。

2.1.2.3　アウトカム・アセスメントとタスクの設定

アウトカムとその評価を行う際のアセスメント（観察項目）はBOMを用いる（**表12**）。「2泊3日コース」では入院日のアウトカムが加わり、カテーテル当日には施行後に多くアウトカムが設定してある。

タスクの主な内容としてはバイタルサイン測定、水分バランスチェック、処置（心電図モニター、酸素飽和度モニターなど）、処方、注射（輸液や鎮痛薬など）、検査（カテーテル検査）、カテーテル後の安静や清潔に関する指示、看護指示（入院オリエンテーション、バイタルサイン測定記録、観察項目、看護ケアなど）などが挙げられる。

表12 ▶ アウトカムとアセスメント：心臓カテーテル検査／インターベンションクリニカルパス

〈1泊2日コース〉

	アウトカム	アセスメント
施行日 カテーテル前	転倒予防行動ができる	転倒予防行動を実施できる
	発熱がない	体温　37.5℃未満
	呼吸状態が安定している	SpO_2　95％以上
	循環動態が安定している	収縮期血圧　90 mmHg 以上 胸痛がない
	検査について理解できる	検査に対する不安の訴えがない 必要性が理解できる
施行日 カテーテル後	【CI】合併症の症状・所見がない	心臓カテ後に梗塞の症状がない
	【CI】循環動態が安定している	収縮期血圧　90 mmHg 以上 胸痛がない
	【CI】穿刺部に問題がない	出血・皮下血腫がない
	安静が守れている	安静が守れている
	転倒予防行動ができる	安静が守れている
	カテーテル管理に問題がない	滴下良好である 刺入部に発赤・腫脹・熱感・疼痛がない
	発熱がない	体温　37.5℃未満
	アレルギーの症状・所見がない	血圧低下がない 呼吸困難がない
	呼吸状態が安定している	SpO_2　95％以上
	末梢循環障害の症状・所見がない	末梢動脈触知ができる 四肢の末梢冷感がない チアノーゼがない
	スキントラブルがない	褥瘡がない
	皮膚異常の症状・所見がない	テープかぶれがない
施行翌日	【CI】循環動態が安定している	胸痛がない
	【CI】穿刺部に問題がない	出血・皮下血腫がない
	転倒予防行動ができる	安静が守れている
	日常生活の注意点について理解できる	日常生活の注意点を知っている

表12 ▶ アウトカムとアセスメント：心臓カテーテル検査／インターベンションクリニカルパス（続き）

〈2泊3日コース〉

		アウトカム	アセスメント
入院日		転倒予防行動ができる	転倒予防行動を実施できる
		発熱がない	体温　37.5℃未満
		呼吸状態が安定している	SpO₂　95％以上
		循環動態が安定している	収縮期血圧　90 mmHg 以上 胸痛がない
		検査について理解できる	検査に対する不安の訴えがない 必要性が理解できる
施行日 カテーテル前		転倒予防行動ができる	転倒予防行動を実施できる
		発熱がない	体温　37.5℃未満
		呼吸状態が安定している	SpO₂　95％以上
		循環動態が安定している	収縮期血圧　90 mmHg 以上 胸痛がない
		検査について理解できる	検査に対する不安の訴えがない 必要性が理解できる
施行日 カテーテル後		【CI】合併症の症状・所見がない	心臓カテ後に梗塞の症状がない
		【CI】循環動態が安定している	収縮期血圧　90 mmHg 以上 胸痛がない
		【CI】穿刺部に問題がない	出血・皮下血腫がない
		安静が守れている	安静が守れている
		転倒予防行動ができる	安静が守れている
		カテーテル管理に問題がない	滴下良好である 刺入部に発赤・腫脹・熱感・疼痛がない
		発熱がない	体温　37.5℃未満
		アレルギーの症状・所見がない	血圧低下がない 呼吸困難がない
		呼吸状態が安定している	SpO₂　95％以上
		末梢循環障害の症状・所見がない	末梢動脈触知ができる 四肢の末梢冷感がない チアノーゼがない
		スキントラブルがない	褥瘡がない
		皮膚異常の症状・所見がない	テープかぶれがない
施行翌日		【CI】循環動態が安定している	胸痛がない
		【CI】穿刺部に問題がない	出血・皮下血腫がない
		転倒予防行動ができる	安静が守れている
		日常生活の注意点について理解できる	日常生活の注意点を知っている

2.2　多職種の参加

パス作成の段階から多くの職種が関与して、それぞれの立場から意見を述べ合い、完成に向けて内容のブラッシュアップをはかる。設定してあるいろいろな項目をチェックし合って、問題がないか評価を加える。

2.2.1　脳梗塞パス

作成にあたっては、医療社会福祉士、地域連携室員、在宅医療支援推進室員、理学療法士、作業療法士、言語聴覚療法士のほかに、医師、看護師、薬剤師、管理栄養士、医事課員などが加わる。

2.2.2　心臓カテーテル検査・インターベンションパス

作成にあたっては、カテーテル検査室の看護師、診療

放射線技師、メディカルエンジニアのほかに、医師、病棟看護師、薬剤師、医事課員などが加わる。

2.3 運用

2.3.1 脳梗塞パス

患者の病状によって3つのプロセスを順次適用する。進行期から安定期への移行基準は、24時間にわたって症状の進行、増悪がない、安定期から離床期への移行基準は、48時間にわたって症状の進行、増悪がない、30分以上座位保持ができる、離床期から退院・転院の基準は、退院か転院が決定している、転院先が決定しているとなる。

2.3.1.1 バリアンス分析（図15）

2012年10月から2013年3月に運用した59例のバリアンス分析を行った。その結果、リハビリに関するバリアンスが多く、週末のリハビリ部門体制が要因であることがわかった。そこで、リハビリ部門と検討を行い、週末もリハビリが継続できるように改善した。また、便秘や水分バランスなど患者個々に起因したものがバリアンスとして多く集計されたため、個別に管理していけるようアウトカムの整理を行った。これらは院内のクリニカルパス大会でも取り上げ、検討がなされた。

2.3.2 心臓カテーテル検査・インターベンションパス

カテーテル関連のオーダーやカテーテル検査後の観察を標準化してあり、「1泊2日コース」か、カテーテル前日に入院する「2泊3日コース」を使い分ける。

2.3.2.1 バリアンス分析（図16）

2013年1月から2013年3月に運用した194例のバリアンス分析を行った。その結果、バリアンス発生率は20%以下にとどまっていた。カテーテル後のバリアンスでは、穿刺部出血が多かった。胸痛、阻血症状、薬剤アレルギーなど数は少ないが重要なバリアンスが発生していたが、早い段階で発見できていた。

2.4 改訂

バリアンス分析の結果などを利用して、改訂を適宜行った。

2.4.1 脳梗塞パス

進行期、安定期、離床期に分けて運用していたが、それぞれのプロセスの定義に合った運用ができていなかったので、アウトカム・タスクを整理し各プロセスに合った内容に整えた。さらに、各プロセスの標準期間は運用データをもとに日数を決めた。そして、安定期に地域連携パスによる退院後の説明や早期リハビリの設定を行った。退院調整を早い段階で説明し理解を得たうえで、調整が順調に進められるようにタスクを設定し直した。また、リハビリテーションが週末や祝祭日に休止しないようタスクの工夫を行った。

2.4.2 心臓カテーテル検査・インターベンションパス

アウトカムは一つひとつの数値や症状の観察結果を検討し、カテーテル検査後の評価視点を見直した結果、評価すべきことをより具体的に可視化した。

2.5 患者用クリニカルパス

外来や入院時に診療計画として渡されることが多く、イラストなどを用いて、理解しやすく構成される。さらに、入院診療計画書として満たすべき要件を加えて患者

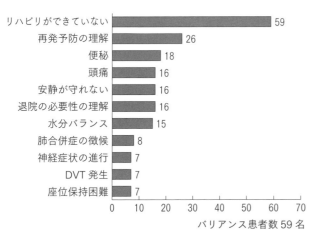

図15 ▶ バリアンス事例：脳梗塞クリニカルパス（2012年10月～2013年3月）

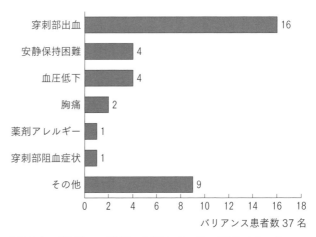

図16 ▶ バリアンス事例：心臓カテーテル検査／インターベンションクリニカルパス（2013年1月～2013年3月）

用パスとしてだけではなく、入院診療計画書として用いている医療機関も多い。また、「これは標準的な診療計画であり、病気の状態によって変更する場合があります。その都度お話をしていきたいと思います。ご質問・ご相談は担当の医師または看護師までお気軽にお問い合わせください」といった説明文を加えるなどの工夫も行なわれている。

2.5.1 脳梗塞パス

退院基準や転院基準を明記する。退院基準は、日常生活が自立しているか家族の介護により自宅での生活が可能である、全身状態が安定している、外来での通院治療が可能であるとなる。転院基準は、自力での歩行が困難であるかその他の神経症状があり継続治療が必要である、現状では自宅の生活が困難である、全身状態が安定しているとなる。また、ソーシャルワーカーなどのさまざまな職種の医療スタッフが関与して転院・退院の調整を行う旨も記載しておく。

2.5.2 心臓カテーテル検査・インターベンションパス

外来で入院予約をした段階などにあらかじめ患者用パスを渡し、入院前の心得（抗血栓薬や糖尿病薬などの内服調整指示、入院時に準備するもの一式など）を説明しておいて、スムースな導入につなげる（図17）。

2.6 地域連携クリニカルパスへ向けて

脳梗塞パスでは急性期治療を行うパス作成時に、あらかじめ地域連携パスへの移行を前提とした設定をしている。

入院時には、地域連携パスを用いて患者や家族への説明、地域連携パス同意書の記載が組み込まれている。安定期には、地域連携パスの記入、リハビリ依頼、退院／転院調整の開始、離床期には、地域連携パスの記入、退院／転院調整の進捗確認、退院または転院先施設の決定、各部門や連携先施設との退院に向けたカンファレンス、転院決定時に地域連携パスを連携先施設に提出といったタスクが組み込まれている。

図17 ▶ 患者用パス：心臓カテーテル検査／インターベンションクリニカルパス

3. 組織横断的に使用するクリニカルパス

ここでは、チーム医療を推進し組織横断的に使用するパスとして、栄養療法、褥瘡対策、緩和ケア、手術室、抗菌薬投与を提示する。組織横断的に使うとなると、横断的に相談して作成する必要がある。診療科の垣根を越えて使うので、病院全体の理解と合意を得なければならない。

3.1 栄養療法

栄養不良では病気や創傷が治りにくく、合併症も発生しやすい[18]。万病に効く薬はないが、栄養は万病の治療に必要不可欠である。

栄養療法を実施するには、まず栄養評価（栄養アセスメント）が必要となる[19]。栄養評価を迅速に行って、栄養不良を早く発見して、適切な栄養療法を行うことで、合併症を防ぎ、治癒を促進できることも多い[20]。

そこで、標準的な栄養療法を確実に行えるように、栄養サポートのパス（表13）を作成する。

3.1.1 栄養アセスメント

栄養状態を評価するには栄養指標が必要である。主観的な評価も大事であるが、客観的評価のために、身体計測、血液検査などを行う[19]。

身体計測では体重（最近6ヵ月の体重減少など）、血液検査では血清アルブミン濃度などを指標とする。

栄養不良も他の病気と同様に、早期発見と早期治療が治癒を早めることがわかった。そこでパスに栄養評価のスクリーニングを入れて、パスで入院したら必ず栄養状態を評価するというシステムを採用している病院もある[21]。

特に電子パスに栄養評価を組み込むと、パスのスケジュールとして栄養スクリーニングを行うようになり、栄養評価の実施率が向上する[21]。

スクリーニングの実施率が向上すると、栄養不良の早期発見につながり、結果としてNST（nutrition support team：栄養サポートチーム）へのコンサルトが早くなる。さらにNSTからの摂食嚥下リハビリテーション依頼なども早くなることから、リハビリテーションの早期開始にもつながる。

3.1.2 PEG関連

PEG（percutaneous endoscopic gastrostomy：内視鏡的胃瘻）は消化器内科医によって造設される。造設自体は15分程度の手技で外来でも可能であるが、短期入院のパスが運用されることが多い（図18）[22]。

PEG造設は簡便であるが、PEGは経腸栄養のデバイスであるから、PEGの管理には局所のケア以外に経腸栄養管理が重要である。

PEGに関しては、適応を考えない安易な造設に対する批判もあり、2014年の診療報酬改定では、適応の判断に加えて造設後の嚥下訓練や口腔ケアなどを適切に行うことや、再び経口摂取ができることを求められ、これらができなければ点数が低くなった。

この改定以前より、嚥下評価や口腔ケアと適切な栄養管理をパスに組み込んでいる病院もあり、専門医はこれらの重要性を以前から認識している[22]。

造設前の画像診断、造設後の局所のスキンケア、バンパー（胃内固定板）の回転の確認など、合併症を起こさないための検査やケアと観察項目もパスに入れておくべきである[22]。

PEGからの経腸栄養剤投与は、貯留能のある胃に投与するので、空腸に投与するよりは下痢を起こしにくい。特に造設前に経鼻胃管を用いて栄養剤を投与されていた場合は、継続的投与になるため問題となることは少ない。しかし、長期間の絶食の後に栄養剤を投与する場合は、少量からゆっくりと開始するいわゆる馴らしが必要となる。

栄養剤の投与量や投与速度、そして量と速度のアップの方法もパスに記載しておくと施行しやすい。下痢、便秘、逆流などの副作用や合併症が起こった時の標準的な対処法も記載されていれば便利である。困った時はNSTに相談するという手段もある。

3.1.3 経腸栄養

経腸栄養のスケジュールをパスに組み込むことは比較的容易であるが、静脈栄養と異なり、下痢、腹部膨満、逆流などが問題となって、パスのスケジュール通りに進まないことも少なくない[23]。

そこで、これらの経腸栄養の副作用などに対処できるように、すなわち患者の状態に応じてアウトカムを達成

表13 ▶ 栄養サポートのパス

- 栄養アセスメント（栄養評価）：スクリーニング
- 胃瘻（PEG）：造設前後の処置・ケア、栄養剤投与法
- 経腸栄養：投与スケジュール、副作用対策

氏名（　　　　）様 ID（　　　　）		胃瘻造設術の予定表						福井総合病院 外科　内視鏡的胃瘻造設術（08.04）		
	手術前日	術当日術前	内視鏡的胃瘻造設	術当日術後	1日目	2日目	3日目	4日目	5日目
日付					/	/	/	/	/
食事	21：00以降は絶食です	朝7時から飲んだり，食べたりできません					外科から胃瘻チューブ使用の許可が出れば主治医の判断で胃瘻使用開始となります		
安静	通常どおりです	ベッド上安静です					通常どおりです		
検査							出血が疑われれば貧血検査のため採血をします		
処置		内視鏡室から連絡があったら移動用のベッドに移り，内視鏡室に行きます	胃カメラをのんでいただき胃を膨らませておいて，局所麻酔下にお腹の表面より胃の中にチューブを入れます 約30分程度で終了します	空気がお腹の中にたくさん入るため術後はしばらくの間お腹が張る事があります	外科医が往診にてガーゼ交換をします		以後は，病棟の看護師がガーゼ交換をします		
注射		点滴を行います	抗生剤の点滴は，1日2回あります						
説明指導			手術結果を説明します						
目標							胃瘻からの栄養が開始できる		

術後の経過により予定が変更になる場合があります．不明な点は遠慮なくお聞きください．

図18 ▶ 内視鏡的胃瘻（PEG）造設術クリニカルパス（患者用）

しながら次に進むパスも考案されている[23]。

下痢対策としては、投与速度を下げる、止瀉薬の投与、胃瘻であれば寒天による半固形化栄養剤の選択などをパスに記載する。下痢の原因で注意を要するのは、抗菌薬関連下痢症で、偽膜性腸炎やMRSA（methicillin-resistant Staphylococcus aureus：メチシリン耐性黄色ブドウ球菌）腸炎も抗菌薬投与患者に発症しやすい。

便秘には下剤投与で対処することが多い。胃食道逆流にも半固形化が有効なことがあるが、食道裂孔ヘルニアが原因の場合は、栄養剤の工夫では対処し難いので、PEG-J（経胃瘻的空腸瘻）など栄養チューブの先端を十二指腸より肛門側に置くようにする。

栄養剤の選択についても、腎不全、糖尿病などは病態用栄養剤を選択するパスにする。

経口摂取が可能になれば、経口摂取量の増加に応じて経腸栄養を減らして、経口摂取だけで十分になれば、経腸栄養は終了する。

3.2　褥瘡対策

褥瘡は、自分で動けない、痩せて骨突出のある患者に発生しやすい。特定の疾患に発生するわけではないので、診療科を限定せず、院内横断的にケアをする必要がある。重症例では褥瘡対策チームが対応することが多い。

褥瘡も栄養不良と同様に早期に発見することが重要である。さらに褥瘡発生のリスクのある患者を事前に把握し、対策を講じることで褥瘡発生自体を予防できる。

褥瘡リスクアセスメントは、全患者に対して入院時に行う必要があるが、栄養評価と同じくなるべく簡単でないと、かえって実施率が低下する。リスクアセスメントのスケールにはK式スケール[注1]、OHスケール[注2]、ブレーデンスケール[注3]などがあるが、褥瘡対策チームが慣れたスケールを用いる。

アセスメントがしやすいようにアセスメントシートを作成して、リスク有と判定されれば「褥瘡発生予防パス」リスクも褥瘡も有と判定されれば、「褥瘡治療パス」に移行するというシステムもある[24]。

予防パスにはスケールとともに観察項目とケア、栄養療法、リハビリテーション、高機能体圧分散マットレスの適用などを日々記録できるようにする[24]。

褥瘡治療パスには、褥瘡の状態（DESIGN評価）[注4]、薬剤、被覆材、外科的処置などの処置の方法、ケア目標などが記載されている[24]。

褥瘡対策に関してはパス（**表14、図19**）があることで、早期にリスクを発見できて、発生予防につながるとともに、日々のケアが標準化され、院内横断的に褥瘡患者の治療が効率的かつ科学的になり、治癒が促進される。

注1　金沢大学式褥瘡発生予測尺度
注2　大浦・堀田スケール　Expert Nurse 20: 128-138.2006
注3　米国Bradenが開発　Decubitus 2: 44-51.1989
注4　日本褥瘡学会の評価方法　jspu.org/jpn/info/design

月　　日	褥瘡回診日	褥瘡回診日
褥瘡リスクスケール （ブレーデン、K式、 OHスケールなど）	点数	点数
DESIGN-R	測定結果	測定結果
褥瘡の処置	薬剤 ドレッシング材	薬剤 ドレッシング材
患者状態	栄養状態 排便・排尿 ADL	栄養状態 排便・排尿 ADL
看護ケア	栄養サポート 清潔ケア 体位変換	栄養サポート 清潔ケア 体位変換

図19 ▶ 褥瘡ケアのクリニカルパスの概要

表14 ▶ 褥瘡対策のクリニカルパス

- 褥瘡リスクアセスメント：
  K式スケール or OHスケール or ブレーデンスケール
- 褥瘡発生予防パス：
  観察項目・ケア、栄養療法、リハビリ、マットレス
- 褥瘡治療パス：
  DESIGN評価、薬剤・被覆材、外科的処置、アウトカム

表15 ▶ 緩和ケアのクリニカルパス

- 疼痛緩和：
  夜間良眠、安静時疼痛消失
  鎮痛薬、副作用予防薬（制吐薬、緩下剤）
  観察項目（痛み、レスキュー、便通、副作用）
- 呼吸困難・倦怠感
- 精神的ケア

月　　日	月　　日	月　　日
疼痛	程度 回数	程度 回数
その他の症状	呼吸困難 嘔気・嘔吐 倦怠感・眠気 発熱 便秘・腹満・下痢	呼吸困難 嘔気・嘔吐 倦怠感・眠気 発熱 便秘・腹満・下痢
日常生活	食欲 睡眠 排便・排尿	食欲 睡眠 排便・排尿
薬の服用	鎮痛薬 その他の薬	鎮痛薬 その他の薬

図20 ▶ 緩和ケアのクリニカルパスの概要

3.3 緩和ケア

病気に罹らなくても、人間は必ず死ぬ。事故死や心筋梗塞、脳卒中などによる突然死は別にして、死に至る過程においては、安らかに過ごすための緩和ケアがなされるべきである。医療者は延命や治療に目を奪われがちであるが、安らかな最期を迎えてもらうケアは、最も大切な仕事ともいえる。

緩和ケア、特に疼痛管理は、終末期の患者のQOL（quality of life）にとって非常に重要である。特にオピオイド（モルヒネ）が適切に使われることにより、患者の苦痛が除かれて、平穏な最期を過ごすことも可能となる。

適切で効果的な緩和ケアを提供するために、緩和ケアもパスで標準化できれば有意義である[25]。疼痛緩和ケアのパスのアウトカムは、夜間良眠と安静時疼痛消失である。パスには、鎮痛薬（NSAIDs[注5]、オピオイドなど）、副作用予防薬（制吐薬、緩下剤など）の処方内容と、観察項目（痛み、レスキュー回数、便通、副作用症状）を記載する。レスキューの回数や痛みの程度により薬剤を変更するパスにする（表15、図20）。

WHOのオピオイド使用のガイドラインにあるよう

注5　非ステロイド系抗炎症薬　non-steroidal anti-inflammatory drugs

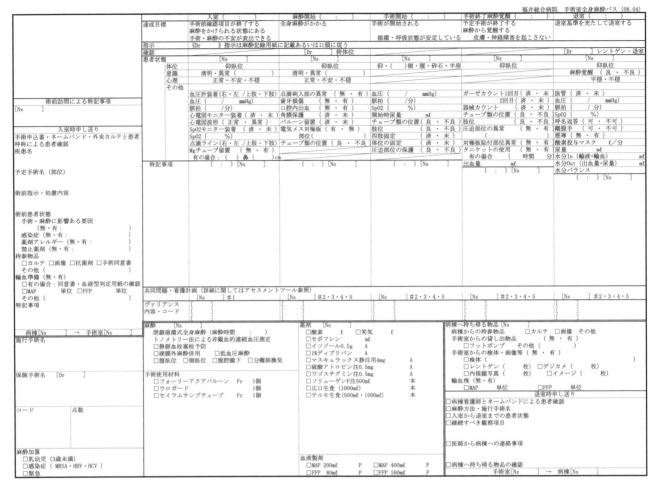

図21 ▶ 手術室クリニカルパス

に、痛みの段階によって薬剤を選択し、定時投与を行い、痛みの強さに応じて増量し、適切な副作用対策を講じる[26]。

緩和ケアでは疼痛以外に、呼吸困難と倦怠感もQOLに影響が大きい。これらの症状について早期に把握するために、患者本人に詳細に問診をするアセスメントシートを作成する[27]。

呼吸困難に対しては、酸素療法や体位の工夫、モルヒネの投与の他に精神的なケアも必要である。倦怠感は薬物療法などがより困難であり、環境調整や気分転換など、精神的ケアの占める役割が大きい。

緩和ケアは画像診断や血液検査などでは診断できない症状のアセスメントが主になるので、患者の訴えをよく聞く必要がある。症状などを把握しやすいように、患者も情報を共有できて、アウトカム達成のために一緒に参加するパスにする[27]。

がん緩和ケア対象患者は、徐々に動けなくなるので、褥瘡リスクアセスメントも必要になる。

表16 ▶ 手術室のクリニカルパス

- 病棟→手術室→病棟：申し送り
- 各科共通：麻酔別パス
- 術中記録：バイタル・輸液・出血など
- 帰室時：ドレーン・チューブ類のチェック

3.4 手術室

手術室はさまざまな外科系診療科の患者を受け入れる。そして麻酔科医と看護師はさまざまな診療科の医師とやりとりをする。診療科によって扱う手術は異なるが、麻酔や看護の段取り、申し送りは各科共通の部分が多い。よってパスで標準化すれば、正確かつ効率的になる[28]。

手術室パス（**表16**、**図21**）は特に看護記録部分が有用である。麻酔方法によって看護師の観察項目が大別されるので、麻酔別に作成している病院が多い。病棟から手術室への申し送り、手術室から病棟への申し送りの記録用紙をパスで統一すれば、記録の重複が減り業務が効率化される。

氏名( )様 ID( )		福井総合病院　抗菌剤投与　(08.04)
( )様の抗菌剤投与時は、"抗菌剤投与クリティカルパス"に従うものとする		
		主治医・担当医《Dr　　》

投与回数(日付)	1回目(/)					
達成目標	アナフィラキシーが発生しない					
薬剤名	[Ns]					
指示 下記症状 (患者状態) のうち、 一つでも 投与前の 状態より 増悪した 場合	《Dr　　》 ①抗菌剤投与を中止し、ルートはそのまま確保　②バイタルチェック ③ステロイド注射　　　　　　　成人：サクシゾン300mg・大塚生食100ml、 　　　　　　　　　　　　　　　小児：サクシゾン10mg/kg・大塚生食100ml点滴静注開始(最大300mgまで) ④主治医にこだわらず、医師に連絡　⑤救急カート(ボスミン(エピネフリン注0.1%))準備 ⑥アナフィラキシー確認後、医師の指示のもと、ボスミン(エピネフリン注0.1%)0.3mg皮下注 　　1回投与量を医師に確認の上、 　　　　　　　　　　小児：ボスミン(エピネフリン注0.1%)0.01mg/kg皮下注(最大1回に0.3mgまで) ⑦モニター装着　　　　　　　※以降は抗菌剤投与マニュアルに従う					
追加指示	《Dr　　》					< >[ ]
説明	[Ns]アナフィラキシーショック					
確認	[Ns]アレルギー歴(無・有) 本人・家人( )より確認 小児：体重(kg)					
患者状態	※注射開始以後の観察は、注射前状態より増悪の有無で記入する					
		注射前	直後	5分後	10分後	15分後	終了時
	時間	(:)	(:)	(:)	(:)	(:)	(:)
		[Ns]	[Ns]	[Ns]	[Ns]	[Ns]	[Ns]
	発疹	無・有	無・有	無・有	無・有	無・有	無・有
	生あくび	無・有	無・有	無・有	無・有	無・有	無・有
	顔面蒼白	無・有	無・有	無・有	無・有	無・有	無・有
	悪心・嘔吐	無・有	無・有	無・有	無・有	無・有	無・有
	呼吸困難	無・有	無・有	無・有	無・有	無・有	無・有
	悪寒・冷汗	無・有	無・有	無・有	無・有	無・有	無・有
	呼名反応	有・無	有・無	有・無	有・無	有・無	有・無
特記事項	(:)[ ]					
追記事項	[ ]					
共同問題・看護計画(詳細に関しては別紙アセスメントツール参照)						
	[Ns]					
バリアンス 内容・コード	[ ] [ ]					

図22 ▶ 抗菌薬投与

　手術中の看護記録をパスにすることで、必要かつ十分な記録が可能となる。病棟看護師もパスの記録欄を見れば、手術中の患者状態を把握できる。入室時よりも帰室時の方が患者に接続されたチューブやドレーン類は多く、一部の緊急手術を除いて患者のバイタルサインも術後のほうが不安定なことが多い。

　患者のどこに何が入っているか、特に注意を要する術後観察項目は何かを、パスに明記することで安全対策も向上する[28]。

3.5　抗菌薬投与

　2004年に日本化学療法学会から出された抗菌薬投与に対するアナフィラキシー対策のガイドライン[29]に、画一的な皮内テストよりも、薬剤投与の際にまれに出現するショックおよびアナフィラキシー様症状に対する観察と準備をしておくことが、より効果的・現実的と書かれている。それにしたがって、皮内テストを止め、抗菌薬投与パスが作成されるようになった。

　抗菌薬投与パス(**図22**)は、アレルギー歴を聴取してアナフィラキシーに対する説明を確実に行うようにする。その上で抗菌薬投与を開始するが、即時型アレルギー反応を疑わせる症状が出現しないか、慎重に観察する。具体的には、局所反応として注射部位から中枢にかけての皮膚発赤や膨疹、全身反応としてしびれ感や熱感、血圧低下、発汗、悪寒、発疹などの観察を、投与開始直後から投与終了後まで行う。また、安全を期するのであれば、ショックおよびアナフィラキシー様症状が発現した場合の対応もパスに載せておく。

おわりに

　今回例示したパスはごく一部であり、診療科を問わず多くの疾患に対するパスが作成されている。これらを振り返ってみると、パスの作成困難な理由は、疾患の特異性から病院の姿勢や医療者の理解不足によるものに、徐々にシフトしてきているようである。また、病院横断的に使用するパスは、紙パスの時には作成・使用が容易であったが、電子パスになってからは報告が少なくなってきているように感じられる。今後もさらに改良を加え、チーム医療推進のツールとして発展していってもらいたいものである。

■引用文献

1) 青木洋子, 横山律子, 薮崎裕, 他：幽門側胃切除術のクリ

ティカルパスの評価，医療マネジメント会誌　3：547-551，2003.
2）若月俊郎，谷田理，板持美由紀，他：クリティカルパス導入効果について―胃がん切除クリティカルパスを中心に―．医療マネジメント会誌　5：334-338，2004.
3）佐藤千穂，髙橋良子，安部久美子：腹式単純子宮全摘術クリティカルパスの効果，医療マネジメント会誌　4：488-491，2004.
4）豊田暢彦，岩本明美，本坊拓也，他：消化器外科に対するクリニカルパスの導入と効果，日クリニカルパス会誌　6：443-446，2005.
5）三井一浩，並木健二，松本宏，他：腹腔鏡下結腸切除術におけるクリニカルパス導入効果，日クリニカルパス会誌　9：119-127，2007.
6）安東立正：ベンチマーキングの実際，日クリニカルパス会誌　11：217-221，2009.
7）池谷俊郎，前田陽子，前島和俊，他：クリニカルパス活動におけるベンチマーキングの経験―消化器外科パスにおいて―，日クリニカルパス会誌　5：547-551，2004.
8）国立がん研究センターがん対策情報センター：がん情報サービス，パスデータベース．http://ganjoho.jp/professional/med_info/path/index.html［2014.5.10］
9）野尻佳克，奥村和弘，津島友靖，他：クリニカルパスを用いた前立腺全摘除術周術期管理標準化の多施設共同研究，日泌会誌　100：563-569，2009.
10）岡村菊夫：前立腺手術周術期管理の標準化に関する研究　平成21年度　総括・分担研究報告書，2010.
11）岡村菊夫，小澤秀夫，絹川常郎，他：経尿道的前立腺切除術（TURP）に対する多施設共通クリニカルパス，日泌会誌　95：792-799，2004.
12）岡村菊夫，寺井章人，野尻佳克，他：経尿道的前立腺切除術（TURP）に対する多施設共通クリニカルパスの進化，日泌会誌　98：3-8，2007.
13）太田博文，藤江裕二郎，遠藤和喜雄，他：当院における大腸がん手術症例に対する術後回復強化プログラムの導入，済生会千里病院医学雑誌　19：3-8，2009.
14）大司俊郎，古澤恭子，佐々木佳奈恵，他：クリニカルパス導入による術前炭水化物負荷の効果，臨栄　120：42-48，2012.
15）小西毅，黒柳洋弥，大矢雅敏，他：腹腔鏡下大腸手術を対象とした手術部位感染（SSI）サーベイランスに基づくSSI部位別発生頻度と術式に関する検討，日本外科感染症学会雑誌　7：7-13，2010.
16）辻江正徳，宮本敦史，柏崎正樹，他：クリニカルパスのバリアンス解析による肝切除術後に合併した感染症の検討，日外感染症会誌　7：15-19，2010.
17）沢内節子，須藤隆之：当科における開腹下と腹腔鏡補助下大腸癌手術症例の比較検討，日クリニカルパス会誌　15：5-13，2013.
18）Yamanaka H, Nishi M, Kanemaki T, et al: Preoperative nutritional assessment to predict postoperative complications in gastric cancer patients. JPEN, 13: 286-291, 1989.
19）山中英治，西正晴，細田信道，他：外科患者の術前栄養評価．日臨外会誌　47：552-560，1986.
20）山中英治：周術期管理におけるNST介入の効果．日外科系連会誌　37：747-752，2012.
21）伴由紀子，酒井圭子，篠田純治，他：栄養スクリーニングを組み込んだクリニカルパス作成とその効果について．日クリニカルパス会誌　14：156-158，2012.
22）小山茂樹：標準的経腸栄養法とクリニカルパス．消内視鏡　20：53-63，2008.
23）鈴木香里，織田順，内田康太郎，他：患者状態適応型経管栄養クリニカルパスを利用した救命救急センターにおける栄養投与難渋例の解析．日クリニカルパス会誌，12：5-10，2010.
24）山口貴嗣：褥瘡対策とクリニカルパス．救急医　30：1703-1709，2006.
25）Bookbinder M, Blank AE, Arney E, et al: Improving end-of-life care: development and pilot-test of a clinical pathway. J Pain Symptom Manage 29: 529-543, 2005.
26）山田岳史，藤田逸郎，金沢義一，他：最新胃癌学，早期緩和ケアとクリニカルパス．日臨，72，Suppl. 1，592-595，2014.
27）田口恵子，服部加奈子，壹岐瑞穂，神谷紀輝：がん症状緩和クリニカルパス．看技，55：377-389，2009.
28）辻本博明，宇野喜代美，山中英治：手術室におけるクリニカルパスの導入と改訂過程の検証．日クリニカルパス会誌．8：141-145，2006.
29）抗菌薬投与に関連するアナフィラキシー対策のガイドライン（2004年版）：社団法人日本化学療法学会臨床試験委員会皮内反応検討特別部会

■参考文献

・日本クリニカルパス学会学術委員会編：基礎から学ぶクリニカルパス実践テキスト，2012，医学書院，東京．
・安達洋佑：消化器外科のエビデンス　気になる30誌から，第2版，2011，医学書院，東京．
・日本クリニカルパス学会　用語・出版委員会編：クリニカルパス用語集，第1版，2009，日本クリニカルパス学会，東京．
・副島秀久監：医療記録が変わる！決定版クリニカルパス，第1版，2004，医学書院，東京．
・日本クリニカルパス学会監：そこが知りたい！クリニカルパス、第1版，2004，医学書院，東京．
・副島秀久、岡田晋吾編：変化の時代に対応する　クリニカルパス、第1版，2007，照林社，東京．

第10章 クリニカルパスとチーム医療

はじめに

　チーム医療の重要性が叫ばれて久しいが、それが現実に十分機能しているかは定かではない。医療チームは一人の患者の治療に医師、看護師のみならず多くの医療者が参画し、その共通の目的である「完治」を目指して最善を尽くすわけだが、多職種が関われば関わるほど、医療工程は複雑になって全体像が見えなくなってしまう。特に患者に直接関わっていない職種では医療工程のごく一部しか把握できず、自らの仕事が治療にどのような価値を生み出し貢献しているのかを実感しにくい。

　クリニカルパス（以下、パス）がなかった時代を振り返ると、他職種の記録を見る機会も、話をする機会さえもほとんどなかった。これでは情報共有も安全管理もできず、医療工程上の欠陥の発見も困難で、医療の質改善に繋がらなかった。現時点でもパスが有効に使われていない医療機関では、いわゆるPDCAサイクルを回すという一般企業では至極当然のことが十分になされていないと思われる。パスによる工程管理法は多職種による情報共有が可能であり、かつ治療成績の向上という共通の目標をチームで達成するうえで、今や不可欠であろう。今後も医療における分業が進み、新たな医療職が生み出されると推測されるが、チーム医療の最も基本となる権限委譲はまだまだ不十分であり、特定医療行為[1]の論議にみられるように常に医師の指示を必要とするようでは責任ある仕事を自立して行えず、チーム医療というより依然としてヒエラルキーの世界である。基本的に各チームメンバーが平等でかつ、お互いの専門性に対する尊敬がなければチームはうまくいかない。今後はこうした権威勾配をさらに少なくし、情報の交流が自由にできる環境作りが日本の医療に求められている。

　以下、各職種のパスに対する関わりについて主に済生会熊本病院（以下当院）の事例と日本クリニカルパス学会の発表などを参考に記述した。

　なお、看護については別立てとし、第11章に記述した。

1. 医師のクリニカルパスへの関わり

1.1　医師の役割

　パスも治療もその主体はやはり医師であり、医師がチームリーダーであることに間違いはない。主治医になればかなりの裁量権もあり、権限も大きいが責任も大きくなる。医師はチームリーダーとして多くのメンバーの動きを見守り、意思統一をはかり、最善の治療が遂行されるようにプロセスを管理しなければならない。

　ここで最も重要なことは「権限」と「権力」の違いを認識しておくことである。「権限」はある地位・立場に付与された権能であり、その立場にある限りにおいて使用することができるし、使用しなければならない。つまり仕事をするうえで必要な指示権といってもよいであろう。これは通常、職務権限規定や業務分掌といった形で文章化され明示されるべきものである。一方「権力」は地位や立場に関係なく振るわれるパワーであり、業務外にも私的な指示や干渉を行うという意味でパワーハラスメントになる。当然、これは職務権限規定や業務分掌に明記できる内容ではない。日本ではこうした権限と権力の峻別ができていないため、健全な職場風土の形成ができにくい。JCI（Joint Commission International）受審で学んだことは医師の資格評価と共に職務分掌の明確化であり、こうした文書による明示が質の担保になると思う[2]。医師は自ら権力を振るうことなく付与された権限を使って、チームの目標達成に全力を尽くすと同時に、下からの意見が言いやすい風通しのよい職場環境作りにも配慮しなければならない。パスのような病院横断的組

織が十分な活動をするためには、縦割りの組織構造を壊さなければならない。パス活動の活発な病院は医師であるパス委員長がリーダーシップを発揮し、モチベーションを維持しながら、チームを上手くまとめている開かれた組織文化を持つところが多い[3, 4]。

1.2 パス大会での医師の関わり方

当院のパス大会は2ヶ月に一度、外部公開で行われており、2015年2月に100回目を迎えた[5]。テーマは最長1年前から決まっており、パス大会に向けて通常2〜3ヶ月前から準備が始まる。当該科のみならず、他科、他職種も交えてデータを収集し、議論を重ねることになる。もちろんパス委員長やパス専任ナースもパス大会の支援に回ることとなる。医師はパス大会で発表するテーマの選定や、演者の選定、バリアンス収集と分析、可視化にも関わり、チームメンバーがわかりやすい発表を行えるように支援を行う。

医師のパス大会での役割はまず、疾患の説明である。パス大会の聴衆は外部からの参加者も多く、しかも必ずしも医療職ばかりではなく、行政や、メーカー、学生、経営コンサルタント、研究者、時に金融関係者などさまざまある。医師は医療関係者以外の参加者に対してもパス大会でのテーマとなっている疾患の説明をわかりやすく行い、パスの基本について一応の解説を加える。こうした説明はスライドで残るので、この一部を利用して患者用パスや疾患説明パンフレットを作成したり、説明用DVDを作ったりしている。素人にもわかりやすくということが主旨であるので、患者家族へのインフォームド・コンセントには有用である。

疾患の説明の後、当該パスの大まかな説明をし、今回改訂するパスのどの部分に問題があるのか、新規に加えるアウトカムは何なのかなどを解説して、パス大会の概要を述べる。パス大会は通常1時間半程を予定しているが、議論が白熱して2時間を超えることもある。特に外部参加者の意見は貴重であり、外部視点で客観的なコメントを頂くとそれだけで標準化が進んだり、新たなやり方の導入に繋がったり、無駄な医療行為の廃止にも繋がるなどの副次的な効果もあり、外部参加の重要性を改めて認識することになる。

また、通常、司会は他科の医師や他職種が務めるので、院内のこうした場を通して外科系、内科系および職種を問わず、医師のファシリテート能力の向上にも効果が期待できる。もちろんこれは他の職種も同様であるが、チームメンバーが平等な立場で自由に話し合える環境を医師が意識して作る訓練にもなっていると思われ、若い医師には積極的に参加してもらっている。パス活動は質改善活動でもあり、いかに多くのメンバーを巻き込むかが成功のポイントである。

また、パス大会で発表された内容はそれをさらにドリルダウンすると学会発表や論文作成に繋がり、これも医療者のインセンティブになっている。もちろん、発表自体がプレゼンテーションのスキルを向上させ、スタッフの成長に寄与するなど副次的効果も大いに期待できる。

1.3 クリニカルパス作成への関与

パスの作成や改訂における医師の関与は非常に重要である。とりわけアウトカムの設定は各医師の頭にあったものを明らかにし、お互いの相違を調整して標準化を行うよい機会である。パス作成の初期の頃は医師の裁量を優先して抗菌薬や検査内容を選択式にしたり、空欄にしたりしていたが、予定されたものは標準化して明示しておいた方がリスクは少なく仕事も効率化できる。つまり考える必要のないことを考える必要はなく、その時点で最善と思われるものをアウトカムとして設定すればよい。また、そうしておかなければ振り返って治療成績を評価する際に、さまざまな要因が入り込み、解析できない。

標準化においては他職種の協力を得ることが重要で医師のみで決めるとか看護師のみでアウトカムを設定すると広範な巻き込み型の質改善活動にはならない。加えて他職種の関与がなければパスに対する理解も得られず、パスを有効活用しようというモチベーションも上がらない。

1.4 医療の質向上

パスの最終アウトカムは医療の質向上であり、具体的にいうと治療成績の向上である。治療成績が向上したかどうかはデータを収集し分析してみなければ解らない。また、自院の治療成績が他施設に比べてどのような位置にあるかは、ベンチマーキングが必要である。パスのアウトカムをBOM（Basic Outcome Master：バリアンス用語マスター）で設定し、これからバリアンスを収集・分析・可視化できるシステムができたので（第1章参

照)、以前のような労作業は少なくなっている[6]。今後はこうして集められた膨大なデータをさらに解析して、医療のプロセス改善に結びつけるだけでなく、大規模臨床試験や新薬創出、副作用情報収集など、ITを使った研究がさらに進展することが期待できる。医師はこうした分野で今後大いに活躍できると思われ、パスのみならず、ICT（infomation and communication technology）や統計解析なども習熟しておく必要があろう。

2. 薬剤師のクリニカルパスへの関わり

当院でのパス活動で医師、看護師に次いで最も主体的に関与してきた職種は薬剤師である。特に薬剤の標準化や鎮痛剤の使用優先度や、止血剤の必要性の有無や、抗がん剤のレジメ作成などに関わってきた。ほとんどのパス作成に薬剤師の関わりがあり、使用率の高いパスができるにもかかわらず[7]、全国的に見ると薬剤師の参加は学会も含めてやや低調であるのは否めない。ただ、大学のような大きな組織でのパス活動の困難さもあるが、目標を明確に定めリーダーシップが発揮されれば活動自体も人材育成に繋がることを考えると薬剤師のパス活動に大きな期待をしたい[8]。

薬剤にはリスクが伴い、その管理に苦労している現場も多く、その解決法のひとつとしてパスが有用と考えられる。また、過去にみられた我が国での過剰な抗菌薬使用が結果的にMRSAなどの耐性菌の出現として現れたように、適正な薬剤使用はこれからも重要なポイントである。この章ではこれまで薬剤師がパス作成あるいは改訂に具体的のどのような関与をしてきたか、薬剤師に対し他の医療者がこれからどのような期待を持っているのかなどを述べたい。

2.1 薬剤管理と薬剤適正使用

いうまでもなく薬剤管理は薬剤師の最も重要な業務のひとつであり、近年はとくに持参薬の管理まで拡大し、効率のよい仕事が求められている。またハイアラート薬の管理はJCIでも厳しく管理体制が問われており[9]、多種多様な薬剤が臨床現場に登場するようになって、薬剤師の仕事もそれに対応する必要がある。病棟薬剤師の仕事はそれだけでなく、服薬管理や副作用情報の収集など多岐にわたっている。

パスに採用する薬剤はすべて薬剤師のチェックを通ることとなる。パス活動の初期においては予防的抗菌薬の標準化作業で薬剤師の協力が非常に重要である[10]。文献検索や他病院の事情、CDC（Centers for Disease Control and Prevention：米国疾病対策センター）ガイドラインの導入など、できるだけエビデンスレベルの高い薬剤選択の提案は薬剤師からなされることが多かった。また、医師がそれぞれ好みの抗菌薬を選択することが現場の作業を複雑化、遅延させ、またコスト高の要因にもなりリスクを生んでいた。薬剤師が各医師の抗菌薬使用状況を調査し、パス大会で発表したときは大きな反響があった。もちろん医師の実名は表に出ないものの、多くの医師が自らの抗菌薬選択と投与期間のばらつきに気づくよい機会であった。気づいても抗菌薬の標準化は科によって進むところと進まないところがあったが、徐々に改まっていった。特に薬剤部長の意識とリーダーシップの有無がこうした組織的改善に重要であり、薬剤師がどこまで主導的に適正使用を提言できるかは組織の透明性や開放性、リーダーの先見性によるところが大きい。

パス大会ではこのほか、鎮痛剤の投与基準の作成や解熱剤の投与基準、化学療法のレジメンの標準化、心不全薬の安全使用、術前腸管処理の見直し、深部静脈血栓症（deep-vein thrombosis：DVT）予防における抗血栓薬選択アルゴリズムの作成など、さまざまなパス作成や改訂で関わり大きな成果を上げてきた。一例を挙げてみよう。

2.2 薬剤師が主導したクリニカルパスの実例

トルバプタン（商品名サムスカ）という薬剤は、世界に先駆けて我が国において心不全の適応を取得したバソプレッシン受容体を拮抗する新規作用機序を有する新薬であった。しかし、新薬であるが故にエビデンスは少なく、どのような患者に有効であるか明確な答えはなかった。加えて安全性も確立されておらず、適正使用のために多くの検査が義務づけられていた。その結果、医師はもれなく検査を入力することに煩雑さを感じることとなり、薬剤師もそのチェックに追われることとなった。検査項目が不十分な場合、どのような患者に有効であるか評価できず、後からデータ解析ができないという悪循環に陥った。

それらの問題を解決すべく、薬剤部主導でトルバプタンに関わるパスを作成することを提案し、循環器内科医

師、看護師、事務職、そして薬剤師で構成されるパス作成チームを結成した。はじめに薬剤師を中心に、トルバプタンの効果や副作用のモニタリングポイントについて、インタビューフォーム、PubMedなどの検索エンジンを用いて既知の報告に関する情報収集を行った。看護師は日常業務における心不全看護を見直すことからはじまり、パスで評価可能な飲水チェックシートの作成や、「Mosby's Guide to Physical Examination (7th ed.)」による浮腫の評価をケア項目として新規導入することを提案した。これらの情報を事務職が保険診療上の妥当性を評価し、電子化することで実運用へと繋げることができた。このパスを運用するにあたり、確実にデータ収集ができるようになったことから、医師、看護師、薬剤師とパスに関するもののみならず、心不全の治療や看護に関する数多くの学会発表を行う機会を得ることができた。そして現在では、このパスで得られた知見をもとに、作成が難しいとされる内科系パスである心不全パスへと発展させるべく、多職種で検討を進めている。

このように、1つの薬剤に着目し、はじめは検査セットの色合いが強かった取り組みが、難しいとされる内科系パスに発展しようとしていることは、とても新しい取り組みであったように思う、このようなアプローチはさらにパスを用いた臨床研究へと発展する可能性も持ち合わせており、今後の取り組みが期待される。

2.3　臨床薬剤師への期待

薬剤師の臨床現場、とくに病棟業務への参加が始まり、その仕事の内容は大きく変わってきた。医師からみた従来の薬剤業務は、外来で薬剤を袋詰めしたり、患者に簡単な説明をしたりで、専門性の高い、言い換えれば薬剤師でなければ絶対できないといった仕事ではなかった。それが病棟業務に携わり患者と直に接し、医師・看護師を含めた他の職種と共同作業をすることで医療チームの一員であるという自覚が高まってきた。また、臨床に出れば他の職種との考え方の差異や取り組み方も含め、同業種だけの集団ではない難しさもあるかと思う。しかしながら医療チームは単純な仲良しグループであってはならない。医師に対しても専門性の立場から言うべきことははっきり言うことが、最終的には患者の利益に繋がる。また、医師も薬剤師の提言を素直に聞く態度が必要で、残念ながらパターナリズム故にリスクを発生させ、医療の質が上がらないケースは多い。もちろん薬剤師もチームメンバーである限り、他の職種と比べて臨床的実力が圧倒的に低いと、グループ内の弱点となり治療成績を低下させることになる。

日本クリニカルパス学会のアンケート調査では薬剤師の参加は期待されているものの、発表や院内での活動は今ひとつ活発ではない。実際、薬剤師の参加者数も少なく、これから大いに活躍して欲しい職種である。特にこれからはITを使った臨床研究や副作用情報のリアルタイムの収集、新薬開発など薬剤師の関与する領域は広がっていくと思われる。

3.　検査技師のクリニカルパスへの関わり

検査技師も医療現場では重要で欠くことのできない職種であるが、パス活動のなかではあまり見えない存在である。直接、患者と接する機会が少なく、検査の結果がどのように治療や診断に反映されているかが実感しにくい職種ともいえよう。しかしながら、近年は超音波や、採血部門も含め病棟で患者と接する機会も増え、説明業務への積極的参加事例などもみられている[11]。望ましくは、薬剤師と同様、臨床現場にもっと進出しその専門性をさらに高めてチーム医療を完成させて欲しいところである。パスは検査の標準化作業も含めて検査技師の活躍できる場所であり、積極的に取り組んで欲しい。そのためには統計学的な解析やその可視化などの基本的なスキルが求められている。

当院の現在までのパス大会では肝切除術や内視鏡的逆行性胆道膵管造影（ERCP）後の検査の見直しなどが行われている。また、副甲状腺摘出術においてCT、シンチグラム、超音波それぞれの検出率や費用、メリット、デメリットなどを検討し、検査計画の改定に携わった。ただ、薬剤師と同じく、臨床現場での活躍はもっとあっていいだろう。他の事例としては急性心筋梗塞の地域連携パス作成と運用に検査技師として関与し、検査の確実なフォローアップを可能にした事例などが報告されている[12]。以下に検査技師への期待を含めて医師や他臨床サイドがどのような活動を望んでいるかを述べたい。

3.1　検査の妥当性検証

そもそもパスに組み込まれた検査計画の妥当性についてはほとんど検証されていない。パスに盛り込まれたタ

スクとしての検査は、その内容、頻度を十分検証したうえで記載されているわけではない。多くは経験に基づいたもので明確なエビデンスに基づいた検査計画ではない。

例えば抗菌薬を投与された患者がある確率で肝機能異常を発生するからといってすべての患者に毎日、肝機能をチェックする必要はない。また一時的な肝機能異常があっても、多くが一過性ですぐに正常化すれば異常の発見自体の検査的意義は少ない。臨床検査の意義はまず異常値による初期診断、正常値による補助診断、異常値の継続による不変診断、正常値の継続による健常診断に分けられるであろう。例えばクレアチニンの上昇により腎機能低下を診断し、クレアチニンの異常があっても変化がなければ不変という診断になり、定期的な検査でクレアチンが正常であれば健常が継続されているという診断になる。疾病の診断率を上げるには毎日測定すれば良いが、現実的ではない。検査の内容はどのようにして決め、その頻度はどの程度が適当なのかなど、多くのデータが電子的にとれるようになれば、検査の内容や頻度の論理的な決定はできるのではないだろうか。こうした分野に検査技師の活躍を大いに期待したい。

3.2 臨床現場における検査技師への期待

検査技師も臨床現場への参加が求められている。特に採血業務や救急現場での緊急超音波検査など、チーム医療を形成する一員としての役割と責任は大きくなっていくと思われる。そうした臨床現場の他のチームメンバーとの接点となるのがパス作成現場である。他の職種がどういう仕事をし、何を期待されているかは検査室の中にいるだけではわからない。

パス作成に積極的に加わって、検査の必要性や妥当性、検査の特異性や感度などを提示し、より合理的な検査計画を作っていくことも検査技師の役割であろう。以下に当院での参加事例として術前出血時間をパスから廃止した研究を紹介したい[13]。

術前の出血時間の測定はスクリーニングとして長く行われてきた。筆者も大学で教わったように何の疑問もなく耳を切って時間ごとに濾紙に吸い取り、測定していた。一般病院では検査技師の仕事で、彼らも自分以上にたくさん検査をし続けてきたはずである。パス作成の議論の時に検査技師から出血時間の測定はどの程度正確で意味があるのかと聞かれハタと困った。疑問も持たずにやってきたからである。そして検査をやっている当人たちが検査の意義に疑問を持ちながらやっていることに改めて驚いたのである。検査の実行自体はもはや自分の手から離れているので、検査の意味など再考する機会もなかったが、こうして現場から改めて問われ、調べてみましょうということになった。

検査をやっていた個人的な印象からいえば、確かに切りすぎれば出血時間は長く、控えめに切れば時間は短いという経験はあった。要するに大胆だと長くなり慎重だと短くなるようでは再現性に問題があろう。

この時に調べた結果は論文化され出血時間は廃止された。当時から出血時間の意義について不要という報告がでていたが、長年やっていた検査を外すのは抵抗があるという医師からの反論があり、自院のデータを出すべきだということになった。現場の納得を得るために検査技師の力を借りて追試し、結果的に廃止になって検査技師の負担軽減に大いに繋がった。当院では年間約3,600件の全身麻酔手術がありこの検査に10分かかる。検査技師の時給が2,000円なら人件費だけで年間120万円かかる。一方で検査の収入は1件150円なので収入は54万円、これに機材なども加わるので、意味のない検査をしても赤字の拡大に貢献するだけである。昔から続けている伝統芸は止めにくいが、ときどき初心者的疑問を発するのも必要だろう。

4. 栄養士のクリニカルパスへの関わり

JCIで仕事の内容や責任、権限関係でもっとも差異を感じさせた職種が薬剤師と栄養士である。サーベイヤーが栄養士に対し「あなたが食事を提供しているが、そもそも患者の栄養評価をあなた自身が行っていますか？」と質問した。もちろん我々も含め栄養士にとって想定外の問いであり、栄養士の専門性を根本から問う内容であった。日本では食事の指示は医師の完全な裁量になっており、各種の特別食は医師が決定し栄養士がそれを受けて食材や調理の内容を検討するといった流れである。もちろんすべての医師が栄養学に長じているわけではなく、専門としていない食事指示はおざなりになりがちであった。よく考えてみると栄養士は栄養の専門家でもあり、患者の栄養評価を栄養士が行いその情報を医師に知らせて、議論し、食事内容を決定するほうが間違いは少ないだろう。こうした専門性はパス作成においても求められている。

4.1 栄養管理

栄養管理はやはり栄養士の重要な役割であり、しかも我々がパスのバリアンスを分析する限りほとんどの疾患で基本的に栄養が治療成績にcriticalである。従前から言われていたことであるが、やはり栄養管理と疼痛管理は治療の基本と言える。しかしながらあまりにも基本的過ぎて逆に光が当てられなかったともいえよう。栄養管理は非常に幅広く、急性期の周術期管理から高血圧、高脂血症、糖尿病などの生活習慣病、長期にわたる臓器不全すなわち腎不全や肝不全の食事療法、嚥下障害への介入など基本的であるが故に多岐にわたっている。したがって栄養士の活躍する領域はこれからますます広がると思われる。

栄養管理は治療の基本であり、まず栄養評価のスクリーニングの標準化が組織的に行われるかが鍵となろう。このスクリーニングをパスに組み込むことで、栄養に問題のある患者をもれなく拾い上げ、早めの対処が可能になる。特に電子化をすることでほとんど完璧に把握でき、栄養サポートチーム（nutrition support team：NST）活動も十分にできると報告されている[14]。

4.2 周術期栄養管理

急性期病院の栄養士の役割は急性期にある患者の治療に栄養学的見地からいかに貢献できるかということに尽きるだろう。患者要因のバリアンスのうち患者自身が治療に協力できるところは禁煙や肥満の是正、食事内容の改善などであろう。医療は不確実性を内在しているが、患者側の要因はできるだけ改善しておくことが治療成績の向上に繋がる。

特に予定手術の場合、手術までの期間を利用して禁煙指導や体重補正、栄養改善などは可能である。周術期の栄養管理では次のような介入が可能である。松崎によれば栄養スクリーニング、栄養アセスメント、必要栄養量の決定、栄養補給といったプロセスでそれぞれ標準化を図り、EBMに基づいたパスを作成することなどをチーム医療への栄養士の参画として促している[15]。

4.3 臨床現場における栄養士への期待

栄養士が栄養評価を主体的に行うようになれば当然のことながら、臨床現場でチームの一員としての役割が期待されることになる。とりわけ術後患者の栄養評価と適切な栄養処方には患者の病態を深く理解する必要があり、自ら患者から情報をとり、腹部の診察をして食事の開始を医師や看護師と相談し最適な食事を提供しなければならない。今まで臨床のおもてに出てこなかった栄養士であるが栄養の重要さが再認識されればされるほど、他の職種からの期待が高まると思われる。一部の病院では臨床に積極的に参加し、責任のある仕事をし、他職種からも患者からも評価を得ている。もちろん責任は重くなるのだが、やりがいも大きくなるので、チーム医療の中のかけがえのない存在に成長することを望みたい。

5. 臨床工学士、リハビリ、MSW、医事、その他のクリニカルパスへの関わり

パスが多職種による包括的な治療計画であることを考えると、医療の質改善に病院で働いているスタッフすべてが参加しなければならない。それでこそチーム医療が完成し、不確実である医療をより確実なものにできるのではないだろうか。しかも他職種との交流は新たな視点やヒントを生み出し、次のイノヴェーションに繋がる可能性も大である。医療が医師中心の天動説から患者を中心とした地動説に変わる、まさにコペルニクス的展開をパスが実現しつつある。旧来の医療とは全く異なる医療があらたに生み出されつつある。医師、看護師だけが医療をやっているわけではない。それでは質の向上は望めないし効率化も起こらないだろう。

以下、当院でのパス活動にどういった形で他職種が参画しているかを簡単に述べたい。

5.1 臨床工学士

比較的新しい職種であるが、電子機器の広がりと共にその職域を自ら拡大してきた専門家集団である。臨床工学士の仕事は血液浄化、心肺補助装置、ロボット支援手術器の管理、ペースメーカーなどの管理、集中治療室での業務、機器の集中管理のほか連携先への教育支援など多岐にわたっている。

こうした高度医療機器を使用する場合には、医師、看護師や理学療法士などとも協力し、情報共有をきちんとしなければ重大事故に繋がる恐れがある。また多忙な医師がすべてを指示し、すべてを監督するのは実際上無理

であり、臨床工学士は医師や看護師に負けない病態知識や患者状態の把握が必要になる。

臨床工学士が人工呼吸器の設定に関与して呼吸管理の質を向上させた例は他にも報告されており[16]、人工呼吸器の設定の標準化や抜管基準の明確化は医療安全と早期抜管に繋がるものであり、他の機器の設定をアルゴリズム化したり離脱プロセスを標準化したりしていくことは臨床工学士の関与なしにはできない。

5.2　リハビリテーション

理学療法士、作業療法士、言語聴覚士などは高齢化が進む先進国では重要な分野として拡大しつつある。ただ、個々の治療内容が相互に見えにくく、その記録も必ずしも標準化が進んでいない。そうした意味でパス作成にそれぞれのリハビリテーション（以下、リハビリ）スタッフが関与し共通の目標を掲げて、確実なアウトカムを出すことが求められている。その好例が、リハビリの早期介入でADL（activities of daily living：日常生活動作）の改善や出血性脳梗塞の減少などに優位の差を認めた報告が見られており[17]、諸外国では行われているこうした早期介入が、さらに普及するきっかけとなるだろう。他施設との共同研究などを通して、さらにエビデンスレベルの高いリハビリが行われるように期待したい。

リハビリスタッフは当院のパス大会に最も関与し、活躍しているメディカルスタッフの一つでもある。理学療法士による人工膝関節置換術の術前評価をもとにした術後リハビリ計画立案の標準化や、作業療法士による上部消化管出血患者の在宅復帰に向けた早期離床リハビリ介入、言語聴覚士による誤嚥性肺炎患者に対する嚥下評価と再発患者の要因分析など、さまざまなパスで改善提案を行い実行に移している。高齢の患者が増えれば増えるほど、早期のリハビリは重要で、廃用性萎縮の回避や機能の改善に寄与することによって、入院日数も短縮してくる。現在当院では365日リハビリを行っているが、急性期では今後24時間体制が求められるかもしれない。

5.3　MSW（Medical Social Worker）

当院は急性期病院であり、重症高齢者が増えれば増えるほど、転院調整が必要な症例が増加する。パス作成において、転院調整時期や連携医療機関との情報交換など、MSWの活躍するところは大きい。MSWの介入は個々人で標準化されてなかったが、電子カルテ導入を機に記録の標準化を図ったことにより、データの収集も容易になった。

病床の機能分化が進んで行く過程で、急性期、回復期、慢性期をそれぞれ繋ぐ連携はますます重要になると思われる。特に疾患特性を理解した転院調整はMSWが活躍できるところであり、疾患毎のMSWのパスへの介入には不可欠である。

5.4　医事

医事課はパス作成の初期段階から関わり、標準的な経過を辿った症例における原価計算を担ってきた。当院では新しく入職した事務職の最初の配属先は医事課であり、これは医療の全体像を把握するにはよい職場である。また発表の機会が少ない医事関係の職員には、院内でのプレゼンテーションの経験は職員個人の成長にも繋がるし、評価の対象にもなる。こうしたモチベーションの維持は、ともすれば日々の作業に埋没しがちな職員の教育、職業人としての自覚、達成感などさまざまな効果があり、やり甲斐に繋がる。

おわりに

病院という組織は多職種の専門家集団で、それぞれの集団でまとまる傾向があり、一つの方向性に向かって動くことが一般企業に較べて難しいかもしれない。しかし、医療者として掲げている理念の実現、とりわけ安全で質の高い医療の提供にはチーム医療の重要性は論をまたない。チーム医療とは、すなわち病院横断的活動であり、パス活動はこの病院横断的活動のひとつである。パス活動は病院にとって重要な質改善運動であり、権威勾配をなくし、すべてのチームメンバーが共通する目標を明確に持ち、協同作業をするチーム医療実現の貴重な場である。

多職種が集まり、知恵と経験と根拠を求め、ひとつのパスを完成させたときの達成感は大きい。それは、それぞれが専門家という自負を持ちながら、ひとつの目標に対して、他職種の声に耳を傾け、議論し、学ぶことの喜びというモチベーションが得られるからである。このモチベーションこそが、パス作成、ひいてはチーム医療の成功に結びつけるものである。

■文献

1) 山口徹:「チーム医療」推進へ向けた国の取り組み,病院 74:112-116,2015.
2) Joint Commission International:病院向けJoint Commission International認定基準第5版（日本語版）. 職員の資格と教育（SQE）, 225-248, Dept. of Publications, Illinois, USA.
3) 北村道彦:広げようパスの院内活動. 日クリニカルパス会誌 14:247-251, 2012.
4) 松永高志:院内に広げるパス活動. 日クリニカルパス会誌 15:205-209, 2013.
5) 副島秀久監, 済生会熊本病院パスプロジェクト編:医療記録が変わる！決定版クリニカルパス, 2004, 7-18, 医学書院, 東京.
6) 副島秀久, 中熊英貴, 小妻幸男, 他:データ収集・分析の新たな潮流NECVで変わる電子カルテ:バリアンス収集と分析の効率化 新医療, 41:92-95, 2014.
7) 濃沼政美:院内パス委員会の組織構成とパス使用率との関連性についての考察. 日クリニカルパス会誌 14:229-233, 2012.
8) 小野田学時:薬剤師の視点から人材育成を考える—クリニカルパス事務局の経験から—. 日クリニカルパス会誌 13:141-144, 2011.
9) Joint Commission International:病院向けJoint Commission International認定基準第5版（日本語版）. 国際患者安全目標（IPSG）IPSG.3ハイアラート薬の安全性を高める, 26-28, Dept. of Publications, Illinois, USA.
10) 岸川礼子, 室高広, 岡田みずほ, 他:手術関連クリニカルパスの抗菌薬使用適正化への取り組み. 日クリニカルパス会誌 16:249-252, 2014.
11) 工藤奈美, 多田恵梨子, 芳賀久美, 他:臨床検査技師によるチーム医療への参加:検査説明. 日クリニカルパス会誌 16:176-178, 2014.
12) 工藤奈美:急性心筋梗塞症地域連携パスの今後の展望を目指して. 日クリニカルパス会誌 17:225-227, 2015.
13) 加治原みどり:出血時間中止の取り組み, 医学検査 60:106-111, 2011.
14) 伴幸子, 酒井圭子, 篠田純治, 他:栄養スクリーニングを組み込んだクリニカルパス作成とその効果について. 日クリニカルパス会誌 14:156-158, 2012.
15) 松崎政三:管理栄養士業務とクリニカルパス. 日クリニカルパス会誌 14:103-110, 2012.
16) 桑原将司:人工呼吸器を管理する事から呼吸管理に関わることができた. 日クリニカルパス会誌 16:179-182, 2014.
17) 坂本太朗, 安永雅年, 松本雄, 他:脳梗塞急性期クリニカルパスの安静度改定前後での比較—リハビリの早期介入の効果, 課題について—. 日クリニカルパス会誌 16:253-257, 2014.

第11章 クリニカルパスと看護

1980年代にクリニカルパス（以下、パス）を工業界の手法を基に開発し、医療界に普及させたのはアメリカの看護師 Karen Zander である。彼女はなぜ異分野の知見に注目したのだろうか。看護師として患者の回復過程を重視する視点から、「過程」と「成果」をつなげる医療工程管理に魅力を感じたのではないだろうか。本章では、パスの作成に欠くことのできない看護師とパスの関係について述べたい。

1. 背景

パスは標準化された治療の過程すなわち「あるべき姿」を描き、それを達成するための介入過程を可視化したものである。基本的には個別の問題を扱うのではなく、何も起こらない順調な経過、すなわち標準的経過を辿るグループを診療計画として可視化する。共同問題であれ、看護問題であれ、チームで介入することを前提としたパスではすべて「アウトカム」としてチーム共有の達成目標が記載される。従って診療計画の多くは看護計画を包含した形となっている。標準から逸脱しアウトカム未達成となるような、患者の個別性が現れる状況を「バリアンス」として扱う。

看護の現場においてパス導入の効果はどのようなものだろうか。パス導入時の時代背景と臨床現場の抱える課題を考慮し、その効果について述べる。

2. 看護におけるクリニカルパスの導入とその効果

2.1 記録の効率化とパスの変化

看護師が関わる「記録」は「看護記録」だけではない。入院時から退院までの過程において、医師や他の医療従事者が活用する「診療情報」としての記録は膨大な量にのぼる。診療報酬改定のたびにその情報を治療の証拠として残すための「書類」は増え続けている。また、多くの医療機関や施設において、それらの「書類」を整えることは「看護業務」として位置付けられている。本来「記録」は看護実践の質を評価していく上でも大切な業務である。しかし、こうした背景と共に記録本来の目的は見失われ、大きな負担感だけが先行する業務となっていた。だからこそ、その負担を軽くすることにより、本当に必要な記録ができる環境を整えることが必要であった。すなわち、パスという効率的な情報共有の仕組みにより「安全で質の高い医療」を実現することこそがその導入の目的でもあった。

2.2 クリニカルパスの変化で問われる看護の専門性

さまざまな工夫によって臨床現場で進化を重ね効率化されたパス記録によって浮上してきた課題がある。それは、看護の専門性という本質的な問題への疑問である。すなわち、効率的に情報共有するためのツールとして治療上必要な記録がパスに記載された後に残った記録が果たして必要な記録なのか、業務として経験的に書いていた記録が本来「何のため」に書かれていたのかという問題に立ち返ることとなった。パス記録におけるタスクの記録は、アウトカムを達成するために行っていた看護行為である。チェックボックスをうめるという機械的な行為の向こうにある記録に対する意味づけを十分理解して、記録を行う必要がある。「看護問題」という表現でも「アウトカム」という表現でも捉えている現象は同じである。自分たちが実施している「観察項目」や「介入項目」が「アウトカム」にどのような影響を与えているのか、バリアンスになる可能性を予測しながらどのように介入を変化させたのか、そうしたアウトカムに影響を与える項目について、判断し、記載することが求められる。こうした思考経路を表すバリアンス記録は分析に値

するものであり、それを基に次のパス改定につなげることが重要である。パスを医療の質改善のツールとして活用する過程には、バリアンス記録を記載する看護師の記録の質が大きく関係している。パス導入によって明確になった、記録する必要のある項目とない項目の優先順位の判断こそが、看護師に求められる専門性ともいえる。これらの問題については、パス導入に伴う「見える化」の効果を整理した上で改めて述べたい。

2.3　見える化による効果

臨床現場における看護の立場からみたパス導入効果は、記録の効率化と同時に「見える化」の効果が挙げられる。「見える化」の効果にも、患者・家族に対する側面と医療従事者側の側面が挙げられる。それぞれ「患者用パス」と「医療者用パス」という形式で表現される。その効果について以下に整理していく。

2.3.1　患者用パスにおける見える化の効果

患者用パスとは、「自病院の標準的な治療およびケア計画を表示したものであり、インフォームド・コンセントを目的としており、患者が治療およびケアを選択する際の参考とできるものである」[1]。

インフォームド・コンセントを目的とした患者用パスはどのような内容と形式が望ましいのだろうか。患者がこれから受けようとしている治療のゴールとアウトカムが明記され、できるだけ専門用語をさけて患者の理解しやすい表現とレイアウト（字の大きさやイラスト等）の工夫が求められる。その内容についても単に医療従事者側から知らせたい治療内容だけでなく、患者側が知りたい内容も盛り込まれる。いつごろから歩ける、お風呂に入れる、職場復帰できる、起こりうる合併症や医療費の情報等々、患者が求める優先的な情報を患者用パスに掲載し、そうでない情報は他の書類に掲載して区別する。もちろんパス未使用時の場合は、患者に必要な情報が伝わる仕組みを考慮する。こうしてみると患者用パスを作成する過程そのものが患者のニーズを理解する過程ともいえる。自分がこれから受ける治療の一般的な流れやその過程を「見える化」することで、患者自身が自己決定できるように支援するという面でも大きな意味がある。治療方法の選択と患者自身の主体的な治療への参加を促し、患者中心の医療を実現するためのツールとして「患者用パス」が活用できることも見える化の効果である。

患者自身の主体的な治療への参加という点では、副次効果もある。患者用パスに記載する内容と異なる医療行為が行われようとした場合、それが患者の個別的な問題への対処であるならば医療者側に説明する責任が問われる。また、万が一間違いであるならば、医療事故を未然に防ぐきっかけとなりリスク管理にもつながる。いずれの場合にも「患者自身の主体的参加」と同時に患者の声に真摯に耳を傾ける看護師の姿勢が大切なことはいうまでもない。こうして「患者用パス」の見える化は、作成過程、実際の運用とそれぞれの場面において多様な効果が発揮され、「看護の質」、「医療の質」向上にも寄与してきた。

2.3.2　医療者用パスにおける見える化の効果

医療者用パスは、当該治療が目指す到達目標（アウトカム）に向けて最適と考えられる医療の介入内容をスケジュール表にしたものであり、一般的にクリニカルパスという場合にはこのパスを指す場合が多い。その見える化の効果にはどのようなものがあるだろうか。最も重要な効果は「アウトカムの明確化」であろう。入院診療計画書に記載された治療目標から外れた状況となっていても、それを修正するツールやシステムがないと、いたずらに入院期間だけが伸びていくこととなる。パスによりアウトカムが明確であれば、医療現場において目標が共有されやすく、チームの行動もまとまりやすい。しかもアウトカムが達成されない場合、すなわちバリアンスへの対処も明確に共有される。パスがチーム医療推進のツールであるといわれる所以はまさにそこにある。

また、具体的に前述の**図1**のオーバービューや**表1**の日めくりパスを見てみると更なる効果も明確となる。チーム全体としての最終アウトカムの共有だけでなく、一つひとつの介入項目がどのようなアウトカム達成を目指しているものかも明確であるため、何のために今この処置が必要なのか、検査しなければならないのかなどが明らかでかつチーム全体で共有される。それは、医療行為（または診療の補助行為）を実施する側にとっても患者側にとっても大きなメリットになる。

まず医療者にとっては、新人でもベテランでも何のためにこの医療行為が必要なのかを理解したうえで実施できる。新人には教育ツールとして、ベテランにとっても長年当たり前のようにこなしてきた業務の目的を再認識することに役立つ。どのような立場の医療者であっても単に「業務」としてこなすのではなく、患者にとって大切な治療行為・診療の補助行為を行っているという自覚にも繋がる。

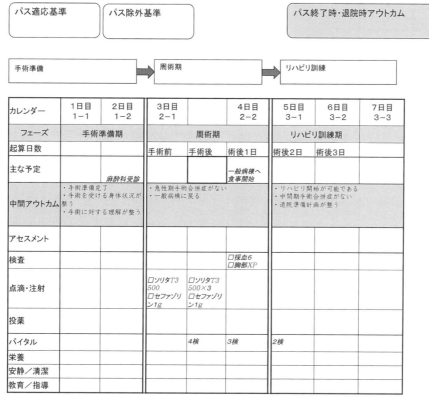

図1 ▶ フェーズ式オーバービューパス[2]

クリニカルパス用語解説集　5ページ　A1-2を引用

表1 ▶ 日めくり式パスの形式の例[3]　表A 3-1に一部追加)

日付	主治医サイン
アウトカム（クリティカルインディケーターを含む） サイン（記録した看護師）	バリアンス記録と対処 サイン（記録した看護師）
タスク（医療行為） サイン（記録した看護師）	医師記録 サイン（記録した医師）
患者状態（観察項目） （時間帯ごとにチェック）	共有情報・追加記録など サイン（記録した看護師　他スタッフ）

一方、患者にとっては「患者用パス」を確認しながら、患者自身も治療に参加できる。そして、万が一のエラーの場合にも患者側からの発見にも繋がり医療安全上のメリットも期待できる。

3. クリニカルパス運用による変化

3.1 指示待ち看護からの脱却

　パス導入からその運用に伴い看護の現場で大きく変化したことは、「指示待ち」場面の減少である。パス医療においては、予め指示が詳細に「見える化」されているので、看護業務の見通しも立てやすく、その都度、指示受けする手間が省けるのはいうまでもない。指示待ち場面の減少は業務の効率化だけでなく、看護の自律的な判断を促進する効果も大きい。パスの指示通りで本当に大丈夫なのか、パスの指示と医師のオーダーとの整合性が取れているのか、パスを標準的医療と捉えた時、目の前の患者では、実際にパス通りの医療でアウトカムが達成できるのかなどの視点で看護師が判断し評価できる環境が整っている。万が一、医師のオーダー入力などに間違いがあってもパスに記載されている指示との違いを確認することでエラーの発見にも繋がる。パスが医療安全推進ツールとして重視されるのはこのような効果からである。

　一方、医師間のバラツキを是正する効果もある。忙し

い急性期医療の現場では、医師ごとで違う指示が出されることは指示を受ける側からは大きなリスクと負担になる。ガイドラインや過去の臨床データを基に当該医療機関の基本的な治療過程をパスで可視化しておくことで、医師ごとに異なる指示が出るというリスクも低減された。それは日々指示を受ける看護師だけでなく、患者にとってのメリットも大きい。同じ病気で同じ病棟に入院しているのに全く違う治療介入ということはなくなった。標準的な治療過程を辿る患者にまで個別に指示を出していた時間を、パス通りにはいかないリスクの高い患者や医師の細かい判断が必要な治療に専念する時間に転換することが可能となった。結果的に治療成績の向上にも繋がる。もちろん、標準的な治療に医師が関わらないというわけではない。日々のアウトカム達成の評価やバリアンス記録の確認をとおして、医師の裁量権は発揮される。日常の細かな臨床判断を看護師や他の医療者に委譲することで、より高度な臨床判断に専念する余裕とシステムができるのである。委譲された看護師側としてもパスによって詳細な「医師の指示」が明確になっているために判断しやすい。臨床判断に必要なデータも効率的に収集できるため、医師看護師間の情報共有も効率的になる。まさに WIN-WIN の関係が築きやすい。

しかし、一方で医療機関によっては医師ごとにパスが存在する事例や医師の転勤によって使用されなくなる事例、パスがあってもパスの指示を無視する医師がいるといった事例も時に耳にする。ただ、その問題もパスによって「見える化」されなければ表にでることさえなかったはずである。一部の例外的な事例を取り上げ、一喜一憂するのではなく、少なくとも医師ごとで当該疾患の標準化はできているという事実を冷静に受け止めたい。患者ごとに指示受けしているパスのない医療とは雲泥の差である。パスの運用上の問題をパス医療そのものの問題と混同してはいけない。パスがあるからこそ、パスから外れた医療行為が明確になる。一方、パスの使用率が極端に低い場合には、そろそろパス改定の時期がきているのかもしれない。パスがあるからこそ、そういった気づきにも繋がるし、他施設とのベンチマーキングで確認することも可能になる。いずれの場合においても当該疾患の医療の標準化のレベルが自施設でどこまで進んでいるのかという問題が明らかになるなどの効果も得られる。指示待ち看護を脱却した結果、看護師の判断が自施設の医療の標準化に寄与することにも繋がったといえよう。

3.2　看護の標準化

　パスにより治療行為の標準化が進むと、次に明確になるのが看護師によるバラツキの存在である。前述のアウトカム達成に影響するバリアンス記録とも関係するが、結果としてばらつき補正のためのアセスメントツールや記録形式の標準化に繋がった。パスによって浸透したアセスメントツールとして代表的なものに痛みの評価スケールが挙げられる。視覚的評価スケール（VAS：Visual Analog Scale）、表情評価スケール（FRS：Face Rating Scale）、数値評価スケール（NRS：Numeric Rating Scale）など当該疾患や対象者の特徴を考慮してパスに使用されるスケールも工夫されている。こうした工夫をパスに組み込むことは現在では常識的になっているが、パス導入による看護の標準化の一端ともいえる。背景には、外科系パスやがん疾患パスなどにおける疼痛のコントロールの客観評価と評価の精度が影響している。つまり当該パスにおいて、「疼痛の評価」は患者状態を示す痛みの評価と鎮痛剤の効果判定の両面において重要な評価であり、高い精度が求められる。アウトカムに影響する重要な評価だからこそ、看護師によるバラツキをなくす、つまり客観的、定量的評価の必然性がある。そのために生まれた現場の工夫ともいえる。

　標準化が求められるのは痛みの評価だけではない。看護師として日々観察しているデータがすべて対象となる。チームで観察項目を共有するには、検査値等の定量的なデータと異なり、定性的なデータをいかに客観的な情報として共有していくかという課題がある。看護師としての判断の根拠となるデータが客観性に乏しければ問題外である。穿刺後の観察項目である皮下出血と血腫の違いはどのレベルなのか、血尿とはどの程度の色から定義されるのか、ドレーン排液の性状をどのように表現するのか、尿の性状、便の性状、創傷の状態、褥瘡の状態等々同様の問題に直面した。これらの問題はパスだけでなく、医療情報の電子化の影響もあり、MEDIS 等の標準的な表現が急速に拡がった。定性的な観察内容については、画像データとして残す方法も簡便になってきたが、画像として残す必要性を判断するまでの変化や定点での観察等、日常業務において、看護判断の根拠となるデータの記載方法の標準化が問われる場面も増えた。こうして、看護のアセスメント項目の標準化は、パス導入に伴う運用の工夫の中で進化してきたともいえる。

　また、医師側からみても標準化されたパスがあれば、

アウトカムを評価する看護師の能力も明確になる。医師からの指示が標準化され、かつ包括化が進めば進むほど、パス通りの経過を辿る患者への標準的なケアを提供することだけでなく、バリアンスを判定したり、バリアンスを回避したりするための看護師の細かい観察と適切な介入が期待される。それこそが看護の専門性と期待されており、裏を返せば、看護師の個々の能力が問われているといえる。パスの導入に伴い、看護の標準化を進めて行けばいくほど、看護の専門性が求められる。可視化の向こうにあるこのような問題にいかに対処していくかが看護の質向上の鍵ともいえよう。

3.3 データ収集における看護の役割

パスの普及により、医療行為や看護行為の標準化が進んだ結果、自分たちが提供している医療を評価する仕組みが整った。医療制度上の仕組みとしてDPC（diagnosis procedure combination）が導入され、医療行為をマネジメントするツールとしてのパスの役割は拡大している。パスによる医療行為を実施した場合に予定通りに経過しているのか、日々のアウトカムは達成されているのかどうかを判断する根拠となる患者の状態を観察しているのが看護師である。定量的データである血液データであっても、その採血方法や検体処理が適切でなければ意味がない。バリアンスが発生する要因にはさまざまな状況が想定されるが、その最大は患者要因であり、糖尿病があったり、腎不全があったりすると、よりバリアンスが発生しやすくなる。そうした患者に日々ケアを提供し、観察しているのは看護師であり、患者要因から発生するバリアンスをあらかじめ予測し、正確にデータを取っていくことが求められている。パスが標準的な医療を提供し、その医療の質を改善していくためのツールとして活用されるためにはなるためには、データの精度が重要である。

4. 看護におけるクリニカルパスの現状と課題

これまでパスによる効果とメリットを中心に述べてきた。ただし、それは正しく運用されてこそのメリットである。表裏一体の関係にもあるパスの課題はパスに対する誤解も影響している。本項ではその誤解が生まれた背景を視野にいれながら、看護におけるパスの現状と課題について整理したい。

4.1 クリニカルパス運用に伴う誤解

パスへの誤解で最も多いのが標準化と画一化の誤解である。繰り返し述べてきたように患者の個別性へ対応するためにも標準化を進めていく意味がある。ただ、パス医療を進めていく際に、記録の様式（特にバリアンス記録）が十分整備されていない、あるいはパス運用上の問題がある場合、画一的になってしまう状況は否めない。しかし、それはパスの問題というより、むしろ多くはパスを運用する仕組みの問題である。

看護記録との関係もまた同様である。患者の個別性を重視するという意味で、パス記録ではバリアンス記録を重視し、看護記録では個別の看護計画とその評価を重視する。どちらも個別性を重視した仕組みをうまく運用しており本質的な差異はない。標準看護計画の場合にも同様にそれを運用する時の問題は存在する。看護支援システムの普及に伴い、整理された形で患者毎の問題リストが挙げられ、看護計画も立案されているが、果たしてどれだけの患者のベッドサイドで看護計画に記載された看護介入が実践され、適切に評価されているのだろうか。そうした現状も冷静に見極め、より良い医療、看護を提供できるパス運用上の仕組みを構築する必要がある。勿論、パスは万能のツールではなく、それぞれのメリット、デメリットを理解した上での運用が重要なことは言うまでもない。

4.2 看護の特性と可視化の困難性

医療の機能分化や社会の変化により看護の役割機能も変化し続けてきたが、その本質はケアにある。そして、キュア（治療）に必要な正確なアセスメントに基づくケアを提供するのが看護である。ひと昔前までは入院生活以外は考えられなかったような医療依存度の高い患者さんでも在宅療養を目指す時代が来ようとしている。そうした時代に対応するためには、それぞれのステージにおける看護の役割がより重要になる。急性期、回復期、維持期といった回復過程において、その介入方法やパスでいう「タスク」の項目は違っても、看護の特性は変わらない。看護の対象である患者や家族の思いに常に寄り添い、その思いをどのようにすれば尊重できるのだろうかと考えるところにある。患者、家族の自己決定支援である。パスのアウトカムを評価する、バリアンスをチェックするという行為の向こうには、常に24時間患者の側に寄

り添い関わることにより、その不安や苦痛に気づき、人としての尊厳を守ろうとする配慮が存在する。術後の点滴管理やドレーン管理の観察項目をチェックする行為の影には、いかにして抑制をなくすかをチームで議論し、工夫を重ねる姿がある。留置針を抜かれるたびにインシデント報告書を書きながらも、日中だけでも抑制は外せないか考えている。その人の尊厳を守り、その人らしく生きていくことを支えるという看護の価値は、どんなに忙しい急性期の看護の中にも存在している。しかし、多くの場合、その工夫や配慮は「可視化」されにくい。

4.3 看護が見えるクリニカルパス

「看護が見えるパス」とはどのようなパスなのだろうか。

もっとも重要な点は、アウトカムに看護の視点を反映させることである。パスの作成過程では、パスを使用する全職種が関わることが前提であるが、実際には看護師が中心になってそのフレームワークを作成することが多い。アウトカムの設定においても同様である。看護師が主体的に作成に関わる故に、看護の視点を活かすこともできるはずなのだが、まだまだ当該疾患の治療のみに焦点をあてたアウトカム設定が目立つ。では、アウトカムに看護の視点をいれるためには何が必要なのだろうか。まずは、退院時のアウトカムから始めることを提案したい。

多くの医療機関内で使用されているパスの最終アウトカムは、退院基準である。しかし、病院の機能分化に伴いこの退院基準に変化が起きている。患者、家族にとって安心して退院（転院）できる状況に達していないのに追い出される感覚を持って退院する場合を散見する。疾病構造の変化、患者の高齢化に伴い、当該疾患の症状がある程度安定することが退院基準（最終アウトカム）になりつつある[4]。すなわち、症状がある程度落ち着けば急性期治療は一段落し、患者が在宅、或いは地域包括ケア病棟、回復期リハビリテーション病棟に転院できる状況が退院基準なのである。どんな状況になれば、患者そして家族が安心して在宅で生活できるのだろうか。その状況は、患者、家族だけでなく、地域性や社会の経済状況により大きく変化する。その個別性が多様であることは簡単に想像できるであろう。そうした個別性に対応するアウトカムを設定する場面にこそ「看護過程」の展開が生かされるのではないだろうか。パスがチーム医療推進のためのツールだからこそ、多様な価値観を持つ患者、家族を理解し、退院（転院）という目標・アウトカムに向かって多職種で介入することが求められる。

病気が治っても家族の介護力が脆弱であれば、退院できないという患者がいる。一方、ターミナルで医師は在宅では無理だといっても、一日でも長く家で暮らしたいと願い、家族が受け入れたい患者も存在する。そんな具体的な課題に向きあう際に、現場ではどのような解決策がとられているのだろうか。多様な価値観と向かいながら、在宅で暮らしていくための退院基準をケアとキュアの両面から考える「看護過程」の枠組みからアウトカム設定する視点こそが重要でないだろうか。そんな視点があれば、患者・医療者両者にとってより良い成果を期待でき、家族の支援にも繋がる。今の臨床現場においては、家族は退院促進するための「資源」として捉える傾向があるが、看護学では家族も看護の対象として捉えられる。「介護力の低い家族」「理解力に乏しい家族」とレッテルを貼るのではなく、ケアの対象、支援の対象として関わることから解決の糸口を探す。それが「看護学」としての基本的姿勢でもある。

次に求められるのは情報共有の仕組みである。アウトカムに看護の視点をいれたとしてもチームで目標を共有していなければ意味がない。そのアウトカムを達成するために効果的な介入を実践するためには、必要な情報を効率的に共有する必要がある。一言で患者、家族が安心して在宅で生活できるとはいっても、個別性という振幅の大きな問題がある。従って入院時から多職種間で情報共有する仕組みが必要となる。これには、入院のたびに看護師が情報収集している患者・家族の基本情報、前回の退院時のサマリーなどを活かすことができる。パスや電子カルテ、カンファレンスといったさまざまなツールを有効に活用することにより、アウトカムを達成するための介入項目も明確になる。

最後に忘れてはならないのは、バリアンス記録と分析である。パスが本来の目的である医療の質を改善する手法となりうるには、バリアンスをしっかりと記録に残し、分析する必要がある。アウトカムの設定が本当に良かったのかどうかの評価にも繋がる。見えにくいと言われる「看護」の視点を盛り込んだパスにするためには、アウトカム設定に始まり、そのアウトカムを達成するための介入と情報共有そしてバリアンス分析というPDCAサイクルをしっかりと回していかなければならない。疾患の観察項目に何を加えれば「看護が見えるパス」になるのか。常に患者、家族の思いに真摯に向かい

合う看護職だからこそ、何を「可視化」していきたいのか。自分たちが目指している「看護」とは何なのかを今一度考える時期なのかもしれない。

4.4　問われる看護管理者の立ち位置

　パスに「看護を可視化」するためには何が必要なのかについて検討してきた。そこで明確となってきたのは、看護者がその専門性や独自性を重視し、「看護」を声高に主張するあまり、逆に他職種から理解されにくいという現象を引き起こしてしまっている事実である。パスを作成する際には、どうしても疾患単位で作成する場合が多く、疾患の治療に関わるタスク中心になりがちである。アウトカムの設定にしても、まずは合併症を起こさず退院基準を達成することが最優先される。しかし、そのアウトカムを達成するためには、患者の小さな変化も見逃さない観察力と先を見通した介入がある。パスには、アウトカム達成とチェックされる背景に、そうしたアセスメントに基づく介入がある。今一度考えてほしいのは「何のためのパス」で、「何のための看護計画、看護過程」なのかという問いである。そして、その問題の根幹となっているのは、看護管理者の「パスへの理解度」や「看護診断へのこだわり」である場合も少なくない。

　そもそも、看護管理とは「最適な看護の提供を目指し、人・物・金・情報・時間に関して計画・立案、組織化、調整、統制、変革を行う活動およびその過程である。主な活動は、看護の組織化を図り、業務の明確化・監査・開発、人材の確保・活用・育成、予算計画と執行・評価、労働環境の調整を含む労務管理などを合理的・効果的に行うことである」[5]。

　すなわち、看護管理者にとって自分が管理するスタッフ一人ひとりのもつ能力を最大限に発揮されるような環境を整えるのは重要な役割の一つである。ここでいう「人・物・金・情報」の中で「パス」はどのように位置づけられているのだろうか。環境を整えるということは、直接的または間接的なサポートすべてがその対象になる。スタッフ一人ひとりがその能力に応じた看護実践を行うことを通して、自らの仕事に誇りを持つことができる仕組みを創ることである。その仕組みには、パスもあれば、看護過程も看護計画もあってよい。さまざまな看護実践において、自律的な判断をして、専門職としての責任の下、しっかりと意思決定をする。そんな仕組みは多職種で連携して実践していく場面によって、より培われるのではないだろうか。そうすれば、どのような仕組みがより効果的なのかはすでに答えは出ているともいえよう。

　看護管理者の究極の目的は、そうした環境を整えることにより、「看護の質 quality of nursing care」を向上させることにある。看護の質、医療の質向上は、パス導入の目的とも一致する。看護管理者は「看護の質」向上を実現していくためにも、その立ち位置が問われている。

■引用文献

1) 日本クリニカルパス学会編：患者用パス，クリニカルパス用語解説集，増補改訂版，2014，19，日本クリニカルパス学会，東京．
2) 日本クリニカルパス学会編：オーバービューパス，クリニカルパス用語解説集，増補改訂版，2014，5，日本クリニカルパス学会，東京．
3) 日本クリニカルパス学会編：日めくり式パス，クリニカルパス用語解説集，増補改訂版，2014，14，日本クリニカルパス学会，東京．
4) 地域医療構想策定ガイドライン（案），地域医療構想策定ガイドライン等に関する検討会資料，2015.2，厚生労働省
http://www.mhlw.go.jp/file/05-Shingikai-10801000-Iseikyoku-Soumuka/0000073912.pdf［2015.3.1］
5) 看護業務基準（2006年改訂版），日本看護協会，2007，社団法人日本看護協会
http://www.nurse.or.jp/home/publication/pdf/2007/kangokijyun2006.pdf［2015.09.30］

第12章 地域連携クリニカルパス

1. 地域連携クリニカルパスの定義と特徴

　地域連携クリニカルパス（以下、地域連携パス）とは、具体的には、①急性期病院から回復期病院を経て早期に自宅に帰れるような診療計画を作成し、治療を受ける全ての医療機関で共有して用いるもの、②診療にあたる複数の医療機関が、役割分担を含め、あらかじめ診療内容を患者に提示・説明することにより、患者が安心して医療を受けることができるようにするもの、③内容としては、施設ごとの診療内容と治療経過、最終ゴールなどを診療計画として明示、④回復期病院では、患者がどのような状態で転院してくるかを把握できるため、改めて状態を観察することなく、転院早々からリハビリを開始できる、⑤これにより、医療連携体制に基づく地域完結型医療を具体的に実現する、とした5項目と位置づけられている[1]。

　他章において述べられている一般的なオーバービュー形式の院内パスは、患者の標準的な経過（時間軸）を横軸にとり、患者に提供される診療・ケア計画からなるタスク項目（例：治療、検査、薬剤、退院指導）やアウトカム（達成目標）、バリアンス要因等を縦軸にとったマトリックスで構成されている。

　一方、地域連携パスは、前述したオーバービュー形式の医療者用パスとイメージに大きな違いはないが、最も異なる点は運用期間が数ヶ月から数年などの長期にわたるという点である（図1）。

　公的文書においては、当初「クリティカルパス」が使用されていたが現在では「クリニカルパス」と併記されることが多い。本項では、公的文書の引用についてはそのまま使用する。いずれにせよ、「クリティカルパス」と「クリニカルパス」は同じ意味である。

2. 地域連携クリニカルパスが生まれた背景

2.1 地域医療連携の必要性や利点

　過去における我が国の医療では急性期、回復期、維持期（在宅医療などを含む）という医療機関間の機能分化があまり進んでいなかったため、一人の患者に対して一つの医療機関内で、外来から入院、そして退院、また外来へという流れで治療を行ってきた。しかし近年は医療が高度専門化したことや、国民の高齢化により生活習慣病の増加など疾病構造が変化したことを背景に、医療現場に必要な医療資源が徐々に足りなくなってきた現実がある。なお、ここでいう医療資源とは、医師、看護師、薬剤師、診療放射線技師などの人的資源、病院・診療所、医療機器、医薬品などの物的資源、医療保険制度、診療報酬制度、医業収益等の財的資源、診療録、画像診断記録などの情報資源に分けられる。

　そしてこのような医療資源には限りがあることから、質の高い医療を効率的に供給するためには、一つの医療機関内で急性期、回復期、維持期の医療をすべて行うことが挙げられる。そこで、それぞれの医療機関が、それぞれの機能に応じて役割分担を行い、機能の異なる医療機関がそれぞれ医療連携を行うことで、

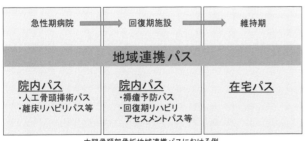

大腿骨頚部骨折地域連携パスにおける例

図1 ▶ 院内パスと地域連携クリニカルパスの関係

一つの病院だけで完結するような自己完結型医療型ではなく地域医療連携を通じた地域完結型の医療が求められるようになってきた（図2）。

また、近年における地域医療連携の推進は、過去の我が国の医療計画制度が階層型構造の医療体制であったことも一つの原因である。階層型構造の医療体制とは、普段からの健康相談が受けられ、かかりつけ医を中心とした地域医療としての1次医療、入院治療を主体とした医療活動がおおむね完結する2次医療、先進的な技術や特殊な医療、発生頻度が低い疾病に関するものなどの医療需要に対応した3次医療を指す。この階層型医療構造においては以下に示す3つの構想に対する問題点が指摘されていた[2]。

①患者の実際の受療行動に着目するのではなく、医療提供サイドの視点で構想
②地域の疾病動向を勘案しない量的な視点を中心に構想
③地域の医療機関が担える機能に関係なく、結果として大病院を重視することとなる階層型構造を念頭に構想

これら近年の、医療構造の変化や問題点を解決することと同時に、患者にとって質の高い医療を効率的に地域で提供するための最適化ツールとして、地域連携パスが生まれた。

2.2　地域医療の再構築を主眼とした医療法の改正

2006年、地域医療の再構築を主眼に第5次医療法改正（良質な医療を提供する体制の確立を図るための医療法等の一部を改正する法律）が行われ、地域連携パスの役割が明確となった（図3）。すなわち、医療・介護・福祉が患者を中心に切れ目なくサービスを提供する医療連携体制を構築することによって、「地域完結型医療」が法的にも推進されることとなった。

そして医療機能の分化・連携の推進による切れ目のない医療を提供するために、主要な事業4疾病（がん、脳卒中、急性心筋梗塞、糖尿病）および5事業（救急医療、災害における医療、へき地の医療、周産期医療、小児医療）を中心に医療体制それぞれについて、病院の規模でなく医療機能を重視した柔軟な連携体制を構築することが求められた。

さらにこのような連携体制を構築するにあたり、医療法第30条の4第4項第4号において、「医療連携体制が、医師、歯科医師、薬剤師、看護師その他の医療従事者、介護保険法に規定する介護サービス事業者、住民その他の地域の関係者による協議を経て構築されること」と明文化され、地域連携パスなどの普及を通じ、医療や介護関係者が一つのチームとして連携体制を構築することが求められた。さらには、医政指発第

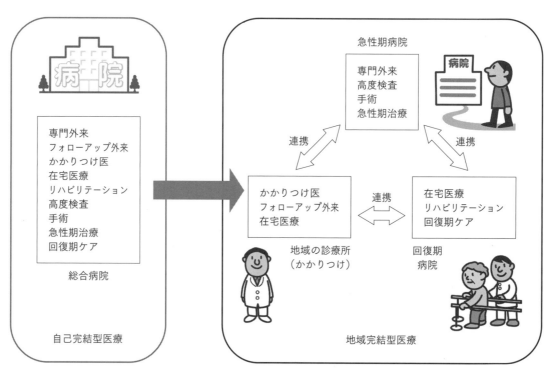

図2 ▶ 自己完結型医療から地域完結型医療へ

表1 ▶ 医療法において地域連携に係る主な規定

医療法	
第1条の2第2項	医療は、国民自らの健康の保持増進のための努力を基礎として、医療を受ける者の意向を十分に尊重し、病院、診療所、介護老人保健施設、調剤を実施する薬局その他の医療を提供する施設（以下「医療提供施設」という。）、医療を受ける者の居宅等において、医療提供施設の機能（以下「医療機能」という。）に応じ効率的に、かつ、福祉サービスその他の関連するサービスとの有機的な連携を図りつつ提供されなければならない。
第1条の4第3項	医療提供施設において診療に従事する医師及び歯科医師は、医療提供施設相互間の機能の分担及び業務の連携に資するため、必要に応じ、医療を受ける者を他の医療提供施設に紹介し、その診療に必要な限度において医療を受ける者の診療又は調剤に関する情報を他の医療提供施設において診療又は調剤に従事する医師若しくは歯科医師又は薬剤師に提供し、及びその他必要な措置を講ずるよう努めなければならない。
第1条の4第4項	病院又は診療所の管理者は、当該病院又は診療所を退院する患者が引き続き療養を必要とする場合には、保健医療サービス又は福祉サービスを提供する者との連携を図り、当該患者が適切な環境の下で療養を継続することができるよう配慮しなければならない。
第1条の4第5項	医療提供施設の開設者及び管理者は、医療技術の普及及び医療の効率的な提供に資するため、当該医療提供施設の建物又は設備を、当該医療提供施設に勤務しない医師、歯科医師、薬剤師、看護師その他の医療の担い手の診療、研究又は研修のために利用させるよう配慮しなければならない。
第6条の4第3項	病院又は診療所の管理者は、患者を退院させるときは、退院後の療養に必要な保健医療サービス又は福祉サービスに関する事項を記載した書面の作成、交付及び適切な説明が行われるよう努めなければならない
第6条の4第5項	病院又は診療所の管理者は、第三項の書面の作成に当たっては、当該患者の退院後の療養に必要な保健医療サービス又は福祉サービスを提供する者との連携が図られるよう努めなければならない
第13条	患者を入院させるための施設を有する診療所の管理者は、入院患者の病状が急変した場合においても適切な治療を提供することができるよう、当該診療所の医師が速やかに診療を行う体制を確保するよう努めるとともに、他の病院又は診療所との緊密な連携を確保しておかなければならない。

0720001号（2007年7月20日）[3]において都道府県に対しても、「4疾病及び5事業それぞれの医療体制を構築するため、疾病又は事業ごとに協議する場（作業部会）を設置する。必要によっては、さらに、圏域ごとに関係者が具体的な連携等について協議する場（圏域連携会議）を設置する」とされ、連携体制構築の後押しがなされた。

その他、医療法において連携に係る主な規定を表1に示す。

3. 地域医療連携の歴史的背景と地域連携クリニカルパスの位置づけ[4]

第1期：診療所が「かかりつけ医」機能強化のため患者を病院に紹介する連携
- 1980年代半ばから1990年前後に、医師会主導で活動が始まる
- 1993年度「かかりつけ医」推進モデル事業

第2期：病院経営のための病診連携
- 1990年代後半から、急性期病院の経営のための連携
- 中核病院の中に、相次いで地域医療連携室が設置
- 診療報酬改正「平均在院日数短縮の評価」「紹介率加算」

第3期：患者中心の医療のためのシステム連携
- 患者中心の連携。医療必要度に基づくきめが細かい連携
- 疾病の自然史に従った連携
- 前方連携（地域の診療所や医療機関、施設からの紹介患者の受け入れ等）と後方連携（他の医療機関からの転院に関しての調整、回復期病院や在宅施設等へ向けての調整）がつながった連携
- 予防から救急、急性期、回復期、慢性期まで継続している連携。
- 病院の外来機能を診療所に移行し、病院勤務医に過重な負担となっている急性期病院の外来診療を減らして、医師の負担を軽減。

地域医療連携の歴史的背景には、上記の第1期から第3期があり、第3期の患者中心の医療のためのシステム連携を推進させるためには、地域連携パスの活用が重要とされている。なかでも、急性期病院での専門的治療が終了した後のフォローや、一部の専門的治療が行われる後方連携病院（協力病院）では、転院前の

図3 ▶ 患者の視点に立った、安全・安心で質の高い医療が受けられる体制の構築

厚生労働省　平成18年度医療制度改革関連資料　より引用
http://www.mhlw.go.jp/bunya/shakaihosho/iryouseido01/taikou03.html

施設で行われてきた専門的治療に関する情報が重要となる。また、質の高い医療を継ぎ目なく提供するためにはこれらの施設間で緊密な医療連携や転院による患者や家族の不安要因の解消も必要である。このような問題点を解決するツールとしても地域連携パスの運用が有用である。

4. 地域連携クリニカルパスと診療報酬および医療体制の整備

第5次医療法改正に伴い4疾病5事業ごとに医療連携体制を構築することが求められ、2006年に大腿骨頸部骨折を対象疾患に、①一般病院の入院患者の平均在院日数が17日以内であること、②退院先の保険医療機関を記載した地域連携診療計画を予め社会保険事務局長に届け出ていること、③連携医療機関との間で定期的に診療情報の共有、地域連携計画の評価等を行う機会を設けていること、といった一定の施設基準を満たした施設において「地域連携診療計画管理料」、「地域連携診療計画退院指導料」という、実質上地域連携パスに対する診療報酬が算定できるようになった。なお、前者は紹介する側の病院が、後者は紹介される側の病院が算定することができることとなっている。その後、2008年には脳卒中が対象疾患に加わり、2010年にはがん地域連携パスとして、計画指定病院の退院時には、「がん治療連携計画策定料」と連携医療機関が情報提供を行った場合に「がん治療連携指導料」が算定できることとなった。さらに、2013年度からは、新たな医療計画として精神疾患と在宅医療を加えた「5疾病（がん、脳卒中、急性心筋梗塞、糖尿病、精神疾患）・5事業および在宅医療」の医療連携体制の構築が進められることとなり、これに伴い、認知症、うつ病、統合失調症などの地域連携パスが近年構築されてきた。なお本医療計画[5]で、新たに加えられた精神疾患に関して、以下の5項目の体制や環境を精神疾患患者やその家族らに対して提供することを目指すこととなった。

精神疾患の医療体制の構築

①住み慣れた身近な地域で基本的な医療支援を受けられる体制を構築すること。

②精神疾患の患者像に応じた医療機関の機能分担と連

携により、適切に保健・福祉・介護・生活支援・就労支援などのサービスと協働しつつ、総合的に必要な医療を受けられる体制を構築すること。
③症状が多彩にもかかわらず自覚しにくい、症状が変化しやすい等のため、医療支援が届きにくいという特性を踏まえ、アクセスしやすく、必要な医療を受けられる体制を構築すること。
④手厚い人員体制や退院支援・地域連携の強化など、必要な時に入院し、できる限り短期間で退院できる体制を構築すること。
⑤医療機関等が提供できる医療支援の内容や実績等についての情報を積極的に公開することで、患者が医療支援を受けやすい環境を構築すること。

さらに同時に在宅医療に関しても、本医療計画において医療体制の充実と強化が図られることとなった。

在宅医療の充実と強化
①患者自身が疾病等により通院困難な状態になっても、最後まで居宅等で必要な医療を受けられる体制を構築すること。
②そのため、地域にどのような診療所、病院、訪問看護ステーション、調剤を実施する薬局等が存在し、かつ、どのような連携体制を組んでいるのか、また、患者の状態等に応じて適切な他の医療提供者等にどのように紹介するのかなどの仕組みがわかりやすく理解できるようにすること。
③適切な療養環境を確保し、虚弱な状態になっても最後まで居宅等で暮らし続けたいと希望する患者や住民が安心感を持てるようにすること。なお、歯科口腔ケアの充実が、在宅で療養する患者が質の高い生活を送る上で重要な役割を果たすことなどから、在宅歯科医療の提供等患者の歯科口腔保健を推進する体制についても明示すること。また、医薬品の提供拠点としての調剤を実施する薬局の機能を活用するために、居宅等への医薬品等の提供体制についても明示すること。

5. 治療プロセスの方向性に基づいた地域連携クリニカルパスの分類

治療プロセスの方向性に基づき地域連携パスを分類すると、患者の回復状態が進展していく治療過程を分担して継続的なケアにあたる「一方向型（リハビリ型）連携パス」（図4）、継続・維持治療を分担して連携する「循環型（双方向型）連携パス」、そして継続・維持治療・終末期を分担して連携する「在宅支援型連携パス」に大別される[6]。

「一方向性連携パス」の対象疾患は、大腿骨頸部骨折や脳梗塞がこれに該当し、主には急性期病院において手術を行い、全身状態が安定してから、回復期病院へ転院する。そして回復期病院では、機能向上のためのリハビリを実施し、その後維持期として在宅や介護施設などへ移る。このような一連の治療プロセスを通じて、あくまでも患者の身体の機能向上や、ADL（activity of daily living：日常生活動作）などの悪化を防ぐことを目的とする。

「循環型（双方向型）連携パス」の対象疾患は、糖尿病、心筋梗塞PCI（冠動脈インターベンション）後や、がん手術後がこれに該当する。日常的な診療はかかりつけ医が行い、病院レベルでなければ出来ないような定期的な検査や何らかの異常が見つかった際には、急性期病院において専門医を受診するという治療プロセスを通じて、薬物治療や経過観察を連携して行うことで患者の身体の状況を一定に保つことや、症状の悪化を防ぐことを目的とする。

「在宅支援型連携パス」は、「循環型（双方向型）連携パス」のプロセスに看取りが加わったものであり、在宅栄養管理や、在宅終末期における緩和医療などを対象に、薬物治療や経過観察を連携して行うことで患者に身体の辛さや疼痛が起きないことを目的とする。

6. 地域連携クリニカルパスの作成・運用状況

現在、地域特性や地域の医療計画などに応じて様々な種類の地域連携パスが作成・運用されている。このようななか、医療機関が利用しているパスをWeb上に公開し、多くの医療者や患者（一般市民）が閲覧・利用できるシステムを構築することを目的に、日本医療マネジメント学会と一般財団法人医療情報システム開発センターでは2003年より、「クリティカルパス・ライブラリー」を公開している（http://epath.medis.or.jp/）。地域連携パスは、このライブラリーにおいて2013年2月現在、計26種類のパスが公開されており、大腿骨頸部・近位部骨折パスが9種類、肺・胃・大腸・乳・肝臓などのがん地域連携クリニカルパスが9種類、脳卒中パスが3種

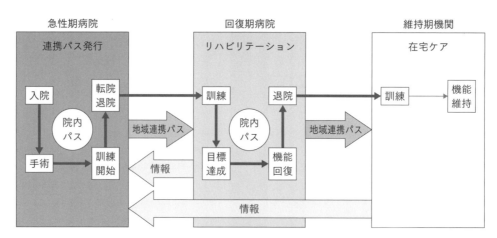

図4 ▶ 一方向型地域連携クリニカルパスのイメージ

類、その他糖尿病や、C型肝炎などの地域連携クリニカルパスがある。

7. 地域連携クリニカルパスにおける疾病・事例の紹介

7.1 大腿骨頸※部骨折地域連携パス

　大腿骨頸部骨折患者に対して、手術からリハビリテーションまでの全ての治療を一施設で実施する施設完結型医療は、限られた医療資源では対応困難な場合が多く、急性期病院と回復期病院の機能分担および地域完結型医療が求められてきた。2006年4月の診療報酬改定において、大腿骨頸部骨折に対して「地域連携診療計画管理料」と「地域連携診療計画退院時指導料」が新設され、大腿骨頸部地域連携パスは全国の医療機関に急速に普及することとなった。

7.1.1 大腿骨頸部／転子部骨折の概要[7]

①疫学

　2007年におけるわが国の大腿骨頸部／転子部骨折の推計年間発生数は男性31,300人、女性116,800人と女性に多く、総数は約15万人であった。また、発生数は15年間で男性は1.7倍、女性は2.0倍に増加した。また、高齢者では大腿骨転子部骨折の発生率は大腿骨頸部骨折の約1.3～1.7倍であった。今後の発生数の予測としては、2020年には約25万人、2030年には約30万人、2042年には約32万人の大腿骨頸部／転子部骨折が発生すると推計されている。

②治療と予後

　大腿骨頸部骨折ではほとんどの症例で手術的治療が選択される。適切な手術を行い、適切な後療法を行っても、全症例が受傷前の日常活動レベルへ戻る訳ではない。身体機能（歩行能力）の予後には年齢、受傷前の歩行能力、認知症の程度が影響する。なお、大腿骨頸部骨折の受傷後1年以内の死亡率は10～30％である。また、転子部骨折後の生命予後は、術後1年の死亡率で11～35％と報告されている。

③大腿骨頸部／転子部骨折の退院後の管理

　対側の大腿骨頸部／転子部骨折のリスクが明らかに高いことから骨粗鬆症治療や転倒予防対策を講じることが望ましく、骨折予防策として薬物療法も考慮される。

7.1.2 事例紹介（富山県新川地域連携パス）[8]

①地域連携パスの目的と特徴[9]

　新川地域連携パスは新川医療圏において同一様式のパスを活用することにより、一貫した継続的なケアを行う。また、その情報を集約し実態を把握することにより、効果的なサービス提供体制を模索する。

　特徴ⅰ：地域の病院は全て同じ地域連携パスを使用する。

　特徴ⅱ：維持期のケアを継続するため、計画病院が単独で複数の病院と組む連携、いわゆる「病病連携」のみならず、かかりつけ医、介護サービス業者なども同じ地域連携パスを使用する。

　特徴ⅲ：地域医療資源を分析し、地域医療計画のデータとするため、原則としてすべての症例を地域連携パスの対象とし、地域連携パス適応に基準を設けない。「病病連携」とならず自宅や施設退院となる症例

※整形外科学会のガイドラインでは「頚」を使用しているが、厚生労働省は「頸」を使用しているので、厚生労働省からの引用の場合「頸」を使用する。

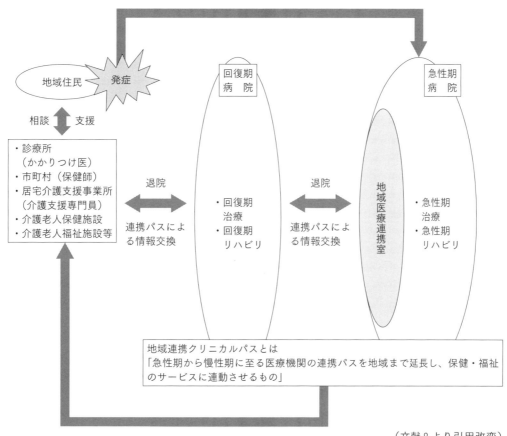

図5 ▶ 富山県新川地域における連携パスの流れ

(文献8より引用改変)

や手術にならない症例もすべて同じ地域連携パスを使用する。

②対象

大腿骨頸部骨折患者と脳卒中患者

③パスの流れ（**図5**）

　急性期医療機関は、新川医療圏において医療・介護連携を要する患者と判断した場合、この連携パスの有用性を患者に説明し、使用する。退院時に転院先の病院や施設等、また在宅へもどる場合には、かかりつけ医や担当ケアマネジャーに送付する。パスを受理したケアマネジャーは、退院後3ヶ月時点で患者の状態を記載し、前医療機関担当者（2医療機関の記入があれば2医療機関）に送付する。

④連携パスシート（**図6**）、リハビリテーション連携計画表（**図7**）

7.2　脳卒中地域連携クリニカルパス

　脳卒中は日本人の死亡原因の第3位（年約13万人）であり、寝たきりになる疾患の第1位である。発症した際は、高次脳機能、言語、運動機能などに後遺症を残し、急性期病院のみでは治療が完結しないことが多く、地域の医療機関の連携、協力が不可欠な疾患の一つである。このため、急性期から回復期、維持期につながる医療連携を進めるために、地域連携パスは有効な方法とされている。厚生労働省の脳卒中の医療連携のイメージを**図8**に示す[10]。

7.2.1　事例紹介（千葉県脳卒中共用地域医療連携パス）[11]

①目的

　脳卒中患者に安心で質の高い医療と手厚い福祉・介護を提供するため、脳卒中に関わる専門医、かかりつけ医をはじめとする医療関係者と地域生活におけるリハビリテーション・介護等に関与する福祉・看護関係者が、患者に関する情報を共有するためのツールとして活用されることを目的とする。

②連携パスの構成

　主に『診療計画書』、『連携シート』（連携先の医療機関等が必要とする情報を記載）、『診療経過表』（地域生活期（一般的に維持期）において医療機関等が行う診療等の内容の一覧）、『連絡票』の4種から構成される。

診療計画書（計画管理［＝急性期］）病院用・回復

第12章 地域連携クリニカルパス

図6 ▶ 新川地域連携パス 大腿骨頚部骨折 Ver.15

リハビリテーション連携計画表

	受傷前の移動	急性期		回復期		維持期
		初期目標 （設定日　月　日）	変更時目標 （変更日　月　日）	変更時目標 （変更日　月　日）	変更時目標 （変更日　月　日）	維持期目標 （設定日　月　日）
	（聞取り日　月　日）					
移動の目標	□ ベッド上 □ 車いす □ つかまり立ち □ つかまり歩行 □ 歩行器歩行 □ 杖歩行 □ 杖なし歩行	□ ベッド上 □ 車いす □ つかまり立ち □ つかまり歩行 □ 歩行器歩行 □ 杖歩行 □ 杖なし歩行	□ ベッド上 □ 車いす □ つかまり立ち □ つかまり歩行 □ 歩行器歩行 □ 杖歩行 □ 杖なし歩行	□ ベッド上 □ 車いす □ つかまり立ち □ つかまり歩行 □ 歩行器歩行 □ 杖歩行 □ 杖なし歩行	□ ベッド上 □ 車いす □ つかまり立ち □ つかまり歩行 □ 歩行器歩行 □ 杖歩行 □ 杖なし歩行	□ ベッド上 □ 車いす □ つかまり立ち □ つかまり歩行 □ 歩行器歩行 □ 杖歩行 □ 杖なし歩行
本人・家族の希望・要望						
引継ぎ情報・リハビリ上の留意点						
施設名						
担当者名						

ステップチャート　（急性期レ点、回復期○印、維持期△印でチェック）

目標	手術日	術後リハビリ開始	車いす	つかまり立ち	つかまり歩行	歩行器歩行	杖歩行	応用歩行
予定日	/	/　～	/　～	/　～	/　～	/　～	/　～	/　～
開始日	/	/	/	/	/	/	/	/
完了日		/	/	/	/	/	/	/
次の目標に行くための条件		□ カンファレンス □ 総合計画書記載	□ 全身状態が座位に耐えることができる □ 車いすに30分以上座れる	□ 全身状態が立位に耐えることができる □ 立位保持ができる □ 捕まって立ち上がれる □ 膝折れしない	□ つかまって足踏みができる □ つかまって数歩歩ける □ つかまって最低10m歩ける □ 膝折れしない	□ 歩行器で立位が取れる □ 歩行器で50m以上歩ける □ 1人で歩行器歩行ができる □ 膝折れしない	□ 手すりを片手支持で歩行できる □ 杖を持ち立位ができる □ 1人で杖歩行が100m以上できる □ 膝折れしない	□ 15cm段差昇降ができる □ 坂道歩行ができる □ 不整地（砂利・砂など）歩行ができる □ 屋外200m以上歩行ができる
生活目標（例）		ギャッジアップ	尿器の使用 上着の着脱	ポータブルトイレの使用 ズボンの着脱	室内トイレの使用 靴の着脱	室内歩行器練習 身の回り動作の自立	室内杖歩行練習 入浴動作の自立	屋外杖歩行練習 和式生活練習
生活目標等 自由記載								

日常生活自立度判定基準

ランクJ：何らかの障害を有するが、日常生活はほぼ自立しており独力で外出する
　1　交通機関等を利用して外出
　2　隣近所なら外出

ランクA：屋内での生活はおおむね自立しているが、介助なしには外出しない
　1　介助により外出し、日中はほとんどベットから離れて生活する
　2　外出の頻度が少なく、日中も寝たきりの生活をしている

ランクB：屋内での生活は何らかの介助を要し、日中もベット上での生活が主体であるが、座位を保つ
　1　車椅子に移乗し、食事、排泄はベットから離れて行う
　2　介助により車椅子に移乗する

ランクC：1日中ベット上で過ごし、排泄、食事、着替えにおいて介助を要する
　1　自力で寝返りを打つ
　2　自力で寝返りも打たない

認知症判定基準

Ⅰ　何らかの痴呆を有するが、日常生活は家庭内及び社会的にほぼ自立している

Ⅱ　日常生活に支障を来たすような症状、行動や意志疎通の困難さが多少にられても、誰かが注意していれば自立できる
　Ⅱa　家庭外でⅡの状態がみられる
　Ⅱb　家庭内でもⅡの状態がみられる

Ⅲ　日常生活に支障を来たすような症状、行動や意志疎通の困難さがときどきみられ、介護を必要とする
　Ⅲa　日中を中心としてⅢの状態が見られる
　Ⅲb　夜間を中心としてⅢの状態が見られる

Ⅳ　日常生活に支障を来たすような症状、行動や意志疎通の困難さが頻繁にみられ、常に介護を必要とする

M　著しい精神症状や問題行動あるいは重篤な身体疾患がみられ、専門医療を必要とする

日常生活機能評価表　（急性期 レ点、回復期 ○印、維持期 △印でチェック）

患者の状況	得点 0点	1点	2点
床上安静の指示	なし	あり	
どちらかの手を胸元まで持ち上げられる	できる	できない	
寝返り	できる	何かにつかまればできる	できない
起き上がり	できる	できない	
座位保持	できる	支えがあればできる	できない
移乗	できる	見守り・一部介助が必要	できない
移動方法	介助を要しない移動	介助を要する移動 （搬送を含む）	
口腔清潔	できる	できない	
食事摂取	介助なし	一部介助	全介助
衣服の着脱	介助なし	一部介助	全介助
他者への意思の伝達	できる	できる時と できない時がある	できない
診療上・療養上の指示が通じる	はい	いいえ	
危険行動	ない	ある	

※得点：0～19点　　合計得点
※得点が低いほど、生活自立度が高い　　急性期（　）回復期（　）維持期（　）

図7 ▶ 新川地域連携パス　大腿骨頚部骨折 Ver.15

ウラ

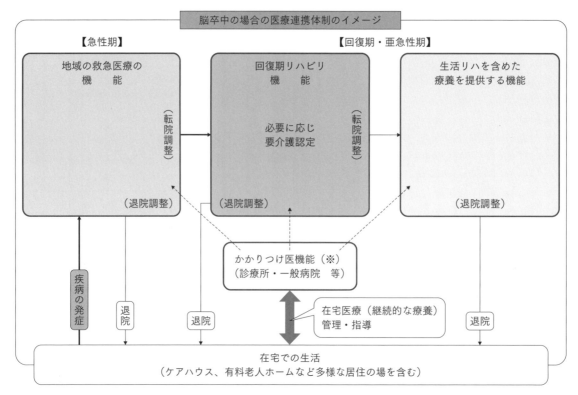

図8 ▶ 脳卒中の医療連携体制のイメージ
厚生労働省 「医療連携体制・かかりつけ医，医師確保との関係について」から引用改変
www.mhlw.go.jp/shingi/2007/04/dl/s0423-9d.pdf

期病院用）：急性期病院の入院時または回復期病院の退院時に作成され、患者および家族に診療計画を説明し、同意を得るもの（図9）。

連携シート：急性期病院作成用シートと回復期病院作成用シートが存在する。急性期病院作成用シートは急性期病院から回復期病院に発信する。回復期病院作成用シートは、回復期病院から、退院または転院する場合に、患者および地域生活期担当者に交付するとともに、患者の経過報告として急性期病院にも送付する。具体的には、おのおののシートに対して、医師・看護師・MSW・リハ担当者それぞれが診療情報シート、看護シート、リハシート、MSWシートを作成し連携情報の共有を行う（図10、11）。その他の連携ツールとしては、口腔ケアを目的に歯科医師が作成する歯科シート、薬剤情報の共有のため薬剤師が作成する薬剤シートが存在する（図12）。

診療経過表：地域生活期に入る際に、退院する病院が作成する。患者基本情報と、かかりつけ医のカルテの一部として使用することができ再発予防シートからなる（図13）。

連絡票：地域生活期におけるコミュニケーションツール

③連携パスの適用

　急性期に担当医が不適当と判断した場合を除く、すべての脳卒中患者を対象とする。

退院基準：

・退院時に全く症状がないか、症状はあるが特に問題となる障害がなく、日常生活および活動が可能であること。

・退院時、軽度の障害で、以前の活動は制限されるが、介助なしに自分のことができ、外来でのリハビリテーションが可能であること。

・認知症・せん妄・全身状態不良などでリハビリテーションの実施が困難で、既に自宅介護の体制が整っていること。

・障害が残っているが、生活環境の整備がされており退院可能なこと。

・発症前に重度の障害があり、既に自宅介護の体制が整っていること。

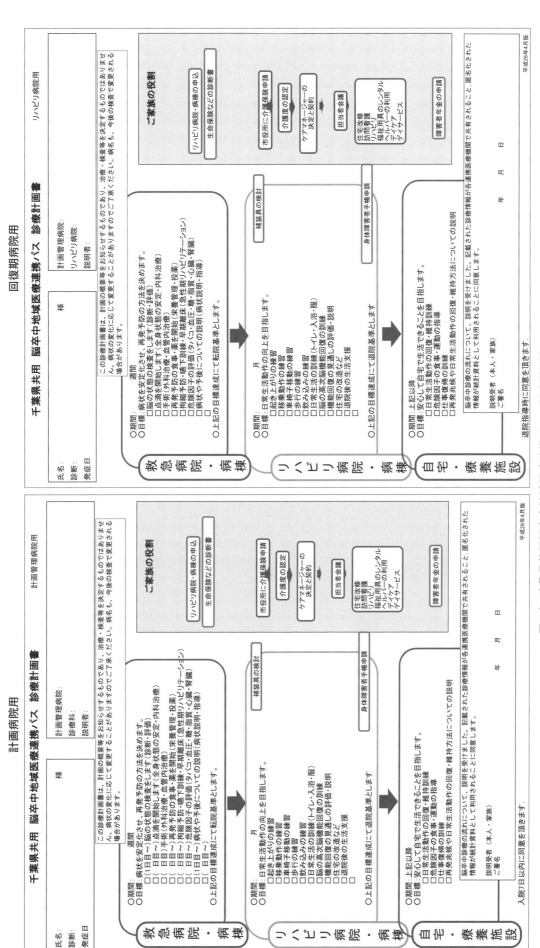

図 9 ▶ 千葉県共用脳卒中地域医療連携パス　診療計画書

診療情報シート

千葉県共用　脳卒中地域医療連携パス　連携シート
診療情報シート【急性期病院作成用】
発行病院
送り先

患者基本情報　月　日記入				科　医師名		
患者氏名		ID		性別		発症　平成　年　月　日
		生年月日		年齢	歳	入院　平成　年　月　日

疾患名		病巣部位
□脳梗塞	□ｱﾃﾛｰﾑ血栓症　□心原性塞栓　□ラクナ梗塞　□不明　□その他（　）	
□脳出血	□高血圧性　□脳動脈奇形　□もやもや病　□不明　□その他（　）	サイズ
□クモ膜下出血	□嚢状脳動脈瘤　□解離性動脈瘤　□不明　□その他（　）	□大　□中　□小　□散在性

手術	□なし　□有　月　日（内容） □有　月　日（内容）
特殊疾患	□血管狭窄・閉塞（　）　□未破裂動脈瘤（　）　□その他（　）
主な障害	□右マヒ　□左マヒ　□両マヒ　□失調　□高次脳機能障害　□視野障害　□構音・嚥下障害　□その他（　）
合併症	□肺炎　□尿路感染　□症候性てんかん　□DVT　□その他
要注意既往症及び生活習慣	□高血圧　□糖尿病　□心房細動　□心筋梗塞　□心不全　□脂質異常症　□肝硬変　□その他肝機能障害（　） □腎不全　□腎障害（　）　□喫煙　□飲酒　□その他:
特記事項	
現病歴 治療内容	□地域連携診療計画管理算定可
投薬内容・インスリン	□薬歴添付・薬剤シートあり（この場合は処方記載不要） 朝　昼 夕　夜
□点滴	終了見込み　月　日　□不明
予後の説明内容	呼吸　□気管切開　□吸引　□酸素投与（　L/分　） 意識レベル　□意識障害　□JCS･GCS（　） リハ施行　□PT　□OT　□ST 栄養経路　□経口　□経鼻胃管　□胃ろう（　月　日）　□TPN
感染症	疥癬（□＋　□－）　梅毒（□＋　□－）　HBs抗原（□＋　□－）　HCV抗体（□＋　□－）　□多剤耐性緑膿菌（部位　） MRSA（　＋　□痰　□鼻腔　□咽頭　□皮膚　□その他　□－　）　□その他:
添付資料	□CT　□MRI　□X－P　□ECG　□血算　□生化（CRP必須）　□尿　□感染症　□その他（　）

障害評価（　月　日）

上肢	□正常 左右差なし　□ほぼ正常　□肘と手が一緒に口の高さに挙がる　□手が乳頭に挙がる　□わずかな動き　□動かない
手指	□正常 左右差なし　□ほぼ正常　□何とか指が1本づつ曲げ伸ばしされる　□1本づつ動くが曲げ伸ばしきれない　□指全体のまとまった曲げ伸ばしのみ　□動かない
股関節の曲げ	□正常左右差なし　□ほぼ正常　□しっかり曲がる　□何とか曲がる　□わずかに曲がる　□動かない
膝の伸ばし	□正常左右差なし　□ほぼ正常　□しっかり伸びる　□何とか伸びる　□わずかに伸びる　□動かない
足首のそり	□正常左右差なし　□ほぼ正常　□しっかりそる　□何とかそる　□わずかにそる　□動かない
座位	□背もたれ無しで座位がとれる　□座位がとれるが傾く、指示にて戻せる　□指示をしても傾いている　□座位がとれない
感覚障害	□なし　□軽度　□中等度　□脱失　半側空間失認　□なし　□マヒ側をみる　□正中まではみる　□健側のみ
失調	□なし　□軽度　□中等度　□重度　精神障害　□なし　□あり（　）
失行	□なし　□あり　□疑い　記憶障害　□なし　□あり（　）　状況判断能力　□あり　□なし
失語　表出	□正常　□軽度障害　□「時計」が呼称できる　□「時計」が呼称できない
失語　理解	□正常　□軽度障害　□「手を挙げて」の指示が入る　□「手を挙げて」の指示が入らない
構音障害	□なし　□「パ」「タ」「カ」がしっかり聞き取れる　□なんとか聞き取れる　□聞き取れない
嚥下障害	□なし　□あり　□嚥下障害食　□ゼリーなどのみ試行　□非経口

退院時情報（　月　日退院）記入者		記入日　月　日	
転院までの増悪等	□変更あり　□変更なし	最終処方・インスリン	□変更あり　□変更なし □薬歴添付あり（この場合は処方記載不要）
退院後急性期病院での経過観察	□不要　□要　内容　（次回診察日）　年　月頃		
アレルギー	□なし　□あり		
その他特記事項、禁忌・注意事項	□MRI（　）		

＊送付先：退院時に、回復期病院又はかかりつけ医等へ写しを送付してください。また、必要に応じて患者に写しを交付してください。
＊保　管：急性期病院が作成し、原本を保管してください。

平成26年4月版

看護シート

千葉県共用　脳卒中地域医療連携パス　連携シート
看護シート【急性期病院作成用】
発行病院
送り先

看護基本情報（　月　日記入）記入者名	
患者名（ｲﾆｼｬﾙ可）	生年月日　ID
身体	身長　cm　体重　Kg
食事動作	□自立　□一部介助　□全介助　摂取量（　割）　□経管栄養（　－　－　）cal
動作　移動	□独歩　□杖　□歩行器　□車椅子自走　□車椅子乗車（時間　分/回）　□ﾍﾞｯﾄﾞ
動作　移動動作	□自立　□見守り　□一部介助　□全介助
動作　移乗動作	□自立　□見守り　□一部介助　□全介助
意思疎通	□可能　□ﾑﾗあり　□不可　ナースコール　□可　□不可　ｺﾐｭﾆｹｰｼｮﾝ手段　□口頭　□ｼﾞｪｽﾁｬｰ　□筆談　□その他（　）
問題行動　睡眠	□良眠　□断眠　□不眠　眠剤使用　□なし　□時折　□毎晩
問題行動　精神症状	□普通　□見当識障害　□うつ　□感情失禁　□夜間せん妄　□その他（　）
問題行動　問題行動	□なし　□大声　□不穏　□暴力　□不潔　□徘徊　□転倒転落　□昼夜逆転　□その他（　）
問題行動　抑制	□なし　□4点柵　□ミトン　□安全ベルト　□センサー　□上肢抑制　□体幹抑制　□その他（　）
排泄	□自排尿　□オムツ　□留置カテーテル　□間欠導尿
褥そう	□なし　□あり（部位　）
その他	

退院時情報（　月　日退院）記入者　記入日　月　日	
バイタルサイン	体温　～　度　脈拍　～　不整脈　□なし　□あり　血圧　収縮期　～　拡張期　～
褥そう（内容）	□なし　□あり　処置方法:　□SpO₂　；　～
食事栄養　経路	□経口、□経管摂取（銘柄、投与量）（　）kcal、投与時間（　時間/回）（□鼻腔　□胃瘻　□経口訓練併用）
食事栄養　形態　主食	□ご飯、□軟飯、□全粥、□ミキサー粥
食事栄養　形態　副食	□ゼリー、□ゼリー食、□ミキサー・ペースト食、□やわらか食、□軟菜・刻み食、□常食（下記の副菜コメント参照）
食事栄養　水分	□とろみあり、（トロミの強さ　□弱め、□強め）、（とろみ剤の銘柄・分量など　）、水分量（　ml）
食事栄養　動作	□自立（□補助具使用）、□見守り必要、□一部介助（　）、□全介助
食事栄養　摂取量	□全量　□3/4～1/2　□1/2～1/4　□1/4以下　□その他（　）
食事栄養　治療食	□なし　□あり（DM食　kcal　□塩分　g　□ﾜｰﾌｧﾘﾝ食　□タンパク制限（　）g
食事栄養　特記	□禁止食（　）　□その他（　）
□腔の状態	□痛み　□出血　□腫脹　□乾燥　□口臭　□舌苔　□開口障害　□その他（　）

排泄		伝達事項	最終交換日	サイズ	種類
方法	日中:　夜間:				
尿意	□あり　□不明確　□なし	□留置ｶﾃｰﾃﾙ	／	Fr	
失禁	□なし　□あり	□鼻腔　□胃瘻	／	Fr	
便意	□あり　□不明確　□なし	□気管切開	／	mm	
排便ｺﾝﾄﾛｰﾙ	□自立　□内服　□座薬　□GE　□摘便	□その他（　）	／		
動作	□自立　□監視　□一部介助　□全介助	□その他（　）	／		
入浴	一般浴（□自立□介助）　□機械浴　□ﾍﾞｯﾄﾞ上清拭		バイタル上限下限		

日常生活機能評価

患者の状況	得点　0点	1点	2点
床上安静の指示	□なし	□あり	
どちらかの手を胸元まで持ち上げられる	□できる	□できない	
寝返り	□できる	□何かにつかまればできる	□できない
起き上がり	□できる	□できない	
座位保持	□できる	□支えがあればできる	□できない
移乗	□できる	□見守り・一部介助が必要	□できない
移動方法	□介助を要しない移動	□介助を要する移動（搬送含む）	
口腔清潔	□できる	□できない	
食事摂取	□介助なし	□一部介助	□全介助
衣服の着脱	□介助なし	□一部介助	□全介助
他者への意思の伝達	□できる	□できるときとできないときがある	□できない
診療・療養上の指示が通じる	□はい	□いいえ	
危険行動	□ない	□あり	
合計得点		点	

その後の経過（ｻﾏﾘｰ代用可）

退院日情報	車椅子乗車可能時間　分／回　最終排便　／
安静時バイタルサイン	体温　度　脈拍　不整脈　□無　□有　血圧　／　□SpO₂；

＊送付先：退院時に、回復期病院又はかかりつけ医等へ写しを送付してください。また、必要に応じて患者に写しを交付してください。
＊保　管：急性期病院が作成し、原本を保管してください。

平成26年4月版

図10 ▶ 連携シート（急性期病院作成用-1）

リハシート

千葉県共用　脳卒中地域医療連携パス　連携シート
リハシート【急性期病院作成用】

発行病院
送り先

リハビリテーション基本情報（　月　日記入）記入者			
患者名（イニシャル可）		生年月日	ID
リハ開始日	年　月　日		
病前の活動状態（家屋内移動・散歩・買い物・旅行）			
1．禁忌（血圧、心拍、SpO2制限など）	（記述）		
2．リハ拒否など	（記述）		
3．失語	□なし　□あり（　　）□不明		
4．嚥下障害（有・無）	□なし　□あり（　　）□不明		
5．端座位	□未実施　□全介助　□部分介助　□自立		
6．立位	□未実施　□全介助　□部分介助　□自立		
7．歩行	□未実施　□全介助　□部分介助　□自立		
特記事項			

退院時情報（　月　日退院）記入者		記入日　月　日
リハ開始日	PT開始日　年　月　日　OT開始日　年　月　日　ST開始日　年　月　日	
リハサービス処方単位数/週	PT　OT　ST	
骨・関節疾患による禁忌・配慮事項		
その他の配慮事項		

評価項目		
1．機能的・能力的予後：mRS	□0　□1　□2　□3　□4　□5　□6	
2．認知症	□なし　□あり（　　）□不明	
3．意欲	□なし　□あり　□不明	
4．訓練中のバイタル変動	□なし　□あり（　　）	
5．配慮事項	（記述）	
6．日常的なコミュニケーション手段	（記述）	
7．握力	右　kg　/左　kg	
8．痛み	□なし　□あり（　　）	
9．Br.stage（手/上肢/下肢）	右	上肢（　）手指（　）下肢（　）
	左	上肢（　）手指（　）下肢（　）
10．感覚障害（上肢/下肢）	上肢	□なし　□あり（□重度　□中等度　□軽度）□不明
	下肢	□なし　□あり（□重度　□中等度　□軽度）□不明
11．ROM制限	□なし　□あり（　　）□不明	
12．半側空間無視障害	□なし　□あり　□不明	
13．見当識障害	□なし　□あり　□不明	
14．問題行動	（記述）	
15．失語	□なし　□あり　□不明	
16．構音障害（有・無）	□なし　□あり　□不明	
17．嚥下障害（有・無）	□なし　□あり　□不明	
検査：VF、VE、水のみテスト（有・無）	□なし　□あり：□VF　□VE　□水飲みテスト	
嚥下訓練開始日	年　月　日（記述）	
18．リハ経過（動作練習実施の有無）		
ベッド上動作	□未実施　□実施：開始　年　月　日	
座位	□未実施　□実施：開始　年　月　日	
移乗	□未実施　□実施：開始　年　月　日	
立ち上がり・立位	□未実施　□実施：開始　年　月　日	
立ち上がり回数	□未実施　□1～10回　□11～20回　□20回以上	
歩行	□未実施　□実施：開始　年　月　日	
応用歩行（階段・屋外など）	□未実施　□実施：開始　年　月　日	
19．基本動作能力		
ベッド上動作	□全介助　□部分介助　□自立	
端座位	□未実施　□全介助　□部分介助　□自立	
立位	□未実施　□全介助　□部分介助　□自立	
歩行	□未実施　□全介助　□部分介助　□自立	
20．下肢装具使用（記載）	□なし　□あり：（記述）	

FIM	点数
セルフケア	
食事・スプーン	
整容	
入浴（洗い動作）	
更衣（上半身）	
更衣（下半身）	
トイレ動作	
小計	
排泄コントロール	
排尿	
排便	
小計	
移乗	
ベッド・イス・車イス	
トイレ	
浴漕・シャワー	
小計	
移動	
歩行	
車椅子	
階段	
小計	
コミュニケーション	
理解（聴覚・視覚）	
表出（音声・非音声）	
小計	
社会認識	
社会的交流	
問題解決	
記憶	
小計	
□できる　□している　FIM合計	

特記事項　リハ内容・途中終了など（サマリー代用可）	
添付資料	□VF結果　□SLTA結果　□その他（　　）
在宅リハの継続目標　本人・家族の希望	□通院　□通所　□訪問

＊送付先：退院時に、回復期病院又はかかりつけ医等へ写しを送付してください。また、必要に応じて患者に写しを交付してください。
＊保　管：急性期病院が作成し、原本を保管してください。

平成26年4月版

MSW シート

千葉県共用　脳卒中地域医療連携パス　連携シート
MSWシート【急性期病院作成用】

発行病院
送り先

医療社会事業基本情報（　月　日記入）記入者			
患者名（イニシャル可）		生年月日	ID
居住地	（都道府県）　（市）　□自宅　□施設（　　）		
同居家族	□単身　□配偶者　□子　□子の家族　□その他（　　）		
キーパーソン	氏名（イニシャル）	続柄	連絡先
保険種別	□国保　□社保　□後期高齢者　□共済　□自賠責・第三者行為　□労災　□生活保護	担当	
本人の希望	□不明　□職場復帰　□在宅　□病院（医療・介護）　□施設		
（　）の希望	□不明　□職場復帰　□在宅　□病院（医療・介護）　□施設		
リスク	□不明　□経済　□家屋　□家族　□介護		
申請支援	□未実施　□介護保険　□身障手帳　□特定疾患　□傷病手当金　□国保加入　□生活保護　□その他（		
特記事項			

部屋希望　□大部屋　□個室　□どちらでも可

退院時情報（　月　日退院）記入者　記入日　月　日※書ける範囲で可		
介護保険入院前	□不明　□なし　□未確認　□申請中　□支援1　□支援2　□介護1　□介護2　□介護3　□介護4　□介護5	
サービス利用	□不明　□住宅改修　□福祉用具貸与　□訪問看護　□通所　□入所　□介護　□その他（　　）	
転院時	□不明　□不要　□未確認　□説明済み　□申請中　□認定済み（　　）	
ケアマネージャー	□不明　□なし　□あり　氏名　事業所名　連絡先	
身障手帳	□不明　□なし　□申請中（□新規　□等級変更）　□有（□入院前に取得　□今回取得）	
種別等級	□肢体　級　□平衡　級　□音声言語　級　□そしゃく　級　□聴覚　級　□視覚　級　□内部　級　□精神　級	
発症前のADL	□不明　□自立　□見守り　□一部介助　□全介助	
家族的背景＋心理面	本人の方向性の変化	□不明　□変わらず　□職場復帰　□在宅　□病院（医療・介護）　□施設
	希望阻害因子	□不明　□経済力　□介護力不足・介護協力不足等　□介護者不在　□住宅改修不可能・住宅構造上　□病態
	家族の方向性の変化	□不明　□変わらず　□職場復帰　□在宅　□病院（医療・介護）　□施設
	希望阻害因子	□不明　□経済力　□介護力不足・介護協力不足等　□介護者不在　□住宅改修不可能・住宅構造上　□病態
社会的背景＋経済面	入院前	□不明　□会社員　□公務員　□自営（内容）　□年金（□老齢　□遺族　□障害）　□無職（　　）
	退院時	□不明　収入：□なし　□あり（□傷病手当金　□年金（　　）□生活保護　□その他（　　））
その他	住宅環境	□戸建て（□所有　□賃貸）　□集合住宅（□所有　□賃貸）（　）階　EV停止（□あり　□なし）　□その他（　　）
	障害となる構造	□不明　□なし　□あり
	在宅移行期に必要なサービス	□訪問看護（□指示書記載）　□訪問介護　□住宅改修　□福祉用具　□通所系サービス　□訪問入浴　□その他（　　）

＊送付先：退院時に、回復期病院又はかかりつけ医等へ写しを送付してください。また、必要に応じて患者に写しを交付してください。
＊保　管：急性期病院が作成し、原本を保管してください。

平成26年4月版

図 11 ▶ 連携シート（急性期病院作成用-2）

歯科シート

千葉県共用　脳卒中地域医療連携パス　連携シート
歯科診療情報シート【急性期/回復期病院作成用】(案)　　発行病院　　　　送り先

歯科基本情報　月　日記入				歯科・口腔外科　歯科医師名	
患者氏名		ID		疾患名	
口腔内状況	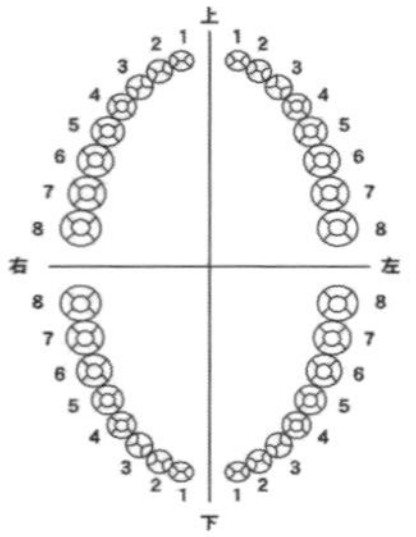			歯科傷病名	
				抗血小板薬・抗凝固薬の使用状況等	
				使用薬剤	
				PT-INR値	
				その他止血機能検査等	
				口腔外科処置に係る注意事項・特記事項	
				アレルギーの有無	
				薬剤/麻酔	□なし □あり(　　　　)
				その他(食物、ラテックス等)	□なし □あり(　　　　)

う蝕		□なし　□あり(　　　)歯
歯肉炎・歯周炎		□なし・軽度　□中等度　□重度
義歯の状況		□なし　□あり（□使用　□不使用）　上顎　□全部床義歯　□部分床義歯 下顎　□全部床義歯　□部分床義歯
義歯の適合状況		□良好　□不良・破損あり
口腔乾燥		□なし　□軽度　□重度
その他粘膜疾患		□なし　□あり（　　　　）
開口障害		□なし　□時々あり　□強度
構音障害		□なし　□あり（　　　　）
肺炎の既往		□なし　□あり
口腔衛生	食物残渣/歯垢	□なし・少量　□中程度　□多量（部位　　　　）
	義歯清掃	□良好　□やや不良　□不良
	舌苔	□なし　□1/2以下　□全体にある　□全体に蓄積
	口臭	□なし　□軽度　□重度
	BDR指標	B　歯磨き(Brushing) □ほぼ自分で磨く　□部分的には自分で磨く　□自分で磨けない
		D　義歯着脱(Denture Wearing) □自分で着脱する　□着脱のどちらかができる　□自分ではまったく着脱しない
		R　うがい(Mouth Rinsing) □ブクブクうがいをする　□水を口に含む程度はする　□水を口に含むことも出来ない
口腔ケア用具等		□歯ブラシ　□電動歯ブラシ　□スポンジブラシ　□義歯ブラシ　□保湿剤　□義歯洗浄剤　□その他（　　　）
治療の必要性の有無		□なし　□あり
食事(栄養方法・内容)		□経口(□常食　□嚥下障害食)　□経管(□経鼻　□胃瘻　□経静脈)　□経口・経管併
機能評価	検査	□未　□VF　□VE　□その他(　　　　)
	障害	□なし　□あり　(□先行期　□準備期　□口腔期　□咽頭期　□食道期)
	RSST	1回目(　　)秒　2回目(　　)秒　3回目(　　)秒　30秒間の回数(　　回)
	舌運動	1. 良好　2. やや不十分(左・右・上・下)　3. 不十分
	所見	
嚥下訓練必要性の有無		□なし　□あり
その他特記事項等		

平成26年4月版

薬剤シート

千葉県共用 脳卒中地域医療連携パス 連携シート
薬剤シート
発行機関
送り先

患者基本情報　(　年　月　日記入)				薬剤師名			
患者氏名		生年月日		年齢		性別	
薬剤の管理者	□本人　□家族(□夫・妻　□その他)　□施設(施設名:　　　)　□その他(　　　)						
指導上の注意	ず						
服用方法	□経口　□胃管　□胃ろう　□その他(　　　　)						

副作用・アレルギー　※可能ならば原因薬剤と年月日を記載
□あり　□なし　□不明

服用薬剤
※ 現在服用中の全薬剤（内服薬・外用薬・注射薬等、定時薬・臨時薬）を記録する。
※「粉砕」・「簡易懸濁」は、現在の状況についてチェック（✓）を入れる。
※ 数種類の散剤、軟膏剤を混合している場合には、内容も記録する。
※「医療機関等」には、「処方した医療機関、調剤した薬局」の欄より対応する番号を記載する。

No.	調剤医薬品	先発医薬品	用法・用量	粉砕	簡易懸濁	医療機関等

調剤に関する特記事項

その他

一般用医薬品、健康食品等	嗜好品
□不明　□あり　□なし	□喫煙歴　□飲酒　□その他

医療機器・医療材料
□血糖自己測定器　□その他

処方した医療機関、調剤した薬局

	医療機関等の名称	TEL		医療機関等の名称	TEL
①			⑤		
②			⑥		
③			⑦		
④			⑧		

※かかりつけ薬局には○を付けること。
※ 院外処方せんを発行する際には、「薬剤シート（本シート）」および「診療情報シート」の写しを添付してください。患者さんへは処方せんと写しを合わせて薬局に提示するように説明してください。

平成26年4月版

図 12 ▶ その他の連携シート

患者基本情報

千葉県共用 脳卒中地域医療連携パス
診療経過表【患者基本情報】

発行病院
送り先

氏名			男・女	生年月日	明・大・昭・平　年　月　日	
診断				発症日	平成　年　月　日	
機能障害	□(右・左)麻痺　□失調　□高次脳機能障害　□認知症　□視野障害　□構音・嚥下障害 □その他(　　)　□なし					
かかりつけ医で管理する疾患・生活習慣など	□高血圧　□高脂血症　□糖尿病　□心房細動　□その他の不整脈 □心不全　□肝硬変　□その他の肝機能障害　□腎不全　□その他の腎障害 □喫煙　□飲酒　□肥満　□その他(　　)					
入院の記録	病院	入院日	退院日	病院・診療科(連絡先)	担当医	
	①	年　月　日	年　月　日			
	②	年　月　日	年　月　日			
	③	年　月　日	年　月　日			
	④	年　月　日	年　月　日			
	⑤	年　月　日	年　月　日			
専門医の経過観察が必要な特殊疾患	□手術後の経過　□血管の狭窄・閉塞　□未破裂脳動脈瘤 □その他(　　)　□特になし					
定期的に必要な特殊検査						
外来診察・検査の予定	病院(　):(　)月に1回:次回　月　日			病院(　):(　)月に1回:次回　月　日		
伝達事項	感染症	□疥癬　□梅毒　□HBs抗原　□HCV　□その他(　　)				
	アレルギー	□薬剤(　　)　□食物(　　)　□その他(　　)				
	その他伝達事項					
身障手帳	級	□肢体不自由　□平衡　□音声言語　□そしゃく　□聴覚　□視覚 □内部　□精神				
介護保険情報	介護度	年　月　日 → 年　月　日 → 年　月　日 → 年　月　日				

かかりつけ医・歯科医	医院名	連絡先

ケアマネージャー	事業所名	連絡先

リハビリテーション評価担当事業所	サービス種別	連絡先

平成26年4月版

再発予防シート

脳卒中連携パス
かかりつけ医→専門医
再発予防シート

かかりつけ医:　　電話:
FAX:

		経過	発症(　)	1カ月 / /	3カ月 / /	6カ月 / /	9カ月 / /	12カ月 / /
専門医	病院:電話　/FAX	再発予防のための検査				検査予約 □済 □未 外来予約 □済 □未		脳MRI・MRA(　/　) 頸動脈エコー(　/　)
	担当医:	担当医署名						
回復期	病院:電話　/FAX	回復期におけるリハビリチェック 回復期退院日(　/　) □再診有 □再診無				外来予約 □済 □未		外来(　/　)
	担当医:	担当医署名						
かかりつけ医( )	☆退院時所見 ●麻痺(日常生活低下) □無し □右片麻痺 □左片麻痺 □ ●嚥下障害 □無し □よだれ □痰・咳 □ ●構音障害 □無し □呂律障害 □ ●その他 □視野障害 □高次機能障害 □	診察　体重(kg)						
		BMI						
		血圧(mmHg)						
		麻痺の増悪	□無 □有	□無 □有	□無 □有	□無 □有	□無 □有	□無 □有
		嚥下障害増悪	□無 □有	□無 □有	□無 □有	□無 □有	□無 □有	□無 □有
	☆ｺﾝﾄﾛｰﾙ必要な生活習慣病 □ 糖尿病 □ 高血圧 □ 脂質異常症 (目標値: □ 喫煙 □ 心房細動 □ 慢性腎疾患	検査(＊印は適宜実施)　血糖(空腹時)						
		血糖(食後)						
		HbA1c(%)						
		LDL-C(mg/dl)						
		HDL-C(mg/dl)						
		TG(mg/dl)						
		尿蛋白						
		尿中アルブミン＊						
		血清クレアチニン						
	☆抗血小板薬など □ｱｽﾋﾟﾘﾝ □ﾌﾟﾗﾋﾞｯｸｽ □ﾌﾟﾚﾀｰﾙ □ｴﾊﾞﾃﾞｰﾙ	PT-INR						
		胸部XP＊						
		ECG＊						
	☆抗凝固薬 □ﾜｰﾌｧﾘﾝ (目標PT-INR 〜) □プラザキサ □イグザレルト □エリキュース 抗血小板薬・抗凝固薬に関して 歯科治療・白内障手術 □中止可 □中止不可 内視鏡検査は観察のみであれば可。生検・処置時は連絡ください。	薬剤　抗血小板薬		□変更無	□変更無	□変更無	□変更無	□変更無
		抗凝固薬		□変更有	□変更有	□変更有	□変更有	□変更有
		降圧剤						
		特記事項(経過記録)						
		かかりつけ医署名						

平成26年4月版

図 13 ▶ 診療経過表

・本人または家族が入院でのリハビリテーションの継続を希望していないこと。

転院基準

・退院時、何らかの介助を要し、リハビリテーション実施困難な合併症や後遺症がないこと。
・退院時、軽度の障害であっても、入院によるリハビリテーションが望ましいこと。

④アウトカム
　地域生活期における、機能の維持・向上、再発防止状態の継続をゴールとする。

⑤バリアンス
　新たな脳卒中を発症した場合、リハビリテーションを継続できない新たな疾患を発症した場合をバリアンスとする。

7.3　がん地域連携クリニカルパス

　2006 年、がん診療連携拠点病院の指定要件[12]として、診療体制に地域の医療機関への診療支援や病病連携・病診連携が求められ、「地域連携パスの整備が望ましい」とされた。そして同年施行された第 5 次医療法改正「良質な医療を提供する体制の確立を図るための医療法等の一部を改正する法律」[13]（2006 年 6 月 21 日交付）における「疾病また 5 事業ごとの医療体制についての医政局指導課長通知（医政指発 0720001 号）」[14]でも「地域連携クリティカルパスの整備状況」が医療資源・連携等に関する情報として収集されることが求められた。そして「がん対策基本法」が 2007 年 4 月に施行され[15]（**図 14**）、これに伴いがん対策推進基本計画[16]（**図 15**）における施策として医療機関が取り組むべき個別目標として「すべての拠点病院において 5 年以内に 5 大がん（肺がん、胃がん、肝がん、大腸がん、乳がん）に関する地域連携クリニカルパスを整備することを目標とする」と明記された。このようながん対策推進の背景から地域連携パスを用いた医療連携や機能分化が推進されてきた。

7.3.1　がん地域連携クリニカルパスの役割

　診療ガイドラインに従って、標準的な医療を展開し、必要な患者情報を専門病院とかかりつけ医との間で正確に伝達することにある。これによりがん医療の質を担保しつつ、医療機関の機能分化、役割分担が行われ、場合によって終末期医療に移行させることにある。

7.3.2　がん地域連携クリニカルパスモデル

　2008 年度厚生労働科学研究において、「全国のがん診療連携拠点病院において活用が可能な地域連携クリティカルパスモデルの開発（班長：四国がんセンター谷水正人氏）」[17]として、5 大がんの地域連携パスモデルが開発された。この連携パスの作成指針は、①診療ガイドラインに沿って作成する、②医療機関の機能と役割分担を明記する、③診断、治療、外来、緩和ケア、在宅、看取りまでをカバーする、④がん診療連携拠点病院一般病院、診療所、訪問看護ステーション、保険薬局、在宅の連携を包含する、⑤共同診療計画（医療者用連携パス）を各疾患の治療法ごとに作成する、⑥連携意志のある地域の全医療機関が使えることを要件とする、⑦連携パスの使用を医療機関や患者に説明する、⑧緊急時対応の取決めを明記する、⑨紙のひな型を提示する、⑩将来的には電子化を見据える、⑪連携医療機関と定期的に協議する場を設ける、とする 11 項目であった。

　また、がん患者に対する診療の全体像を体系化した表として示すために、連携パスのモデルは、A．医療機関の機能・役割分担表、B．共同診療計画表（医療者用連携パス）、C．私のカルテ（患者用連携パス）、D．医療連携のポスターの 4 種類を 1 セットとして構成することとなった。以下に、がんの地域連携パス 4 点セット連携パスを以下に示す。

医療機関の機能・役割分担表

（＝がん診療連携拠点病院等と地域の医療機関等の診療役割分担表）

　横軸に医療機関（がん診療拠点病院、一般病院、訪問看護ステーション、薬局など）、縦軸にタスク（診断検査、薬剤、治療経過観察など）を配置した表。セル内に施設の機能やそれぞれの役割分担を記載する。

共同診療計画表（医療者用連携パス）

　疾病、治療処置あるいは症状別に作成するオーバービュー形式のパス表。横軸を時系列、縦軸に個々の医療機関の機能・役割分担を記載する。各医療機関において共有すべき到達目標、薬剤投与計画、検査、観察項目等をスケジュール内に記入する。

私のカルテ（患者用連携パス）

　患者自身が常に所持するための連携パス。患者日誌としての役割を併せ持つ。連携パスの説明書・同意書、自己チェックシート、おくすり手帳、緊急時の対

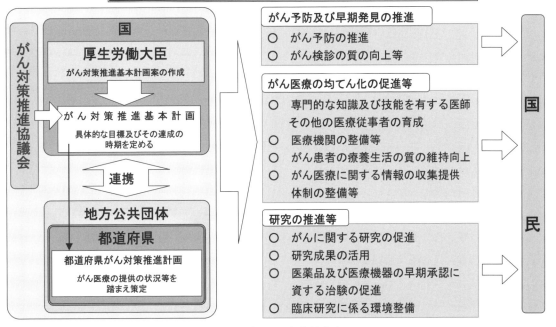

図14 ▶ がん対策基本法

http://www.mhlw.go.jp/seisaku/24.html

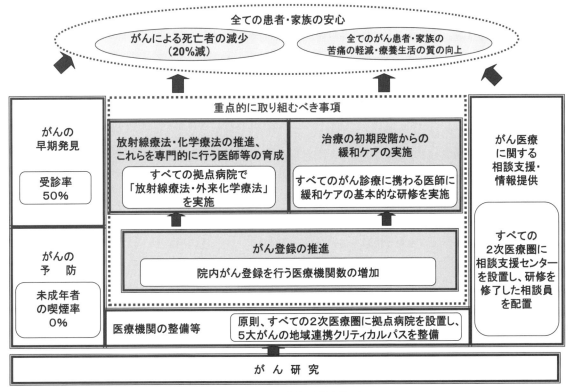

図15 ▶ がん対策推進基本計画

http://www.mhlw.go.jp/seisaku/24.html

応と医療機関の連絡先などが含まれる。

医療連携のポスター

病院・診療所の診察室に掲示するための連携啓発用ポスター。

7.3.3 事例紹介（東京都医療連携手帳）[18]

東京都では、がん診療連携拠点病院、東京都認定がん診療病院、東京都がん診療連携協力病院、国立がん研究センター中央病院および東京都医師会が協力し、都内医療機関が共通に使用できる5大がん（肺がん・胃がん・肝がん・大腸がん・乳がん）および前立腺がんの地域連携クリティカルパス「東京都医療連携手帳」の運用を行っている。東京都医療連携手帳とは、がん患者が、手術など専門的な治療を行った後に使用するもので、患者の数年先までの診療の計画を立てたものを、一冊の手帳にまとめたものである。患者が医療機関などを受診する際にこの手帳を持参することにより、専門病院の医師、かかりつけ医、その他の医療機関等が、患者の治療経過を共有でき、より適切な診療が可能になるとされている。そして患者さんが手帳を持つことにより、「いつ」「どこで」「どんな」診察・検査を受ければよいかが分かるようになっている。

8. おわりに

本章では、地域連携パスの生まれた背景や、その意義、また、連携パスに関連する医療制度などを中心に述べた。特に実際に地域医療の中で活用されている大腿骨頚部骨折、脳卒中、がん連携パスの事例を挙げ、これら疾患における疫学や、治療の内容を解説することで、連携パスの必要となった理由について理解することを目的とした。診療報酬などの医療制度が牽引役となり、これまで推進されてきた地域連携クリティカルパスではあるが、本来は患者にとって質の高い医療を効率的に地域で提供するための最適化ツールであることを常に念頭に捉えることが重要である。

なお、インターネット等の情報システムを用いた地域連携パスに関しては次章にて解説を行う。

■引用文献

1) 厚生労働省：医療制度構造改革試案．平成17年10月19日
http://www.mhlw.go.jp/shingi/2007/10/dl/s1031-5e.pdf
[2014.7.12]
2) 厚生労働省：「平成18年の医療制度改革を念頭においた医療計画の見直しの方向性」4疾病5事業，
http://www.mhlw.go.jp/stf/shingi/2r9852000000zc42-att/2r9852000000zc7o.pdf [2014.2.10]
3) 厚生労働省医政局指導課長通知（医政指発第0720001号）：疾病又は事業ごとの医療体制について．
http://www.mhlw.go.jp/shingi/2007/08/dl/s0803-5h.pdf
[2015.10.16]
4) 種田 憲一郎，地域連携クリティカルパスモデルの開発に関する研究，2006，平成17年度総括・分担研究報告書．
5) 厚生労働省医政局長通知（医政発0330第28号）http://www.mhlw.go.jp/seisakunitsuite/bunya/kenkou_iryou/iryou/iryou_keikaku/dl/tsuuchi_iryou_keikaku.pdf [2015.10.16]
6) 日本公衆衛生協会：地域連携クリティカルパスの普及・推進に関する研究（平成21年度地域保健総合推進事業）http://www.jpha.or.jp/sub/pdf/menu04_2_01_all.pdf [2015.10.16]
7) 大腿骨頚部／転子部骨折診療ガイドライン第2版，日本整形外科学会／日本骨折治療学会，監：2011，南江堂，東京．
8) 新川地域連携パス活用に際しての手引き（H20.9.12改訂）
http://plaza.umin.ac.jp/ni-reha/keibu/tebikiH20.9.12.pdf
[2014.2.10]
9) 野村一俊編：わかる！できる！今日から始める地域連携クリティカルパス，整形外科看護07秋季増刊，2007, 36-38，メディカ出版，東京．
10) 厚生労働省：医療連携体制・かかりつけ医，医師確保との関係について．
www.mhlw.go.jp/shingi/2007/04/dl/s0423-9d.pdf [2014.7.13]
11) 千葉県：千葉県共用地域医療連携パス（例示モデル）脳卒中．
http://www.pref.chiba.lg.jp/kenfuku/chiikiiryou/renkeipasu/nousottyuu.html [2014.7.13]
12) 厚生労働省健康局長通知（健発0329第4号）がん診療連携拠点病院の整備委関する指針の一部改定について．
http://www.mhlw.go.jp/bunya/kenkou/dl/gan_byoin02.pdf
[2015.10.16]
13) 衆議院：良質な医療を提供する体制の確立を図るための医療法等の一部を改正する法律
http://www.shugiin.go.jp/internet/itdb_housei.nsf/html/housei/16420060621084.htm [2014.7.14]
14) 厚生労働省医政局指導課長通知（医政指発0720001号）疾病又は事業ごとの医療体制について http://www.mhlw.go.jp/bunya/kenkou/dl/gan_byoin_08.pdf [2014.7.14]
15) 厚生労働省：がん対策基本法（平成19年4月1日）．
http://www.mhlw.go.jp/shingi/2007/04/dl/s0405-3a.pdf
[2014.7.14]
16) 厚生労働省：がん対策推進基本計画（平成24年6月）
http://www.mhlw.go.jp/bunya/kenkou/dl/gan_keikaku02.pdf
[2014.7.14]
17) 谷水正人，全国のがん診療連携拠点病院において活用が可能な地域連携クリティカルパスモデルの開発，厚生労働科学研究費補助金 疾病・障害対策研究分野 がん臨床研究事業，平成22年度総括・分担研究報告書 http://www.jcancer.jp/ronbun_db09/pdf/61.pdf [2014.7.14]
18) 東京都ほけん福祉局：東京都医療連携手帳（がん地域連携クリティカルパス）http://www.fukushihoken.metro.tokyo.jp/iryo/iryo_hoken/gan_portal/chiryou/critical_path.html [2014.7.14]

第13章 クリニカルパスの電子化

はじめに

　本章ではクリニカルパス（以下、パス）の電子化について記述する。同じ電子化であっても施設内と施設間の電子化は別物である。本章の「病院情報システム上のパス」では施設内、「地域連携医療システム上のパス」では施設間の電子化を扱う。現在、施設内におけるパスの電子化の主流は電子パスであり、施設間の電子化は地域医療連携システムを用いたパスが利用されている。パスの電子化に関して行われてきた議論は、補助的なアプリケーション作成、パスを電子的に運用する情報システム開発、それらの機能・導入運用管理・普及・用語・標準化、電子的なパスの作成・検証・活用・記録・効率化、アウトカム・バリアンス・医療の質、看護、医療安全、チーム医療、経営経済、地域連携、データの二次利用、海外比較、教育など多岐にわたり、パス研究のほとんどのカテゴリーが含まれている。ここでは電子化に固有のものとして、初めに「病院情報システム上のパス」において電子化の歴史、電子化の種類、電子パスの諸問題を概説する。次に、地域医療連携パス自体は第12章で扱われるため、その電子化に関する事柄として地域連携パスのICT（infomation and communication technology）ネットワーク運用に関する現状と課題を「地域連携医療システム上のパス」において概説する。最後に、電子パスの二次利用は未だ発達の途上にあるが、今日までに提唱されたテーマとしてDPC（diagnosis procedure combination）解析、パス作成支援、クリティカル インディケーターおよびクリニカル インディケーターを「DPCとクリニカルパス、DPC解析ツール、パス作成支援」において概説する。導入運用管理は実務の範囲であるので成書[1]などを参照されたい。

病院情報システム上のクリニカルパス

1. クリニカルパスの電子化の歴史

　1999年に旧厚生省が診療記録の電子保存を認めた「診療録等の電子媒体による保存について」を策定する以前、正式な診療記録はすべて紙であり、パスも紙ベースで運用されていた。我が国初のパスは1992年にPTCA（percutaneous transluminal coronary angioplasty：経皮的冠動脈形成術）を対象に榊原記念病院（東京）で作成された紙ベースのオーバービューパスであるとされるが[2]、その後、現在のパスの基本概念となる考え方が次々と提唱された。1999年にフェーズパス[3]、2000年にオールインワンパス[4]・アルゴリズムパス[5]、2001年に日めくり式パス[6]・プロセス組み換え型パス[7]・コパス[8]、2002年にプチパス[9]、2003年にオプションパス[10]、2004年に患者状態適応型パス[11]などが発表されている。パスの電子化はこれら紙ベースで実施された方法を電子的に取り扱うという歴史を辿っており、(1) 紙カルテの環境下で利用する補助的なシステム・アプリケーション、(2) 電子カルテ上でパスを運用するために開発されたシステムに分けることができる。

　(1) はさらに二つに分けられる。一つは紙ベースのパスシートの作成支援を行うスタンドアローンのアプリケーションである。他の一つは医事会計システム、オーダリングシステム、イントラネットなどのローカルエリアネットワーク（LAN）を利用してパスの運用支援を行うものである。これには、(A) パスシートをPDF（portable document format）化して管理するもの、(B) FileMaker Proを利用してパスシートやバリアンス報告などを一括管理するもの、(C) WEB系の独立したパス

の専用システム、(D) 紙ベースのパス管理システム、(E) オーダリングシステムをカスタマイズしたものがある。紙カルテの環境下での電子化は電子パスの普及に伴ってあまり進展が見られなくなっている。

(2) は電子パスと称されるものである。厚生労働省は2001年に「保健医療分野の情報化に向けてのグランドデザイン」を、2007年には「医療・健康・介護・福祉分野の情報化グランドデザイン」を策定し、国家として電子カルテの普及を進めてきたが、パスの電子カルテへの組み込みは2001年のグランドデザインの別添である「達成目標と役割分担」の中ですでに触れられている。我が国で最初に登場した電子カルテ上で運用されるパスは1999年に亀田総合病院に導入されたナビゲーションケアマップ[12]である。その後、2001年にアウトカム管理を実装したNTT東日本関東病院の電子パス[13]、2003年に黒部市民病院のステップアップ式[14]、2004年に岐阜大学附属病院のミニセット型[15]など、機能的な向上が行われてきた。2011年には長野中央病院でフレキシブルパス[16]が運用されているが、このシステム開発に至る背景には2005年以降の患者状態適応型パスの事業活動[17]がある。これらの電子パスはそれぞれの施設が新たな取り組みとしてベンダーに委託し開発されたものであり、その後は電子カルテの製品パッケージとして普及してきている。病院情報システムにおけるパス電子化の歴史的な概略を図1に示す。

2. クリニカルパスの電子化の種類

2.1 紙ベースのクリニカルパスのシステム化

2.1.1 パスシート作成支援

紙ベースのパスが主流であった時代にパスシートの作成支援を行うアプリケーションがいくつか公開されていた。エクセルで編集を行うものがほとんどであり、済生会熊本病院の「CP manager」[18]および「Path Team Lite」[19]、日本医療マネジメント学会と一般財団法人医療情報システム開発センター(MEDIS-DC)による「標準クリティカルパス作成ソフト」[20]、浜松労災病院の「クリニカルパスシステム」[21]、企業による「クリニカルパス作成支援ソフト」[22]、個人が作成した「クリニカルパスメーカー」[23]などが知られている。これらは患者用パスに添付するイラストも用意され、パスシートを効率的に作成することが可能であった。「CP manager」は済生会熊本病院で開発されたものが製薬会社より配布されていた。「Path Team Lite」はアウトカムと観察項目の関連付けがあるほか、アウトカムを設定するだけでオーバービューパス・日めくり記録の作成が可能となる機能を有していた。「標準クリティカルパス作成ソフト」は用語の統一とパスシート作成の簡便性向上を目的に2012年に改訂されており[24]、現在も入手が可能である。「クリニカルパスシステム」は紙ベースパスの管理システムの中にパスシートの作成支援機能が実装されていた。「クリニカルパス作成支援ソフト」も現在、入手可能である。「クリニカルパスメーカー」はエクセルのテンプレートであったが、現在はリンクが切れている。一般的にエクセルのテンプレートで作成されたパスシートはそれを改変して他のパスシートを作成するといった使われ方をすることが多かった。

2.1.2 PDF化

パスの主流が紙ベースであった時代から利用されてきた院内の情報伝達手段にグループウェアがある。グループウェアという用語には統一的な定義がないが、一般には『院内(企業内)LANまたはインターネット回線を用いて情報共有やコミュニケーションの効率化をはかり、グループによる協調作業を支援するソフトウェアの総称』[25]と理解されている。グループウェアが有する機能

1968：業務系情報管理システム　慈恵医科大学附属病院（医事会計）
1972：生体系情報管理　東京逓信病院・関東逓信病院（臨床検査）

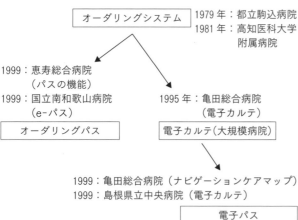

図1 ▶ 病院情報システムにおけるクリニカルパス電子化の歴史概略

には電子メール、電子掲示板、ドキュメント共有、スケジュール管理、電子決済、設備予約、ファイル共有などがあり、これらは医療施設においても要求のある機能である。わが国の医療施設におけるグループウェア活用の最初の報告は1996年の聖路加国際病院である[26]。パスは紙ベースで運用する時代であったことから、その後、パスシートや運用規定などをPDFの電子ファイルとして保存し、イントラネットで管理する方法を採用する施設が知られるようになった。文献的には2004年に佐久総合病院からの報告があるが[27]、報告のない施設でも紙ベースのパスをグループウェアで運用していた施設があり、オーラルコミュニケーションなどで広まっていった。この方法は端末で印刷させる際に患者基本情報や日程が自動入力されることはなく、また、適用患者数・バリアンス収集なども従来の紙ベースのパスと変わりなかったが、パスのバージョン変更などの管理を容易に行える利点があった。近年はグループウェア以外では病院情報システムの文書管理システムが利用されている[28]。

2.1.3　FileMaker Pro 利用

　FileMaker Pro のパスでの利用が最初に報告されたのは浜松労災病院で作成された2001年のプロセス組み換え型パスである[7]。この時代のパスは日程の定まったものが多かったが、白内障入院手術で入院日、手術日、術眼の左右、退院日が異なる場合にはそれぞれに対応したパスを用意せざるを得なかった。パスを適用する際に内容を組み変えて各患者に対応した日程のパスシートを自動作成し印刷させる仕組みとしてFileMaker Pro のスクリプトが使われた。これは左右の手術日を持つパスには有用であり、2007年には電子パス上で実現されている[29]。その後は2002年に東京慈恵会医科大学附属病院の大腸ポリペクトミー[30]、2003年に神鋼加古川病院の川崎病治療用パスのバリアンス解析[31]、2004年に同病院の新生児管理パス[32]および松波総合病院のパス管理システム[33]といった報告がなされている。2005年に報告された名古屋大学附属病院の患者状態適応型パスの試作アプリケーション[34]はその後、神鋼加古川病院での運用が報告されている[35]。

　これらの取り組みは電子パスが普及する以前の医療支援として行われたものであり、その後はFileMaker Proをパスに利用する報告が少なくなってはきたが、近年においても2010年に熊本赤十字病院の脳卒中地域連携パス[36]、2012年に練馬総合病院のバリアンス分析システム[37]といった報告が見られる。

　汎用データベースソフトとしては他にもアクセスなどが医療分野で使われている。アクセスが病院事務で用いられることが多いのに対し、FileMaker Pro は医療者に用いられることが多く、これはわが国に特有である[38]。FileMaker Pro は初心者でもたやすくデータ処理が行えることから医療者に好まれる傾向がある。

　2004年以前はFileMaker Pro の活用が医師を中心としたさまざまな職種によりそれぞれの専門領域で行われていたことが背景にあり、2005年に日本クリニカルパス学会内にCPツールプロジェクトというワーキンググループが設置された。これはFile Maker Pro をパスや業務支援に利用していた施設のメンバーから組織されたものであり、エンドユーザーコンピューティング（EUC）の領域的確立を目的とした活動が行われた[39]。この活動は2011年まで継続されており、日本ユーザーメード医療IT研究会（J-SUMMITS）および日本EUC学会（JSEUC）という二つの団体を派生させ、最終的に電子パス委員会の設置へとつながっている。パスの電子化が発端となって我が国のEUCを発展させる母体が形成され、海外にも情報発信[40]するに至ったことは特筆に値する。医学医療におけるEUCは心電図自動解析など電子化の創生期にあたる1960年代から始まっていたとみることができるが[41]、医療に関しては電子カルテの普及により効率化の手段としての役割が変わりつつある。

2.1.4　WEB系の独立した専用システム

　すでに当時の製品を検索することはできないが、2000年代初期、施設内にサーバーを立てWEBベースでパスシートを電子化利用する製品が存在していた。現在の電子パスとは異なり、パス運用のための独立したシステムとなっていた。2002年には紙イメージのオーバービューを入力画面に持ち、タスクの実施済み表示、タスクの各項目に対するフリーテキストでのバリアンス入力、実施時間の記録などの特徴を備えるWEBアプリケーションが京都大学附属病院よりプロトタイプとして報告されている[42]。また、2006年にはパスを適用している段階でバリアンスが発生した場合に、その発生通知とそれに対して入力された指示を表示するとともにパスが変更できる仕組みを組み込んだWEBベース可変型パスが筑波大学附属病院より報告されている[43]。これらのシステムは同時期に進んでいた電子パス開発の中にあって、継続的な議論が行われることはなかった。

2.1.5　紙ベースパス管理システム

　我が国のパスを積極的に推進してきた学会として、日

本クリニカルパス学会、日本医療マネジメント学会の二つを挙げることができるが、それらの設立はともに1999年であり、パスの普及が本格的になったのは2000年以降と考えることができる。一方、電子カルテの普及が始まったのも1999年の電子保存に関する旧厚生省通知以降であることから、パスの普及と電子カルテ上で運用される電子パスの開発の歴史が時期的に重なっていた。したがって、当初紙ベースで運用されていたパスの電子化は電子パスへと自然に進み、紙ベースのパスを管理するシステムが製品として登場することはなかった。そうした社会的背景の中で、紙ベースのパス管理を電子的に行う取り組みが2000年代前半に報告されている。

2.2 オーダリングシステム上のクリニカルパス

オーダリングシステムを利用したパスの電子化は紙ベースのカルテで運用されるため、正式な診療記録はすべて紙である。恵寿総合病院では1998年〜2002年の間（2002年より電子カルテ化されている[44]）、タスクのオーダをパス適用時に自動的に組み込む仕組みを取り入れたオーダリングシステムが運用されているが[45]、それ以前にはオーダリングシステムを用いたパスの電子化に関する報告を見つけることはできない。2000年前後に使われていた通常のオーダリングシステムでも日付未定のセットオーダ機能が利用可能ではあったが、タスクをオーダする場合、展開時に実施日を入力しなくてはならなかった。2001年に松下記念病院からパスを選択すると指示が一括処理できるシステムが報告されたが、このシステムでは入院期間中の休日の扱いが別処理になるなど問題を抱えていた[46]。この点を改善したシステムとして2001年に国立南和歌山病院からe-パスが報告された。e-パスではカレンダー機能のほか、予め設定されたオーダを変更する機能が追加されており、パスの使用頻度や退院時に入力されるバリアンス報告などの統計機能も備えていた[47]。2004年にはパスの情報共有性を向上させるためにオーバービュー画面を採用し、記録として残す際にもパスの画面の形態を保ったものを印刷する仕組みのシステムが香川労災病院から報告されている[48]。このシステムでは個別性への対応策として、点滴・注射をパス適用時に選択することが可能で、入院時のADL（activities of daily living）・食種の個別性にも対応し、パスの重複適用ができるなどの機能を実装していた。また、予め設定された術前・術後の清潔・排泄・安静度が

患者の状態に合っていない場合にバリアンスとならないように、タスクごとにバリアンスの設定が行えるように設計されていた。この点に関しては、近年はタスクに対する達成・未達成は対象とされず、患者アウトカムに対する達成・未達成をバリアンスとする運用傾向がある。2005年以降はオーダリングシステムを用いてパスを運用する新たなデザインのシステム報告はなく、システムの利用経験を報じたもの[49-50]などが見られる程度となっている。こうした背景には電子パスの普及がある。

パスの運用に用いられるオーダリングシステムあるいはオーダリングシステムを用いて運用されるパスが文献上、「クリニカルパスオーダリングシステム」[51]、「電子クリティカルパス」[49]、「電子クリニカルパスウェイ」[47]などと呼称されているが、今日でいうところの電子カルテ上で運用される「電子パス」とは異なるものである。

2.3 電子カルテ上のクリニカルパス

我が国において電子カルテ上でパスを運用するシステムが最初に導入されたのは1999年の亀田総合病院のナビゲーションケアマップである[12]。電子カルテもパスも本格的に普及する以前に開発されたものであり、電子パスの礎を築いたものということができる。このシステムは、標準的な診療計画の作成・実施、診療プロセスの管理と評価などの機能の他、将来的に地域医療連携にも用いることができる仕組みを構想した画期的なものであった[52]。

1990年代はパス自体がわが国の導入途上にあり、また、アウトカムをどのように設定し、評価するべきなのかさえも模索の時代であったが、ナビゲーションケアマップの導入から数年が経過した頃にはパス自体の実務的研究が進み、次に電子パスのデザインとして進歩したのが2001年に運用が始まったNTT東日本関東病院の電子パス[53]および2002年に運用が始まった島根県立中央病院の電子パスである[54]。これらのシステムはパスの運用フローを詳細に分析して機能仕様が決められており、現在の電子パスの機能的な原型ともいえるものである。観察項目を判断の基準とするアウトカム管理、バリアンス分析、タスクの指示変更など実務に適する機能が取り入れられていた。島根県立中央病院の電子カルテは日本初といわれることがあるが[55-56]、その導入は1999年であり、電子カルテとしては1995年に導入された亀田総合病院が年代的には最初である。島根県立中央病院の電子化は1999年の診療録等の電子保存に関する旧厚

生省の通知を受け、大手のベンダーによって開発された病院運営を一元管理する情報システムが公立病院に始めて導入されたということが意義として大きかった。2002年には静岡県立静岡がんセンター[57]、城東中央病院[58]、箕面市立病院[59]などでも独自にカスタマイズされた電子パスの運用が開始されたが、この時代は時間軸が定められたオーバービューパスであった。城東中央病院および箕面市立病院に導入された電子パスでは看護計画についてはステップごとにアウトカムを設定することが可能であったが、これは後述するステップアップパスとは異なるものである。

2002年～2003年にかけて、一つの疾患に対して時間軸を定めた治療計画以外のものに対してもパスを適用していこうとする考え方が紙ベースで広まっていった。時間軸ではなく患者の状態によって治療進行のステップを区切るフェーズパス[3]、検査や手術を対象とした併用パスであるプチパス[9]、体温表や、NST記録などの情報が多く必要な場合に疾患の特異性に応じて作成するオプションパス[10]、治療や検査などの方針変更がある疾患や病態に適用するアルゴリズムパス[5]、達成すべきアウトカムとバリアンス項目および発生時の対処法をパスごとに別表にまとめてチェックリストにしたコパス[8]である。これらは書式に縛られることのない紙ベースのパスでは実現が容易であったが、電子パスでは機能的な制限から、従来の電子パスそのままでは実施することが困難であった。オーバービューの電子パスを用いてアルゴリズムパスを実施する方法も後年には発表されているが[60]、そのようなパスの発達に合わせてフェーズの考え方を取り入れた電子パスが2003年～2004年に開発された。2003年に運用が始まった黒部市民病院のステップアップ式（ステップアップパス）の最大の特徴はステップごとに設定された複数のアウトカムに対して達成の日時・認証者などを登録し、達成後に次のステップに進むというアウトカム達成の認証機能とステップごとの一括オーダ機能を搭載したことである。その他に自動バリアンス登録や病態からのオーダ自動誘導機能が開発されている[61]。2004年に運用が始まった岐阜大学附属病院のミニセット型（ミニセットパス）は非典型症例に柔軟に対応することを目的として、臨床的にフェーズ分けしたミニセットをプチパスやオプションパスと同様に経時的あるいは同時的に複数組み合わせてパスを実施することができるようにしたものである[62]。翌年には医療者用パスと患者用パスの連動機能がミニセットパスに追加されている[63]。2002年にはすでに紙ベースで「患者状態適応型の鎮痛・鎮静クリニカルパス」が報告されている[64]が、アルゴリズムパスやコパスの考え方を工学的に進歩させたものとして患者の状態に応じて治療計画を切り替えていく患者状態適応型パス（PCAPS）の考え方が2004年に提唱された。患者状態適応型パスは患者の状態が基軸となっており、複数の目標状態が分岐・結合しながら、最終目標状態に至る臨床経路を示すモデルで表される。当初は「臨床プロセスチャート」「ユニットシート」という2つの知識フレームから構成されていたが[11]、後年には「PCAPSマスター」が追加されて3つの知識フレームから構成されている[65]。こうした複雑なシステムは電子ベースに親和性があり、2009年に長野中央病院で電子パス運用の報告がなされている[66]。また、この延長上にあるシステムとして2011年には同病院からフレキシブルパスが発表されている[67]。

2005年前後までは電子パスの開発・カスタマイズは施設独自の取り組みとして行われることが多かったが、次第に他施設の機能・技術を取り込んだ電子カルテパッケージの機能として提供されることが多くなり、電子パスは電子カルテの普及とともにより多くの施設・診療科で運用されるようになった。他方、普及が進むにつれてパスを紙ベースから電子ベースへと移行する際の問題、運用する上での機能上の問題、ベンダーあるいはバージョンによる機能や用語の違い、電子ベースに移行してデータ処理が現実的に可能となった状況下で具体的にバリアンス分析をどのように行えばよいのかといった二次利用の問題が全国的に議論の対象となっていった。以下にそれぞれの学会企画において電子パスがどのような視点で取り上げられてきたのかを口演要旨をもとに述べる。日本クリニカルパス学会においては2004年のシンポジウムで電子パスの導入に関する議論、2005年のシンポジウムでパッケージ・独自開発のいずれにおいても開発が進まず、実装が求められていた電子パスの機能に関する問題が議論され、2008年のパネルディスカッションでは電子パスの導入・運用に関わる問題点と対応、2009年のパネルディスカッションでは代表的なベンダーの電子パスを導入している施設からそれぞれの機能的なメリット・デメリット、2011年のシンポジウムではバリアンス分析、2012年の特別企画では機能の標準化に向けた動きと現場が求める機能、2013年のシンポジウムでは標準化に向けた製品の機能の実際が議論されている。日本医療マネジメント学会においては2002

年のシンポジウムでオーダリングシステムも含むパスの電子化、2005年の総合講座で先端的な電子パスの紹介が議論され、2011年のシンポジウムではバリアンス分析を含む利用・運用と課題、2013年のシンポジウムでは運用の実際と課題が議論されている。日本医療情報学会においては2007年のシンポジウムで医療の質改善のために求められる記録・機能・医療安全・運用が議論され、2009年のシンポジウムでは残された課題としての機能・標準化・バリアンス分析、2010年のシンポジウムではアウトカムマスター・バリアンス分析・二次利用、2011年の日本クリニカルパス学会との共同企画ではアウトカムマスター、2012年の同企画では電子パスの標準化に向けた機能・用語・二次利用、2013年の同企画では電子パスの標準化に向けた動向・必要性・将来が議論されている。

表1 ▶ 医学中央雑誌の論題に現れる電子パスの呼称頻度

呼称	頻度	%
電子パス	224	33.9
電子クリニカルパス	143	21.6
電子化クリニカルパス	65	9.8
電子クリティカルパス	62	9.4
電子化パス	59	8.9
電子カルテパス	33	5.0
電子化クリティカルパス	28	4.2
電子カルテクリニカルパス	22	3.3
電子カルテ版クリニカルパス	12	1.8
電子カルテクリティカルパス	5	0.8
電子カルテ版パス	2	0.3
電子カルテ版クリニカルパスツール	1	0.2
電子化クリティカルパスシステム	1	0.2
電子カルテ版CP	1	0.2
電子カルテ連動型クリニカルパスシステム	1	0.2
電子カルテ導入パス	1	0.2
case management system	1	0.2
計	661	100

3. 電子クリニカルパスに関する諸問題

3.1 呼称

我が国の電子クリニカルパス（電子パス）に対する呼称としては他に、「電子化パス」[16]、「電子カルテパス」[68]、「電子カルテクリニカルパス」[58]、「電子クリティカルパス」[69]、「電子化クリティカルパス」[70]、「電子化クリティカルパスシステム」[71]などさまざまな言葉が使われてきている。1999年から2013年までの期間で検索語「電子 and クリニカルパス」により医学中央雑誌でヒットする文献は1,700件（2014.2.12実施）あり、それらの論題に現れる電子パスに関する単一語として呼称の頻度を集計したものが表1である。それぞれの言葉の意味するところが明確ではないが、総数661件の中で電子パスおよび電子クリニカルパスの占める割合が55.5%と圧倒的に多い。日本クリニカルパス学会では電子クリニカルパス（略名：電子パス）および電子クリニカルパスシステム（略名：電子パスシステム）を採用している。用語の定義は次節で解説する。

3.2 定義

パスについては2006年までに提案された定義のまとめが論文に掲載されているが[72]、電子パスについてはこれまで定義に関する議論はほとんど行われていない。用語の使われ方としても、電子カルテシステムのパス機能を指す場合[73]や電子的に取り扱われた疾患のパスを意味する場合[74]などがあり、明確ではない。我が国では発祥地である米国とは異なり、経済的な側面よりも主として医療の質を高めるところにパスの意義が評価されてきており[1]、パスの電子化に際してもその意義が変わることがないことから、我が国のパスの電子化は国外のそれとは異なる発達をしてきている。電子パスについても我が国固有の定義が必要である。これまでのところ電子パスの定義に触れた論文は2009年に報告されたものが唯一である[75]。この報告では電子パスの機能を表示、記録、オーダリング、パスシート、バリアンス、統計の6つに分類し、それぞれに対してパスを運用するために最低限必要とされる要件を紙ベースのパス運用と電子ベースへの移行を合わせて求めている。これは電子パスの機能的な定義の一つということができる。日本クリニカルパス学会は電子クリニカルパス委員会の提言を基に、2014年に電子パスを『情報通信技術（ICT）を用いて標準診療計画を作成し、標準診療計画に基づく診療の実施を支援し、患者個別の診療状況とその評価を記録し、逸脱事例の集計と分析などを処理するプロセスの医療管理手法）』、電子パスシステムを『電子クリニカルパスを実現するための情報システム』と定義している[76]。

3.3 用語

電子パスに使われる用語がベンダーによってあるいは

施設により、同じ用語が異なる機能で用いられる、あるいは同じ機能の用語が複数存在することによる混乱を生じていることが問題となっており、2013年の日本クリニカルパス学会のシンポジウムでは用語の違いが議論の一つとして取り上げられ、下記の点が指摘された。

- オーバービューパスの画面がその他にパスチャートと呼称されることがある。
- 日めくり式パスが、日めくり、デイシート、日めくり表示、日別計画一覧と呼称されることがある。
- アルゴリズムの単位としてユニット、プロセス、ステップという用語が用いられているが、運用方法によってはアルゴリズムの単位として粒度の多様な使い方が可能なため意味の幅が広い。
- バリアンスはパスに及ぼす影響として変動、逸脱、脱落という用語で3つに分類されており、それらには明確な定義がなされているが、電子パスではベンダーあるいは施設により異なる表現がなされている。
- BOM（Basic Outcome Master：標準アウトカムマスター）では患者アウトカムとそれより粒度の小さい観察項目を基本要素としているが、電子パスではそれらの呼称も分類もベンダーごとに異なっている。
- アウトカムの評価指標である観察項目が、アセスメント、評価基準、関連項目と呼称されることがある。また、判定基準、判定条件という言葉も紙ベースでは観察項目と同じ意味で使われてきたが、電子パスでは判定基準という用語がシステム側の判定基準値としてあるいは判定条件が観察項目と検体検査結果値を合わせたものとして使われることがある。

電子パスで使われる用語はベンダーが決定するもの以外に施設での使われ方が反映されるものがあるため、それらが重なって多様化してきている。このような多様な用語がそれぞれの現場で日常的に使われているというのが現実であるが、用語の定義が曖昧では情報交換も知識の集積もできないため、学会の議論に見られるように何らかの標準化が求められている。日本クリニカルパス学会ではパスあるいは電子パスに関する用語の標準化を進めているところであり、2011年に公開されたBOMは成果の一つである。バリアンスマスターについても現在、作業が進められている。

歴史的には、用語だけでなく様式や記載方法の標準化は電子パス開発の初期から進められてきたことであっ
た。厚生労働省は2001年にグランドデザインを策定し、MEDIS-DCにクリニカルパスのシステム開発事業を委託したが、これを受けて同財団では他の医療機関も参照・利用できるWEB上のシステム構築と電子カルテやオーダリングシステムに組み込むことが可能な標準的な仕様の策定を視野に入れて用語・様式・記載方法の標準化を推進していた[77]。その後13年の時を経てなお、標準化は継続課題となっているのが現実である。パスあるいは電子パスの歴史を振り返ると、発達の初期に用語や様式等の標準化が完了しなかったことが、逆に今日のパス・電子パスの発展を促したということもできる。

用語の中には紙ベースで定義されてきたものを電子ベースにそのまま流用することが難しい場合がある。例えば形式といってもそれが単なる表示の違いであるのか（フォーマット format）、機能の違いであるのか（ファンクション function）、あるいは設計そのものが異なるのか（スキーマ schema）によって意味が異なってくる。オールインワンパスという用語を例にすると、2008年の日本クリニカルパス学会シンポジウムでは電子パスは原則的にオールインワンパスであるとしながら[78]、初版クリニカルパス用語解説集ではそれを早計であるとしていた[79]のは、カルテが別の媒体として存在していた紙ベースでは機能的な意味を有していたものが、電子カルテをベースとする電子パスでは表示としての意味に移行するからである。これについて増補改訂版クリニカルパス用語解説集では情報の一元化と一覧化が同義ではないと記述されている[76]。また、紙ベースではオーバービューや日めくり式などを印刷したものをパスシートと呼称してきたが、電子パスでは単なる表示にすぎず、これをシートと呼ぶのは具合が悪い。本章では文献的な記載を除いて、紙ベースのオーバービューのパスシートは電子パスではオーバービューと表記している。

3.4 機能の標準化

現在、電子パスの運用は施設ごとに異なる状況にある。日本クリニカルパス学会が毎年実施しているアンケート調査結果（日本クリニカルパス学会誌の各年1号に報告がある）によれば、電子カルテを導入した施設の中で電子パスを利用している施設の割合は、2007年が66.1%、2008年が71.6%、2009年が75.0%、2010年が92.9%、2011年が88.9%となっており、電子カルテの導入率と電子パスの利用率には乖離が見られている。この

ことは電子カルテが導入されれば必ず電子パスに移行するというものではないということを示唆している。これが電子カルテあるいは電子パスの機能的な問題に起因しているのか、施設固有の問題に起因しているのかは不明であるが、電子パスが100％受け入れられているというところまでは成熟していないことは否定できない。

近年は電子パスの機能改善が施設による独自開発ではなく、製品を導入した施設からの意見がユーザー会などを通じて集められ、バージョンアップの際に反映されることが多くなっている[80]。現場ではどのベンダーのどのバージョンを導入しているのかによって電子パス運用の困難さが変わるという状況を生じていることから、製品による機能の違いを客観的定量的に評価する試みが行われている[81]。オーバービューに関連した機能として各職種が電子パス上ですべての業務が行えることが望ましいとした意見があり[82]、これは多職種間の情報共有という観点からも大切なことである。例えば栄養指導を行う際、オーバービューで経過記録の入力・閲覧ができない場合は経過記録を見なければ必要な情報が得られないことから、最終的にオーバービューを見ない状況が発生すると報告されている[83]。オーバービューは情報共有と指示の発生源であり、オーバービューの機能はパス実施の効率性に対する影響が大きい。今後、機能の標準化を考えてゆく上で議論されることが求められる。また、標準化の課題の中には施設間のパスデータ利用やベンダが変更になった場合のパスデータの移行も含まれており[84]、こうした課題解決のためには関係団体が協力しながら作業を進めていくことが求められる。日本クリニカルパス学会では2012年より電子クリニカルパス委員会が発足し、電子パスに関する標準化作業が進められている。

3.5 利点・問題点

電子パスは電子カルテ上で運用されることから、電子パスの利点・問題点は電子カルテと重なるところが多いが、電子パス固有のものも存在する。過去に報告された主なものが表2である。製品による機能の違いやハードウェアの性能に負うものは除外している。電子カルテと共通の利点・問題点の中で、重要情報が読み取り難いというのは複数回のクリックによって画面を開けて情報を取りださなければ必要な情報が得られないことを指している。情報の一元化は情報の管理が一つであることを指

表2 ▶ 電子クリニカルパスの利点・欠点　　　　　　　　　　　　　　　　　　　　　　　　　（　）の数字は文献番号

	利点	問題点
電子カルテと共通	短時間に大量のデータ処理（96）（92） 複製の容易さ（96） 利便性の向上（96） 付加的後利用（97）（92）（103）（85） 施設内情報共有（96）（97）（100）（102）（104）（85） 施設間情報共有（97）（103） ペーパーレスによる節約（97） データ長期保存（97） 重複記載の削減（102） 患者への情報提供（97）（100） 情報の一元化（100） SOAPによる記録内容の個人差軽減（100） 複数の場所での参照（104） 履歴管理（100） リアルタイムな情報収集（100）（102） 指示誤りの減少（83）（104） 看護記録用語の標準化（92）	データ流出・不正使用による被害拡大（96） 個人情報の流出・目的外利用拡大（96） 高額な投資（96）（101）（103） 入力負担の増大（96） 緊急時紙カルテ併用（96） システムトラブル（96） システム交換に伴うデータ移行（96） 視認性の低下（96）（87） セキュリティ対策（96） 診療時間の延長（96） 展開に時間を要する（87）（99） 機能改善に時間がかかる（101） 重要情報が読み取り難い（99）（104） 複数で同時に入力できない（104） 確定・保存に時間がかかる（104）
電子パスに固有	電子パスからの一括オーダー（87）（99） 電子パスからの情報閲覧（87）（99） パス記録の効率化・標準化（87）（99）（104） パス記録スペースのフリー化（87） 個別性への対応のしやすさ（87）（99）（102）（86） バリアンスの収集分析（83）（100）（92）（102） アウトカム管理の容易さと正確度（92） 看護師新人教育（92） パスの保存・管理の容易さ（92）（104） 看護記録時間の短縮（104）	情報のカテゴリーによる配置の制限（87）（99）（102） 搭載する情報の分類が必要（87） パスが使えない部署が出てくる可能性（99） 実施の確認とその後の流れ（102） パス画面の起動時間が長い（104） オーバービューのスクロール（99）（85）（86） スタッフがパスを意識しない（86） 業務が煩雑（86）

しており、重複記載とは異なる。その他は他書を参照されたい。ここでは電子パスに固有の利点・問題点について触れておく。パス記録スペースのフリー化とは紙ベースでは記録欄が限られていることを指している。情報のカテゴリーによる配置の制限とは電子ベースでは枠組みが予め決まっており、レイアウトが自由に設定できないことを指している。搭載する情報の分類が必要とはパスに含まれる情報をいずれかのフレームに分類する必要が生じることを指している。パスが使えない部署が出てくる可能性とは電子カルテの構築の仕方によっては情報共有できないものが発生する可能性があることを指している。実施の確認とその後の流れとはオーダの入力がステップごとの運用になると指示を忘れる可能性があることを指している。バリアンスの収集分析は医療情報の二次利用であり、本来は電子カルテの機能ではなくデータウェアハウスの機能であるが、我が国ではデータウェアハウスが必ずしも導入されなかった歴史的経緯や現場の要求があるために実装されてきたものである[75]。オーバービューのスクロールは視認性の低下に属するものであるが、電子パスでは特に一画面の情報量が多く、解決のための試みを行っている施設もある[85]。パス作成・変更については利点を論ずる文献[86]がある一方で、問題点を論ずる文献[87]もある。

3.6 利便性

電子化によって得られる利便性は大切なことがらであるが、それが最も重要なことであると受け止められてしまえばアウトカム管理を行わない医療、すなわち質の向上が担保されない医療が行われることになる。パスが適用できるにも関わらず医師がパスを適用せずに電子カルテのセットオーダを使う傾向があることが指摘されており[88]、この状況は事例の一つである。これでは医学的な水準としては最先端であっても今日求められている医療的な水準が満たされないのである。都道府県は医療法に基づいて地域保健医療計画を策定しているが、香川県のように施設におけるパスの導入を医療サービスの向上として掲げている自治体もあることを医療者は知っておかなければならない。過去にはパスの作成や実施が医療者にお願いをする種類のものであったが、現在は医療者の果たすべき業務であるという認識に変わってきている。電子パスは機能的には未だ十分とはいえないが、パスの実施を容易にするための環境を整えつつある。

3.7 看護計画

看護に関する今後の課題として、看護計画のパスへの組み込みがあげられる。標準看護計画はパスを立案する段階で組み込まれるはずであるが、患者個別に看護計画を立てなければならない場合、その部分はパスとは別枠で実施され、記録が行われるのが普通である。しかしながら、効率性という観点からは望ましい状況とはいえない。これを解決するためにはパスの適用開始時にその個別性を考慮した看護計画がオンデマンドでパスに組み込まれることが必要である。紙ベースでは実現困難であるが、電子ベースでは今後の技術開発によって実現する可能性がある。2012年の日本クリニカルパス学会学術集会においてワークショップ「看護過程をパスに取り込む！」が開催されているが、今後の課題である。

3.8 教育

電子パスが関係する教育は患者教育、職員教育、学生教育である。患者教育の中には診療あるいは指導としての教育パスが含まれるが、本章の範囲ではない。患者教育が電子パスと直接、関連するのは現時点では患者用パスだけであり、それ以外の診療上の教育は電子カルテが担っているものである。電子パスの職員教育がパスを専門とする委員会・部署あるいは情報システムの管理部門により組織的に行われるものとして、パス作成を含む電子パスシステムの操作に関連するもの[89]、職場ごとに行われるバリアンス分析の支援[90]、電子パスシステムを用いたアウトカム入力の研修[91]などがある。看護新人教育として実際にパス運用で得られるデータの分析やパスの修正に参加させることで医療の標準化への意識向上を望むことができるとする意見がある[92]。学生教育では、実運用の電子カルテではなく大学病院の教育用電子カルテを用いた医学部学生に対する医療安全教育を行うなかで、パス使用によるインシデント症例の検討が行われた報告がある[93]。こうした教育用電子カルテを用いた全国的な取り組みとして2009年から行われている文部科学省事業「コメディカル養成のための教育用電子カルテシステムおよびデータベースの構築と実践」が知られている。ここでは教育用電子カルテサーバが二つの大学に設置されており、実際の診療記録を基に作成された模擬診療記録[94]を用いた電子カルテ教育が行われている。教材の中には実際の診療に用いられたパスが含まれている。

現在は教育用電子カルテシステム共同利用協議会が運営管理しており、その組織下に個人でも無料参加できる模擬診療記録研究会・電子カルテ授業研究会が設置されている[95]。

地域連携医療システム上の
クリニカルパス

1. 地域医療連携の重要性

　厚生労働省から発表されている2011年度の国民医療費は38兆5,850億円であり、2006年度以降ほぼ平均して毎年1兆円以上の増加を示している[105]。一方、内閣府の「平成24年度高齢社会白書」によると我が国の2010年の高齢化率は23.0％であり2005年以降、世界一の高齢化率国であることが発表されている[106]。2011年度の国民医療費のうち高齢者が占める割合は55.6％であるため今後ますます医療費高騰問題は深刻化する。この医療費高騰対策として診療報酬改定ごとの薬価や診療行為別点数の見直しや請求の包括化等が実施されてきたが、入院日数減少に向けた診療報酬の誘導と2003年度に導入されたDPC（diagnosis procedure combination）は先進国中最も長いとされてきた入院日数短縮に大きな影響を与えている。厚生労働省の「平成23年度DPC導入の影響評価に関する調査結果」によれば、最も平均在院日数が長いとされた大学病院等の特定機能病院が多くを占める2003年度DPC導入病院群であっても、2003年度の19.7日であった平均在院日数が、2011年度には15.3日と4.3日短縮している[107]。在院日数が減少すると、病床稼働率が減少し病院経営上は不利となるため、急性期病院では紹介患者増による新入院患者確保を強いられるようになった。このため多くの急性期病院では医療連携に人材を投入し、連携強化による紹介患者の確保と早期の逆紹介に力を入れ、医療連携が進んでいる。国が進める理想の医療とは、従来型の病院完結型から脱却し介護や福祉まで網羅した地域包括ケアを実現する地域完結型医療であり、在宅医療までふまえた連携医療が医療の主体になっていくものと予想される。

2. 地域連携クリニカルパスの課題

　我が国においてパスが導入されたのは1990年代半ばでインフォームド・コンセントを主目的とする時期もあったが、本来の目的は診療プロセスの標準化とアウトカム評価による医療の品質改善であり、短縮化する入院日数のなか、高品質で安全な医療を提供するための最も有効な手段である。しかしながら、同時に得られる業務効率化や利便性というメリットのなかで最近、パスの捉え方が医療機関や利用者ごとに若干違ってきている。またパスの利用率はいずれの医療機関においても大なり小なり、診療科ごとあるいは医療者ごとに差があり、この原因は診療科の特性や利用環境の問題もあるが、それよりもパスそのものの正確な理解に起因しているものと思われる。一方、地域連携パスは2006年、大腿骨頚部骨折地域連携パスの保険収載により徐々に広がり、2008年の脳卒中地域連携パスの保険収載を経て、2010年に5大がんが対象となって多くの地域に導入されつつある。しかしながら地域連携パスは診療報酬上、評価されているにも関らず、パスを活発に利用している医療機関においても地域連携パスが十分に活用できていないケースは少なくない。これは院内のパス以上に教育、啓蒙が容易でないためと思われる。一方、地域連携パスを活発に利用している医療機関においても多施設間の取組みであるため、アウトカム評価やバリアンス分析が実施しにくいという問題もある。分析結果に基づく診療過程の見直しはおろか、前提条件となるアウトカムの設定すらされていないケースもあり、本来の目的が誤解されている可能性がある。なお、同じ地域連携パスであってもがん地域連携パスにおける目的は「がん診療の均てん化」であり、院内パス同様PDCAサイクルに基づく医療の品質管理を目的とした大腿骨頚部骨折地域連携パスや脳卒中地域連携パスとは目的が微妙に違っている点も地域連携パスの定義や本来の目的をわかりにくくしているものと思われる。しかしながら医療の形態は確実に病院完結型から地域完結型に移行しつつあり、地域連携パスもリハビリや療養といった診療・ケア内容からより急性期医療の診療・ケアを含有したもの変わっていく可能性が高い。このため従来通りの医療の質や良好な治療結果を得るためには複数医療機関間での医療の質管理が必要であり地域連携パスはその重要な選択枝の一つと考えられる。

3. 地域連携クリニカルパスの電子化

　電子カルテが診療録の原本としての運用が認められたのは1999年である。以後、大規模病院を中心に電子カルテ導入は増えつつあり、保健医療福祉情報システム工

表3 ▶ 病院情報システム導入状況
【400床以上の医療機関】

年度	2003年	2007年	2012年
オーダーリング導入数	429	572	619
同導入率（％）	50.5	68.0	75.3
電子カルテ導入数	67	272	468
同導入率（％）	7.9	32.3	56.9

JAHIS　オーダリング電子カルテ導入調査報告―2012年版（平成24年）より引用改変

業会（JAHIS）がまとめた「オーダリング電子カルテ導入調査報告 ―2012年版（平成24年）」（**表3**）によると、400床以上の病院における電子カルテの導入率は56.9％と報告されている[108]。今後も導入病院は増えていくと思われるが、2004年頃より電子カルテ機能の一部として電子パスが搭載されるようになった。電子パスに移行する施設は増えつつあるが、電子化に期待されているアウトカムやバリアンス分析の迅速性や利便性については、現時点でいずれのメーカー製であっても現場が満足するものではなく、試行錯誤の段階である[109]。一方、電子カルテは、自院での利用を前提で開発されているため、現時点で地域連携パスを標準装備している電子カルテはほとんどない。このため電子化運用を行っている先進地域での利用方法は、表計算ソフトであるMicrosoft ExcelやデータベースソフトであるFileMaker Pro等で作成した地域連携パスシート（データ）を施設間で共有している。共有方法はそれぞれの医療機関がMicrosoft ExcelやFileMaker Proで作成した共通のシートを所有しそれぞれのシートに必要事項を入力後、紙出力し連携する医療機関に渡し、送られた医療機関においてシートに入力して運用するもので、施設間の情報共有は紙である方法「方法1」や[110]、インターネットを使って医療機関間で共有できるデータ保存領域（ネットワークストレージ）を用意しそこにそれらのシートを保存し、インターネットを利用して、シートをダウンロードし入力後再びアップロードする方法「方法2」[111]。あるいはファイルそのものをネットワークサーバ上で稼働させそのデータベース上に直接入力する方法「方法3」である（**表4**）。このうち「方法1」では医療機関が用意すべき特別なものがないため、簡単に始められる点がメリットであるが、分析のためには各医療機関ごとに保存されたシートを集めて別途集計する必要があるため分析に時間がかかる点が課題である。「方法2」や「方法3」がより理想的であるがこれらを実現するためには以下の

表4 ▶ 電子地域連携クリニカルパスの形態比較

	方法1	方法2	方法3
情報共有（伝達）	紙媒体	オンライン	オンライン
オンライン入力	×	△※	○
診察室でのインターネット利用環境	不要	要	要
アウトカム評価・バリアンス分析	○	◎	◎
多施設間での利用（広域利用）	難	易	易
セキュリティ（アクセス制限）	弱	弱	強

※一度ダウンロードして入力後再アップロードが必要

条件が必要である。それは、①各施設の診察室にインターネットが配線され、利用できるコンピュータが準備されていること、②実診療のなかでオンラインシステムを利用する診療スタイルを確立していること、③利用が簡便であること、の3点である。上記3点の中で③に関しては入力項目数の制限や、入力方法の工夫で対応可能と思われるが、①、②については最近普及しつつある地域医療ICT（infomation and communication technology：情報通信技術）連携システムの利用が有効と思われる。なお、セキュリティ面では端末にデータをダウンロードしない点で「方法3」の方が有利である。

4. 地域医療ICT連携構築の必要性

我が国のIT（infomation technology：情報技術）戦略をリードしている高度情報通信ネットワーク社会推進戦略総合本部（内閣官房IT総合戦略本部）は2010年に「どこでもMY病院」構想と「シームレスな地域連携医療の実現」構想を打ち出した。これはいずれも医療機関の情報化を進め電子化された診療情報を医療機関間で共有することを前提としている。一方、2009年度の補正予算で予算化された地域医療再生基金は、ICTを使った医療連携構築への使途が認められていたため、地域医療ICT連携システムは全国各地に構築されつつあり、筆者らが行った全国47都道府県の医療福祉担当部署および県医師会に対するアンケート調査（平成24年度厚生労働省科学研究「地域医療基盤開発事業」）（**表5**）によると2013年1月時点で18都道府県においてすでに運用されており、さらに16都道府県で構築が予定されてい

表5 ▶ 全国の地域医療ICT連携システム構築状況

対象と方法：47都道府県の医療福祉担当部署および県医師会に対するアンケート調査
回　答　率：47都道府県中いずれかから回答が得られたのは38（回答率80.9％）
日　　　時：2013年1月

	運用中	計画中	未定	未回答
構築数	18	16	5	9
構築率	38.3％	34.0％	10.6％	19.1％

平成24年度厚生労働省科学研究「地域医療基盤開発事業」　地理的境界を超えた安全な医療情報連携に関する研究（研究代表者　松本武浩）より引用

た[11]。すでに地域医療ICT連携システムが運用されそのネットワーク上での電子地域連携パスの取組みは「方法2」型としての香川県の取組みであるK-MIX（Kagawa Medical Internet eXchange）上での利用や[113]山形県鶴岡市での「方法3」としての取組みであるNet4U（the New e-teamwork by 4Units）が報告されている[114]。筆者らが運用している長崎県の「あじさいネット」は我が国最大規模のICT医療連携ネットワークであるが、本ネットワーク上でも現在「方法3」型の電子地域連携パスが準備中である[115,116]。全国のICTを使った医療連携の主体は病診連携であるが、病診連携の運用において日常診療のなかでのICTネットワーク利用が定着し、その上での電子地域連携パス構築が進んでいくのが理想的な構築手順と思われる。

まとめ

地域連携パスの普及はまだまだ十分といえず、電子地域連携パスに至っては全国的にみても運用実例は数少ない。地域全体での運用は皆無に近い。しかしながら病院完結型から地域完結型医療への移行は避けられず、情報共有不足や連携不足により医療品質の低下すら懸念される。このため地域連携パスの地域全体への普及は必要であり、多施設間という情報共有、連携が難しい逆境を乗り越える必要がある。これにはまず地域連携パスの目的が地域医療の品質向上であり、地域連携パスがそのための有効なツールであることの理解と啓蒙が必要と思われる。品質管理の上ではアウトカムやバリアンス等のデータ蓄積と分析が必要であるが、多施設間では容易でない。これに対し電子地域連携パスは、電子化することで品質管理に必要なデータの蓄積が容易な点や域値の設定による警告機能等でリアルタイムな品質管理が可能な点などメリットは多い。すでに全国各地で地域医療ICT連携システムは整備されつつあり、①各施設の診療室にインターネットが配線され、②実診療のなかでオンラインシステムを利用する診療スタイルを確立していることの条件は整いつつあるといえる。これをうまく活用することで価値ある電子地域連携パスの構築が可能になるものと思われる。

DPCとクリニカルパス
DPC解析ツール、パス作成支援

1. DPCの現状

　2003年度からDPC（急性期入院医療の包括評価制度）が導入され、初年度には各大学病院をはじめとする特定機能病院のみがその対象であったが、その後、対象病院の拡大により、2012年度には1,753施設（全病院数の22.4％、全一般病床数の53.1％）がDPC対象および準備病院となるまでに至っている[117]。DPCの特徴は、単なる診療報酬の包括支払い方式のツールとして使用できることのみならず、診療内容についての情報が標準化された電子データとしてさまざまな分析に用いることが可能で、さらに、DPC参加および準備病院間において、これらのデータを共通のフォーマットで共有できる点にある。これにより、医療サービス統計を全国レベルで構築することが可能になった。現実に、厚生労働省のDPC評価分科会より平均在院日数など全国標準値が一部であるが毎年公表されており、これらを利用すれば、自施設の診療実績と全国標準値の乖離を具体的に数値化された形で検出することが可能となる。さらには、これらを利用することで診療の標準化や医療の質改善に関する検討も可能である。

2. DPCデータの特徴

　DPCデータは表6に示した通り、診療録情報である「様式1」と「Eファイル（診療明細情報）」と「Fファイル（行為明細情報）」からなる。「様式1」からは在院日数や転帰、退院先などの患者最終アウトカム情報が収集可能であり、また「Eファイル（診療明細情報）」からは診療行為実施日が、「Fファイル（行為明細情報）」からは詳細な診療行為とレセプト電算コードが含まれているため、これらを組み合わせることで実施診療行為の側面から患者の診療プロセスを可視化することが可能である。
　さらに診断群分類番号（DPCコード）は傷病名（国際疾病分類：ICD10）と診療行為（手術、処置など）の組み合わせを14桁のコード（図2）で表したものであ

表6 ▶ DPC調査データ

様式名称	内容	主な項目
様式1	診療録情報	・医療機関情報（施設コード、開設主体、病床規模） ・患者基本情報（年齢、性別） ・入退院情報（入退院日、入退院経路、予定・緊急入院、救急車搬送、退院時転帰） ・診断情報（診断名、入院時併存症、入院後合併症） ・手術情報（手術日、術式、麻酔法） ・その他臨床スコア（ADL、TNM分類、JCS、ASA、NYHA、CCS、Killip、喫煙指数等）
Eファイル	診療明細情報	・出来高診療点数 ・診療行為回数 ・診療行為実施日 ・診療科、病棟名 ・医師コード
Fファイル	行為明細情報	・レセプト電算コード ・診療行為名称 ・使用料、単位 ・麻酔時間

り、コードの中身は明確に定義されている。これらを用いることでベンチマーク分析（他の医療機関や全国平均との比較）が可能となる。

3. DPCとクリニカルパスデータの関係

　DPC施行当初は制度によって定められたDPCに対して、医療の実際から導出されたパスを同じ診断群分類で用いることに違和感を感ずる施設が多くDPCとパスの紐づけがなされないことが多かった。しかしながらDPC施行から10年が経過し、DPCの定着と医療現場の実際への反映が進むにつれ、DPCとパスの紐づけを行う施設が増加している。そこで今回はDPCデータとパスデータの双方を用いてどのようなパス解析が可能かを述べる。
　DPCとパスデータを別々に分析することはよく行われているが、双方のデータの特徴とその関係を理解し、相互にデータを活用することによって、より有益な分析が可能となる。そこでこれらのデータの関係を整理しておく。DPCデータの特徴についてはすでに述べた。パスデータについてはパス適用データ（適応基準、適用開始日、適用期間、逸脱等）に始まりアウトカム志向型パスであればアウトカム、アセスメント（観察項目）、タスクのデータが存在する。これらのうちアウトカム、ア

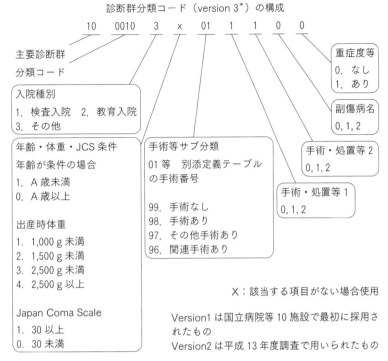

図 2 ▶ 診断群分類コードの構成

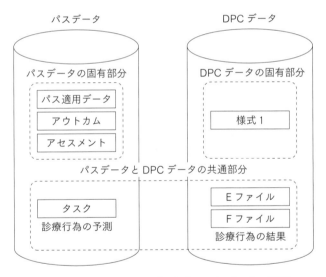

図 3 ▶ クリニカルパスデータと DPC データの関係

セスメント（観察項目）についてはパスデータ固有のものであり、DPC データからは取得できないものである。一方タスクに関しては診療行為についてのデータであり、DPC が必ずしも診療報酬に算定しない行為も含むことができる（図3）。この関係性を理解したうえで、分析の際にどこからどのようなデータを取得するかを十分に考慮する必要がある。

4. DPC 解析ツール、クリニカルパス作成支援

　DPC 解析ツールおよび手法についてはこれまでにもパッケージとして製品化されたものや、いくつかの報告がある[118,119]。これらは DPC データの解析というより、むしろ診療プロセスの可視化に重点を置いたものであった。しかしながら近年、この可視化されたデータを用いてパスを評価する報告が散見されるようになった[120-124]。その内容は大きく以下の二つに分類される。

1) DPC によるベンチマーク比較の結果を用いたパス評価
2) DPC データとパスデータの差分の検討によるパス評価

　前者は「パス適用データ」、「アウトカム」および「アセスメント」のパス固有データと DPC 固有データである「様式1」を相補的に用いるもので、パス適用と診断群分類を検討することにより、パスの適応基準、除外基準の見直しや、ベンチマーク比較（在院日数など）によるパスの設定日数の見直し行うものである。つまり、DPC - パス一体化データベースを作成し、当該パスの適用患者の診断群分類の分布を検討したり、同パス内で

ある診断群分類コードが大部分を占めているならば、多施設との在院日数（公表データ）との比較ができる。さらに具体的な方法論については筆者らの報告を参照されたい[122]。

後者についてはパスデータの「タスク」とDPCデータの「Eファイル」、「Fファイル」といった診療行為に関する共通部分のデータの差分を検討するものである。（図3）にあるとおり、「タスク」は入院時の診療行為の予測であり、「Eファイル」、「Fファイル」により可視化されるものは実施された結果としての診療行為のデータである。これらの一致、不一致を検討することで「タスク」レベルでのバリアンスデータを収集でき、これらをより詳細に検討することで、診療プロセスの見直しが可能になるものと思われる。たとえば、あまりにもバリアンスが多いパスについてはその施設における診療実態に合っていないことを示唆しており、パスそのものの見直しが必要であることがわかるであろう。またはじめてパスを作成する場合にも現在の診療実態に沿ったパス作成支援にも役立つものと思われる。こちらの方も具体的方法論については松田の報告[120]を参照されたい。さらにこの手の分析手法としてDPC拡張コード（15桁目以降を作成したもの）を用いた、より詳細な検討を田崎が報告[123,124]しており、またベンチマーク比較を組み合わせ、また臨床指標を活用した解析を杉野らが報告している[121]。紙面の都合上それぞれの具体的方法論については割愛させていただくが、興味のある方は引用文献を参照されたい。

5. クリティカル インディケーター（CI）とバリアンス分析

5.1 クリティカル インディケーター（CI）について

クリティカル インディケーター（以下CI）とは、患者経過および転帰（在院日数、転帰、退院先、医療費、患者満足度など、これらを「最終アウトカム」とよぶ）について重大な影響を及ぼすアウトカムである。診療プロセス解析においてよりよい最終アウトカムを得るためにはどの診療プロセスを重視するべきかを知ること、すなわちCIの抽出が重要である[125]ことについては充分に認知されているが、実際に医療現場においてパスを作成し、運用する際のCIの設定については臨床的に重要であると考えられるアウトカムが経験則的に選択されていることがほとんどであり、EBMに基づいているとは言い難いというのが実情である。

5.2 電子クリニカルパスのバリアンス分析

紙パスの時代からバリアンス分析がなかなか進まない要因の一つに、バリアンス集計作業における業務量が膨大であることがあった。よって従来の紙パスにおけるバリアンス分析は、予め経験則的に設定されたCIについて評価するセンチネル方式やゲートウェイ方式のバリアンス集計方法および分析法が用いられており[126,127]、経験則や勘に頼らずプロセスを網羅するオールバリアンス方式でバリアンスを収集し分析した事例の報告はなかった。しかしパスが電子化されることによりすべてのパス適用患者のバリアンスデータが電子データとして使用可能となり、従来に比べバリアンス集計の業務負荷が劇的に軽減される。これにより「オールバリアンス方式」による診療プロセス全体の解析が可能となることが電子パスのバリアンス分析の特徴の一つである。

そこで我々はパス上に記載されているアセスメント（観察項目）に関連するすべてのアウトカム・バリアンスと最終アウトカムを用いて「オールバリアンス方式」による診探索的解析を行い、CIを抽出する手法の開発を行い報告した[128]。

5.3 CI抽出の実際

変数の設定と分析方法

電子パスデータをアウトカム−アセスメントの層構造を保ちつつ抽出し、変数を以下のように設定した。

- 目的変数：最終アウトカム（在院日数、転帰、退院先、医療費、患者満足度など）
- 説明変数：患者アウトカム、バリアンスデータ
  患者属性（年齢、性別、BMIなど）
  手術属性（予定・緊急区分、手術時間、出血量、術式など）

次に目的変数が連続変数の場合（在院日数、医療費など）には重回帰分析を、離散変数の場合（転帰、退院先など）の場合にはロジスティック回帰分析を行った。また変数選択方法は患者アウトカム、バリアンスデータのみStepwise法を用いた。それぞれの解析方法等の理論的、技術的な詳細については割愛する。

5.3.1 実際の解析例

九州大学病院における「生体肝移植ドナー肝切除術パス」の解析結果を表7に示した。

今回の解析では患者属性である併存症のほかに「胆汁漏がない」、「離床ができる」の二つのアウトカムが術後在院日数に関連するCIとして抽出された。偏回帰係数がそれぞれの要因の影響の大きさを示しており、この解析例の場合「胆汁漏がない」、「離床ができる」にバリアンスが発生した場合、術後在院日数がそれぞれ11.3日および2.92日延長することを示している。

5.3.2 解析系の特徴と問題点

本解析系の最大の特徴は、設定されたすべての患者パスアウトカム、バリアンスについて網羅的、探索的に解析できることである。センチネル方式あるいはゲートウェイ方式のバリアンス分析では分析に用いられるアウトカムがあらかじめ限定されてしまうため、この時点で本来CIとして抽出されるべきアウトカムがすでに除外されてしまう可能性がある。今回提示した解析系ではそのような問題をクリアできたことは大きな利点である（図4）。

次に本解析の問題点についてであるが、まず挙げなければならないものは古典的統計問題に関する以下の2点である。

- サンプルサイズ
- 多重共線性

一般的な統計解析では結果の妥当性を担保するためにある程度のサンプルサイズが必要である。重回帰分析では、少なくとも2桁後半からできれば100例以上のサンプル数が望ましいとされている。この数字は適用数の少ないパスや中小の病院での分析において本解析系は適していないといえる。ただしこの問題は、医療施設間でパスを標準化することにより、解決されうる。

二番目の問題点である多重共線性とは各説明変数間に強い相関がある場合に発生し、解析モデルの妥当性を大きく損なうものである。詳細は統計学や多変量解析の成書を参照されたい。

次に述べるのは問題点というより本解析系の限界とい

表7 ▶ 生体肝移植ドナー肝切除パス（n＝79）の解析結果

目的変数：術後在院日数
解析方法：重回帰分析

変数	偏回帰係数	標準誤差	P値
年齢	0.10	0.05	0.054
性別（男）	−0.46	1.18	0.698
併存症	**9.60**	**2.18**	**<0.001**
術式（左葉切除＝0、右葉切除＝1）	1.07	1.14	0.351
出血量	0.00	0.00	0.275
手術時間	0.00	0.01	0.410
胆汁漏	**11.30**	**3.91**	**0.006**
離床状況	**2.92**	**1.30**	**0.029**
調整済み R^2＝0.421			

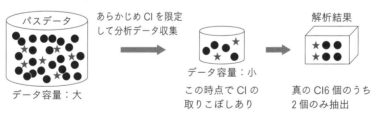

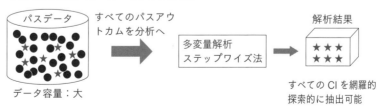

★ 真のCI
● 一般的パスアウトカム

図4 ▶ 解析方法の比較イメージ

うべきであるが、CI として抽出されたアウトカムの作用順序や重要度などの空間的および時間的重層関係を解析できない点である。そこで、現在我々は信号検出分析法やデータの機械学習を用いたパターン分析などの新たな解析系の構築に取り組んでいる。

6. クリニカル インディケーター（臨床指標）

6.1 クリニカル インディケーター（臨床指標）について

クリニカル インディケーター（臨床指標）とは「診療の質を評価するための評価指標」と定義されており、これらを適切に設定し、経時的に測定することにより医療の質向上にきわめて有力な方法であるとされている[129]。つまりこれらの臨床指標はそれぞれの医療機関が独自に設定するものではなく、ガイドラインやエビデンスレベルの高い先行研究から候補を選択し各専門家が投票と検討を行って決定されるものである[130]。また医療の質を客観的に評価できることから、主要な医学雑誌等では Quality indicator（質評価指標）と呼ばれることもある[131,132]。我が国では 2000 年過ぎから、複数の医療機関が中立的な組織にデータをプールし、臨床指標を用いたベンチマークが試みられてきた。これらの活動では臨床指標として院内感染、転倒など医療安全に関連した指標と古典的な最終患者アウトカム、すなわち疾病の平均在院日数や手術の死亡率などが設定されている[133]。

6.2 パスとクリニカル インディケーター（臨床指標）

本来、パスも臨床指標も医療の質向上のためのツールである。パスは主に診療プロセスを標準化および効率化することを通して、臨床指標は最終アウトカムの評価を通してどちらも医療の質改善に寄与すると考えられる。したがってこれらを相互活用することにより、さらなる医療の質向上が望める。実際に臨床指標を活用したパスの評価、改善についての報告が増加している[121,134-136]。その内容にはパス改訂（改善）の根拠としたものやパス導入や改訂後の成果検証に関するものなどがある。

さらに臨床指標として設定されるマクロ的な最終アウトカム（生存率、在院日数、合併症発生率など）はアウトカム志向型パスにおけるアウトカム（ミクロ的なアウトカム：患者状態、検査、処置、生活指導など）の最終集積である。したがって前述したような CI を抽出する解析系においても臨床指標を活用（目的変数として設定）することは非常に有用である。

まとめ

パスデータ、DPC データや臨床指標をはじめとする診療データを分析する目的はいうまでもなく「医療の質」を向上させることであり、分析自体が目的ではない。今回は DPC データ、パスデータおよび臨床指標の関係に特化して記述したが、分析する際、他の診療データ（看護、薬剤等他の部門データ、レセプトデータ）とパスデータどのような関係にあるかを客観的にとらえ、どこから医療の質管理のデータを取得、活用するかが重要である。

■引用文献

1) 日本クリニカルパス学会学術委員会監：基礎から学ぶクリニカルパス実践テキスト，第 1 版，1-132，2012，医学書院，東京．
2) 小西敏郎，三宅祥三，飯野靖彦：今月の問題点 鼎談 クリティカルパスは避けて通れない道．成人病と生活習慣病 33：633-642，2003．
3) 櫛田千景，竹内ひとみ，田中里美，他：出血性胃潰瘍に対するフェーズ単位のクリティカルパスを作成して．日農医誌 48：476，1999．
4) 今田光一，竹谷徳雄，竹田慎一，他：ゼロからの全科全部門同時パス導入とオールインワンパスへの進化～CP 導入の鉄則と次世代 CP への提言～．医療マネジメント会誌 1：134-139，2000．
5) 渡並美幸，野口真理子，髙橋香織，他：アルゴリズムを用いた不安定狭心症クリニカルパスの試み．日本クリニカルパス学会誌 2：108，2000．
6) 前原みゆき，島田一枝，宮澤淳子，他：乳がんの化学療法に患者用日めくり式パスを導入して．The KITAKANTO Medical Journal 51：231-232，2001．
7) 若宮俊元，杉山好美，平野スミ子，他：LAN を利用した次世代型の白内障クリニカルパスについて．日クリニカルパス会誌 3：83，2001．
8) 佐藤陽二，山田浩二郎，蒲原隆，他：救命救急センターのクリニカルパス コパスを用いた多発外傷のクリニカルパス．日救急医会誌 12：524，2001．
9) 吹矢三恵子，勝尾信一，吉江由加里，他：検査併用パス（プチパス）の効果 看護師の意識調査と診療録より．日クリニカルパス会誌 4：235，2002．
10) 第一三共株式会社：https://www.medicallibrary-dsc.info/useful/magazine/path/backnumber/lq9pde0000002ybd-att/200310.pdf パス最前線 2003 年 10 月号［2014.2.14］

11) 水流聡子, 飯塚悦功：患者状態適応型クリニカルパス　多様性を考慮した診療プロセス標準化への道．医療情報学連合大会論文集 24 回：157-162，2004．

12) 渡井有, 加納宣康, 福ını英祐, 他：電子カルテとクリニカルパス Navigation Care Map の導入．外科治療 85：271-277，2001．

13) 針原康, 三浦泰朗, 伊藤契, 他：電子カルテシステムへのクリニカルパスの導入．日クリニカルパス会誌 3：57，2001．

14) SBクリエイティブ株式会社：http://www.sbbit.jp/article/cont1/12470 【CIO インタビュー】黒部市民病院「医療の効率や質を高める IT 化」に取り組む．[2014.2.14]

15) 伊藤芳毅, 白鳥義宗, 杉山保幸, 他：股関節手術に対するミニセット型電子クリニカルパスの適用．日クリニカルパス会誌 6：298，2004．

16) 成田淳, 中西晃, 中村陽美, 他：電子化パス【フレキシブルパス】の開発．日クリニカルパス会誌 13：371，2011．

17) PCAPS-IMT：http://plaza.umin.ac.jp/~A-epath/「医療安全と質を保証する患者状態適応型パス（PCAPS）統合化システム開発研究」事業［2014.2.14］

18) 副島秀久, 野上哲史, 千田治道, 他：パス作成アプリケーション CP Manager の開発．日クリニカルパス会誌 2：96，2000．

19) 小妻幸男, 川野洋眞, 中熊英貴, 他：クリニカルパス作成支援ツール「Path Team Lite」について．日クリニカルパス会誌 7：482，2005．

20) 日本医療マネジメント学会・医療情報システム開発センター：http://epath.medis.or.jp/ クリティカルパス・ライブラリー［2014.2.14］

21) 若宮俊司：独自に開発したクリニカルパスシステム（CPS）．医療情報学連合大会論文集 22 回：111-112，2002．

22) 株式会社シグマ：http://www.sigma-jpn.co.jp/cpath/OMKNRS_CPM/index.shtml おまかせナース・クリニカルパス作成支援ソフト［2014.2.14］

23) おしの：http://balder.prohosting.com/~oshino/ クリニカルパスメーカー［2003.9.26］（http://homepage1.nifty.com/nurse/）にリンク表示があるが切れている［2014.2.14］

24) 真鍋健一, 片淵茂, 清川哲志, 他：電子化を前提としたクリティカルパス作成ツール．医療マネジメント会誌 12：261-264，2012．

25) 日本グループウェア研究会：http://www.renkei.org/groupware/index.html グループウェア［2014.2.14］

26) 中村清吾, 立花直明, 青木宏之, 他：病院情報システムにおけるグループウェアの活用．医療情報学連合大会論文集 16 回：396-397，1996．

27) 池井肇, 依田尚美, 西沢延宏：グループウェアによるクリニカルパス管理．日クリニカルパス会誌 6：249，2004．

28) 近森病院：http://www.chikamori.com/page860.html クリニカルパス［2014.2.14］

29) 田中敏博, 熊野祐司, 熊谷光平, 他：白内障手術用の電子化マルチクリニカルパス．あたらしい眼科 24：1109-1115，2007．

30) 畝村泰樹, 鳥海久乃, 野木裕子, 他：当院独自のクリニカルパスシステムの大腸ポリペクトミーへの導入とその評価の解析．慈恵医大誌 117：419-426，2002．

31) 吉田茂, 橋本裕美, 楢林成之, 他：クリニカルパスのバリアンス解析を通してみた当科の川崎病治療成績．Progress in Medicine 23：1789-1793，2003．

32) 吉田茂, 橋本裕美, 楢林成之, 他：小児科もパスを作ろう！ファイルメーカー Pro による新生児管理ファイル．医療マネジメント会誌 5：118，2004．

33) 松波和寿：ファイルメーカーによるパスと診療支援システム（電紙カルテ）．日クリニカルパス会誌 6：258，2004．

34) 吉田茂：ファイルメーカー Pro を用いた患者状態適応型クリティカルパス．医療マネジメント会誌 6：555-560，2005．

35) 吉田茂, 高橋正樹：患者適応型クリニカルパスの現状と課題．医療情報学 29：63-66，2009．

36) 寺崎修司, 平田好文, 橋本洋一郎, 他：脳卒中診療における地域連携　われわれの方法 脳卒中地域連携パス電子版の開発．脳卒中 32：654-659，2010．

37) 井上聡, 渡辺輝子, 浦山望, 他：電子パスに求められるバリアンス分析機能 ファイルメーカーを用いたバリアンス分析システムの作成と運用．日クリニカルパス会誌 14：356，2012．

38) 若宮俊司, 山内一信：我が国の医療分野における EUC の現状と寄与．医療情報学 29：158-163，2009．

39) 若宮俊司：CPT プロジェクト 7 年の成果．日クリニカルパス会誌 14：185-192，2012．

40) Wakamiya S, Yamauchi K, Yoshihara K (Ed): Hospital End User Computing in Japan-How to Use FileMaker Pro with Hospital Information Systems. First Ed. 2012, 1-163, Bentham e-Books, Oak Park.

41) 田中博：電子カルテと IT 医療．第一版，2001，1-244，エム・イー振興協会，東京．

42) 大星直樹, 小山博史：Web 上で動作する電子化パスモデルとプロトタイプの実装．日クリニカルパス会誌 4：99，2002．

43) 下斗米絵美, 佐野悦子, 三島初, 他：Web ベース可変型クリティカルパス作成と稼動の試み〜看護の視点からの作成．医療マネジメント会誌 7：142，2006．

44) 恵寿総合病院：http://www.keiju.co.jp/iryo/m_asahi.htm 月刊「朝日メディカル」2002 年 7 月号［2014.2.14］

45) 神野正博：http://www2.biglobe.ne.jp/~kanno/cp8.htm Clinical Path Vol.8（2000 年 2 月号）［2014.2.14］

46) 山根哲郎, 黒星晴夫, 大友典子, 他：オーダリングシステムによるクリニカルパス運用の利点と問題点．日クリニカルパス会誌 3：51，2001．

47) 飯田さよみ, 中北和夫, 泉かよみ, 他：電子クリニカルパスウエイ（e-パス）の活用．日クリニカルパス会誌 3：21-23，2001．

48) 藤本俊一郎：クリティカルパス最近の進歩　オーダリングシステムにおけるクリティカルパスと記録．医療マネジメント会誌 5：361-365，2004．

49) 小堀祥三, 市原ゆかり, 児玉章子, 他：糖尿病教育入院クリティカルパス電子化の評価．医療マネジメント会誌 7：315-319，2006．

50) 関戸徳之, 山口聡, 清野仁美, 他：オーダリングシステムに連動したクリニカルパスの作成と運用経験．日クリニカルパス会誌 11：420，2009．

51) 田中毅, 佐々木由美子, 山田明美, 他：クリニカルパスオーダリングシステム立ち上げと現状．日クリニカルパス会誌

6：214，2004．
52) 伊東十三男：これからの医療を支える情報技術「ナビゲーションケアマップ」の概要と病院情報システム．医療とコンピューター9（1）：25-28，1998（WEB雑誌 http://www.epj.co.jp/medcom/bn/PDF/Vol9/9-1/09_01_25.pdf［2014.2.14］）
53) 小西敏郎，石原照夫／監修：電子カルテとクリティカルパスで医療が変わる，第一版，1-208，2002，インターメディカ，東京．
54) 中山健吾，小阪真二，清水史郎，他：クリティカルパスと電子化．成人病と生活習慣病 33：661-666，2003．
55) 松尾英子，横木礼子，曽田美佐子，他：日本初の電子カルテ導入病院の現在．看護 60：44-47，2008．
56) FUJITSU：http://img.jp.fujitsu.com/downloads/jp/jmag/vol61-4/paper04.pdf 電子カルテソリューションの展開［2014.2.14］
57) 松本貴也，鈴木陽子，松村リサ，他：電子カルテ時代のクリニカルパス．消化器外科 Nursing 8：1136-1142，2003．
58) 桑野美喜子，石飛満里子，下川真弓，他：電子カルテクリニカルパスによる看護業務の効率化．日クリニカルパス会誌 4：98，2002．
59) 渡邊益美，星川美香：電子カルテとクリニカルパスの連動による記録の効率化．看護展望 29：228-234，2004．
60) 伊藤泰広，近藤直英，安田武司，他：参考にしたいパス実例集 トヨタ記念病院 電子カルテ用アルゴリズムパス．Journal of Clinical Rehabilitation 16：436-443，2007．
61) 今田光一：クリティカルパス最近の進歩 オールインワンパスの実際 紙カルテ版とEMR（電子カルテシステム）版．医療マネジメント会誌 5：419-424，2004．
62) 白鳥義宗，杉山保幸，吉村昭伸，他：コスト情報を意識した柔軟なクリニカルパスとしての岐阜大学版ミニセットパス．日クリニカルパス会誌 5：321，2003．
63) 白鳥義宗，杉山保幸，五島光子，他：自動変更機能付き電子的患者用クリティカルパス．医療マネジメント会誌 6：189，2005．
64) 木村眞一，亀岩貴教，池上敬一，他：救命救急センターにおける十分かつ安全な苦痛の除去―患者状態適応型の鎮痛・鎮静クリニカルパスの運用状況．日クリニカルパス会誌 4：183，2002．
65) 水流聡子，棟近雅彦，飯塚悦功：医療の質・安全を保証する患者状態適応型パス（PCAPS）看護 60：68-72，2008．
66) 成田淳，山本博昭，水流聡子，他：電子カルテにおける患者状態適応型パスシステム（PCAPS）の実装の試み．医療マネジメント会誌 10：190，2009．
67) 成田淳，中西晃，中村陽美，他：電子化パス【フレキシブルパス】の開発．日クリニカルパス会誌 13：371，2011．
68) 勝尾信一：電子カルテパスにおけるオールバリアンス分析への挑戦．医療情報学連合大会論文集 29：72-74，2009．
69) 渡邉仁美：標準看護計画を連動した電子クリティカルパスの作成と使用方法．日クリニカルパス会誌 11：401，2009．
70) 葛西圭子：電子化クリティカルパスにおける看護の現状．医療マネジメント会誌 3：70，2002．
71) 成田淳，中西晃，中村陽美，他：電子化クリティカルパスシステムにおけるオーダリングと各種記録方法の工夫 医療マネジメント会誌 12：293，2011．
72) 森田敏子：看護の効率化と質保証を目指すクリティカルパス・クリニカルパス．月刊看護きろく 16：3-11，2006．
73) 石井博，秋山直美，木村好子，他：電子カルテを導入するも電子パスを諦めた理由とその結果．日クリニカルパス会誌 15：489，2013．
74) 水元洋平，勝尾信一，水野勝則：当院での電子パス作成から承認までの流れ BKPパスを例に．日クリニカルパス会誌 15：495，2013．
75) Wakamiya S, Yamauchi K：What are the standard functions of electronic clinical pathways? International Journal of Medical Informatics 78: 543-550, 2009.
76) 日本クリニカルパス学会監：クリニカルパス用語解説集，増補改訂版，1-189，2014，日本クリニカルパス学会，東京．
77) 武末文男：クリティカルパスの日本における実情と将来．成人病と生活習慣病 33：667-671，2003．
78) 高瀬浩造，今田光一：電子カルテとパス．日クリニカルパス会誌 9：329-331，2007．
79) 日本クリニカルパス学会監：クリニカルパス用語解説集，初版，1-131，2009，日本クリニカルパス学会，東京．
80) 久保実：ここが知りたい電子クリニカルパス！NEC電子パスの現状と問題点 MegaOak-NEMRからHRへの進化とNECパスユーザー会議での検討．日クリニカルパス会誌 12：51-53，2010．
81) Wakamiya S, Yamauchi K：Quantitative Evaluation Trial for Functions Included in Currently Available Electronic Clinical Pathways Products. International Journal of Care Coordination 14: 131-136, 2010.
82) 岡本泰岳：電子化クリニカルパス移行への取り組み．日クリニカルパス会誌 7：35-38，2005．
83) 小堀祥三，市原ゆかり，児玉章子，他：糖尿病教育入院クリティカルパス電子化の評価．医療マネジメント会誌 7：315-319，2006．
84) 今田光一：ベンダー変更／電子パス機能大幅変更に対応するパス医療の継続―黒部市民病院の事例．医療情報学連合大会論文集 33：117，2013．
85) 平尾寛子，藤本俊一郎，平井有美，他：電子クリニカルパスにおける確実な情報の記載と伝達を支援する機能の構築―日めくり表示・関連ファイル・共通カルテ―．医療マネジメント会誌 12：90-96，2011．
86) 岩井哲郎：標準化された電子パス利用の利点と課題．新医療 10：119-121，2010．
87) 今田光一：電子カルテのクリティカルパス―実例から見た利点・問題点―．医療マネジメント会誌 6：594-598，2006．
88) 若宮俊司：電子クリニカルパス―最大活用の要諦 電子パス最大活用のための院内要件を説く．新医療 39：97-100，2012．
89) 山本陽子，弥武美紀子，鵜飼順子，他：新規採用者へのクリニカルパスを軸とした電子カルテのマニュアルを用いた操作研修の評価．日クリニカルパス会誌 10：500，2008．
90) 北堀昌代，中村純子，山崎律子：職場毎のバリアンス分析の支援を実施しての看護部委員会の課題．日クリニカルパス会誌 10：505，2008．
91) 久保好枝，河村進，三好淳子，他：パス委員会が提供する卒後教育．日クリニカルパス会誌 14：405，2012．
92) 渡邊千登世．看護の質評価を促進させ，新人教育のツールとしても有用．新医療 35：186-188，2008．

93）山崎友義，鈴木斎王：教育用電子カルテを用いた医療安全教育．日クリニカルパス会誌 15：129-131, 2013.
94）若宮俊司，横山重子，河村徹郎，他：模擬診療記録の作成と意義．医療情報学 31：130-138, 2011.
95）教育用電子カルテシステム連携プログラム・運営委員会事務局：http://ehr-renkei.iuhw.ac.jp/index.html コメディカル養成のための教育用電子カルテシステムおよびデータベースの構築と実践［2014.2.14］
96）日本医療情報学会医療情報技師育成部会：医療情報サブノート，第 1 版，1-378, 2008, 篠原出版新社，東京.
97）日本医療情報学会医療情報技師育成部会：新版医療情報　医療情報システム編，第 1 版，1-414, 2009, 篠原出版新社，東京.
98）今田光一：電子カルテのクリティカルパス―実例から見た利点・問題点―．医療マネジメント会誌 6：594-598, 2006.
99）今田光一：クリニカルパスのこれから 電子カルテとクリニカルパス．泌尿器ケア 12（11）：1081-1084, 2007.
100）上田七菜子，砂畑桂：電子カルテを利用した継続的栄養指導とその効果．臨床栄養 102：897-904, 2003.
101）飯島正平，黒川英司，林太郎，他：電子化クリニカルパス（CP）が外科診療に与える利点と問題点．日外会誌 104：525, 2003.
102）平塚正弘：情報の共有化と業務の効率化がもたらす電子化の利点と課題．新医療 35：176-179, 2008.
103）川渕孝一：電子クリニカルパスの普及は何をもたらすのか―診療・経営の両視点から考える―．新医療 35：172-175, 2008.
104）佐野マスミ，中俣陽子，堀貴代美，他：電子カルテに冠動脈造影クリニカルパスを活用して．トヨタ医報 15：149-154, 2005.
105）平成 23 年度国民医療費の概況＿結果の概況，厚生労働省，http://www.mhlw.go.jp/toukei/saikin/hw/k-iryohi/11/dl/kekka.pdf [2014.1.1]
106）平成 24 年度高齢社会白書＿高齢化の国際的動向，内閣府，http://www8.cao.go.jp/kourei/whitepaper/w-2012/zenbun/pdf/1s1s_5.pdf [2014.1.1]
107）平成 23 年度 DPC 導入の影響評価に関する調査結果，厚生労働省，http://www.mhlw.go.jp/stf/shingi/2r9852000002pvka-att/2r9852000002pvok_1.pdf#search=%27DPC%E5%B0%8E%E5%85%A5%E3%81%AE%E5%BD%B1%E9%9F%BF%E8%A9%95%E4%BE%A1%E3%81%AB%E9%96%A2%E3%81%99%E3%82%8B%E8%AA%BF%E6%9F%BB%E7%B5%90%E6%9E%9C%27 [2014.1.1]
108）オーダリング電子カルテ導入調査報告― 2012 年版（平成 24 年），http://www.jahis.jp/members/data_list/donyu20130603/ [2014.1.1]
109）合地明，西江宏之，光畑良美，他：クリニカルパスの電子化とバリアンス分析―現状と課題―．日クリニカルパス会誌 14：237-240, 2012.
110）寺崎修司：脳卒中地域連携パスの有用性と今後の展望．神経治療 28：257-263, 2011.
111）水野正明，吉田純：ICT を用いた脳卒中連携医療支援システムの構築．日医師会誌 138：1369-1373.
112）松本武浩：平成 24 年度厚生労働省科学研究「地域医療基盤開発事業」地理的境界を超えた安全な医療情報連携に関する研究　報告書.
113）藤本俊一郎，大原昌樹：香川県における地域連携パス．日医師会誌 138：1339-1342, 2009.
114）三原一郎，丸谷宏，佐藤和彦，他：維持期施設における脳卒中地域連携電子化パスの運用とデータ解析．日クリニカルパス会誌 14：45-48, 2012.
115）野田光彦，本田律子編著，松本武浩：IT などを用いた疾病管理と糖尿病地域医療連携，長崎地域医療連携システム「あじさいネット」，別冊「プラクティス」糖尿病地域医療連携―絆の紡ぎ方実相ガイド，2012, 186-192, 医歯薬出版，東京.
116）松本武浩：ICT による地域医療連携構築の評価，月刊新医療，39：35-40, 2012.
117）診療報酬調査専門組織　DPC 評価分科会：DPC 対象病院・準備病院の現況について　平成 25 年度第 1 回診療報酬調査専門組織・DPC 評価分科会　議事資料 D-1. http://www.mhlw.go.jp/stf/shingi/2r9852000002yofs-att/2r9852000002yojn.pdf [2015.10.16]
118）藤森研司，中島稔博：エクセル・アクセスではじめる DPC データ分析入門，2007, じほう，東京.
119）藤森研司，中島稔博：DPC データ分析　アクセス・SQL 活用編，2009, じほう，東京.
120）松田晋哉：DPC を用いたクリニカルパスの評価，日クリニカルパス会誌 12：85-95, 2010.
121）杉野安輝，三田亮，大田亜希子，他：DPC データ活用による肺炎クリニカルパス改善の試み，日クリニカルパス会誌 12：109-115, 2010.
122）久保千春総監修，前原喜彦，副島秀久監，鴨打正浩，中島直樹編：電子クリティカルパスによる未来型医療－電子カルテ時代におけるクリティカルパスを徹底解説，2011, 九州大学出版，福岡.
123）田﨑年晃：DPC データを活用したクリニカルパス評価，医薬ジャーナル 46：1579-1585, 2010.
124）Tasaki T, Kuwabara K, Babazono A, et al.: Visualization Model for Medical Care Processes by Utilizing Japanese Case-mix Classifcation and its Application to the Variance Analysis of Clinical Pathway, Asian Pac J Dis Manage, 4: 77-82, 2010.
125）Milton C. Weinstein, Harvey V. Fineberg, 日野原重明，福井次夫監訳：臨床決断分析―医療における意思決定理論，1992, 医歯薬出版，東京.
126）Dalton P, Macintosh DJ, peason B: Variance analysis in clinical pathways for total hip and knee joint arthroplasty, J Qual Clin Pract, 20: 145-149, 2000.
127）Okita A, Yamashita M, Abe K, et al.: Variance analysis of clinical pathway of video-assisted single lobectomy for lung cancer, Surg Today 39: 104-109, 2009.
128）若田好史，中島直樹，萩原明人：オールバリアンス方式アウトカム志向型電子パスとバリアンス分析の実際～クリティカルインディケーター―の探索的抽出の試み～，日クリニカルパス会誌 13：209-213, 2011.
129）飯田修平，飯塚悦功，棟近雅彦監，医療の質用語事典編集委員会編：医療の質用語辞典，2005, 日本規格協会，東京.
130）東尚弘：診療の質指標（Quality Indicator）作成の基本的考

え方と方法：医療の質指標 Quality Indicator．厚生労働省・がん臨床研究事業「がん対策における管理評価指標群に策定とその計測システムの確立に関する研究」班．http://qi.ncc.go.jp/basis.html [2015.10.16]

131) Ader M, Berensson K, Carlsson P, et al.: Quality Indicators for health promotion programmes, Health Promot Int, 16: 187-195, 2001.

132) Guthrie B, Inkster M, Fahey T: Tackling therapeutic inertia: role of treatment data in quality indicators. BMJ, 335: 542-544, 2007.

133) 長谷川敏彦：厚生科学研究　臨床指標を用いた医療の質の向上に関する国際協同研究　平成16-18年度総合研究報告書：厚生労働科学研究費補助金医療安全・医療技術評価総合研究事業2007．

134) 嶋田元：電子パスの二次利用データベースの効用とQuality Indicatorによる医療の質向上，日クリニカルパス会誌11：49-53，2009．

135) 嶋田元：医療プロセスにおける臨床指標とその改善，日クリニカルパス会誌12：136-140，2010．

136) 野尻佳克，岡村菊夫：周術期管理の標準化と臨床指標，日クリニカルパス会誌12：141-143，2010．

第14章 クリニカルパスと医療の課題そして未来

1. 医療はどこに行くのか

 世界的に見ればアフリカや中近東を中心として人口爆発が起こっているが、我が国は2005年を境に人口減社会へ移りつつある。スイスの民間シンクタンクであるローマクラブは地球資源の限界から人口の限界を80億人とした。現在70億の人口があり、80億は数年で達するであろう。地球環境や資源限界を考えると際限なく人口が増大することは考えにくい。どこかで静止人口に近い形で収まらなければ資源争奪、戦争などによって人類の生存自体が脅かされる事態となろう。これを考えると日本や中国、EUなどではすでに静止人口に近づきつつあり、人類史的にみればいくつかの地域で人口抑制は成功しつつあるように思える。いずれにしろ人類を含めてすべての生物の存在基盤が光合成すなわち太陽エネルギーであることを考えると限界はある。この事実をきちんと押さえて科学技術の一つでもある医療のあり方を考えてみよう。

 人間の生存条件の優劣は基本的にその生息域における光合成の量に比例するが、科学技術の進歩や経済の発展が人間の生存条件を大きく拡大してきた。とりわけ医学はかつてのコレラやペストなどの流行性の感染症や重度奇形など絶望的と思われた状況だけでなく、不妊治療に見られるように生命の誕生にまでその光を当てつつある。さらに遺伝子治療やiPS細胞は従来の医学医療の根底を覆す発見である。また各種の生体材料や新たな治療デバイスはかつては大手術が必要だった症例に対し、血管内治療でより侵襲の少ない治療に置き換わっていくだろう。

 科学技術進歩は一方で人間社会のみならず地球環境にも大きな影響を及ぼし生存条件の悪化に繋がっている。特に20億年かかって蓄積された化石燃料を産業革命以後の200年ほどで使い尽くそうとしている。化石燃料の消費が二酸化炭素の放出に繋がりこれが地球温暖化を促進している。

 こうした歴史、社会背景を理解したうえで医療を眺めて見ると、20世紀前半までは抗菌薬の発見やワクチンの開発、手術技術の進歩など医療の将来を楽観的に捉えることができた時代であった。一方、DNAの発見や遺伝子解析、体外授精技術の進歩や臓器再生など、生命の本質に迫る治療技術の開発がかつては不治であった疾患の治療に寄与し長寿をもたらす反面、生物学的、社会的、あるいは倫理的問題もはらんでいることを冷静に評価しなければならない時代となった。

 また、高齢化と医療技術進歩により先進国の総医療費は増加の一途である。OECD Health Statistics 2015によれば、最近の伸びは抑えられつつあるが、米国ではGDPの16.4%となり、我が国でも10.4%で、GDPの伸びが少なく医療費が増大すれば、この数字は今後も増え続けることが予測される。加えて少子高齢化、人口減で若年労働者の激減が医療サービスに与える影響は大きい。実際、介護の世界では処遇の低さ故に十分な働き手を確保できなくなっている。介護や福祉自体、雇用は生まれるが、日本人が現在の生活水準を維持できるような富を生むことは難しい。日本社会の直面するもう一つの課題は認知症の激増であろう。認知症の原因はさまざまであるが根本的な解決は現時点ではない。認知という自立を損なう疾患であり、これによる損失は本人ばかりか、介護者も含め多大な負担を生むことになろう。

 こうした現代社会の疾病構造や財政事情、人口静止社会を考えると、持続可能な医療保険制度の範囲でQOL、ADLを確保する上でoutcome/costすなわち費用対効果の最も高い医療は予防であろう[1]。予防医療は現在の健康診断といったレベルから、遺伝子解析による疾病予測とテーラーメード医療へと移行するかもしれない。実際に、将来かかる病気をある程度正確に知ること

ができれば、誤った習慣を是正し、体重や血圧を適正にコントロールし、健康寿命を今以上に延ばすことができるだろう。将来はこうした疾患予防のクリニカルパス（以下、パス）が開発されるだろう。

2. 我が国の医療が直面する問題点

マクロ的に見れば人口減、若年者減、財政難など日本の今後は暗くみえる。もちろんこれを抜本的に解決するには海外からの労働力移入やグローバル人材の育成など、規制緩和を含めたかなり大胆な手法が求められる。残念ながら日本人はこうした思い切った選択はできないように思えるし、たとえ大きく舵を切ったとしても団塊世代が75歳の後期高齢者になる2025年までには間に合わないだろう。

社会保障費全体が増加し、保険財政も厳しい状況を考えると効率的な医療提供体制の構築は必然であろう。病床機能再編は一種の分業と集約による効率化であり、これにより無駄な医療費を削減しようという方針である。しかしいったん、確保した病床は既得権化し、二次医療圏内の病床数は緩やかにしか減少していない。この原因は空き病床を保持するコストより税による病床あたりの補助金収入が大きいため、一般財源を繰り入れる自治体病院を中心に削減が進まなかった。

二次医療圏ごとの病床規制も問題が大きい。そもそも二次医療圏の定義は明確でなく、その人口規模は2010年で大阪市の2,265,314人から島根県隠岐の21,688人まで100倍以上の差がある。二次医療圏内部の病床再編もこれだけサイズが異なれば単純な議論ではすまないのは自明である。また、二次医療圏の枠組みと関係なく、患者は県境をまたいで受療する。医療という生活圏と行政の医療圏は異なりつつあり、より広域に捉えて医療計画を立てる方が現実的である。

我が国でもう一つ重要な課題は機能分化が進まなかったために連携のシステムが不十分なことである。連携クリニカルパスが2006年4月より大腿骨頚部骨折、2008年より脳卒中が対象となり、地域連携システムが整備されたところでは手術とリハビリテーションの分業体制が行われたが、そうでない地域は依然として自己完結の非効率な医療が行われている。二次医療圏の病床規制を外し、地域住民のニーズに合わせた選択を各医療機関が行えば自然に適正病床と機能が整備されると思われる。行政による規制や診療報酬による誘導によって適切な病床数と機能再編を行うのは難しい。

2014年度の診療報酬改定で打ち出された「地域包括ケア」病棟は病床機能再編のコアでもある。これも複合疾患を持つ高齢者が増加し、慢性的に重症であるが緊急的な医療が必要でない患者に対応する病棟である。すなわち急性期を終わったpost-acuteの患者と重症であるが緊急的高度医療の必要の無いsub-acuteの患者を診るといったカテゴリーである。米国でもこうした長期でかつ重症の患者をどこで診るのかという課題に対して、LTAC（Long Term Acute Care）という新しい機能を持った病床が広がりつつあり、我が国の地域包括ケア病棟もこれに類似したカテゴリーと考えられる。表に米国におけるLTACの概要を示した（**表1**）。

我が国のもう一つの課題は総合診療医、家庭医、GPなど幅広い臨床能力を持った第一線の医師が制度的に存在しないことである。遅ればせながら日本家庭医療学会、日本病院総合診療医学会、日本プライマリ・ケア連合学会が三学会合同の連合学会を立ち上げ2017年から始まる専門医制度に対応しようとしている。高齢者が増加し複合疾患を持つ患者が増え、総合医の必要性は以前から議論されてきたが、なかなか進捗しなかった。しかしながら社会の要請として2025年までに総合医の体制を整備し、実体のあるものにする必要性があり、その養成が急がれている。

総合医に人頭制がひかれゲートキーパーとなることを危惧する向きもあるが、欧米の制度を見る限り、必ずしも厳しい人頭制を求めているわけでもなく、地域全体で複数の総合医が診療にあたり、患者側も選択の余地を残す制度もある。我が国のように自由標榜、自由開業が可能な結果、人口の多い都市に開業が集中し、人口減の地域は後継がないため診療所が減り、これを病院が補わざるを得なくなっている。内科系開業医は地域における総合医的な役割を果たしていたと思われるが、こうしたところも消滅して行くことも地域医療の崩壊を加速している。

3. チーム医療と権限委譲

チーム医療は叫ばれているほどには実体はない。JCIの受審を通してわかったことは薬剤師と栄養士の業務のあり方が欧米と我が国では大きく異なる事である。チーム医療の基本は権限委譲であり、我が国ではこの二つの

表1 ▶ LTAC の比較表

米国における病床区分

	LTAC	リハビリ	スキルドナーシング
認可区分	急性期病院	リハビリ病院	スキルドナーシング施設
在院日数（メディケア）	25日	12-18日	35-40日
在院日数（メディケア以外）	要件無し		10-15日
医師の関与	専門医＋総合医	リハビリ医中心	医師訪問週1-月1回
重篤な患者管理	○	×	×
患者の特徴	呼吸器、脳卒中、感染症などの加療後、加療中の患者；併発疾患◆	整形外科、脳外科の術後患者	複雑でない整形の術後患者
人工呼吸器	離脱目標	まれだが離脱プログラムあり	離脱より維持管理
呼吸療法24時間体制	○	×	×
リハビリ	一日約1時間	一日3時間	一日1.5時間

日米ジョイントフォーラム　2014.3.2 Lee Pickler 氏資料より

　専門職だけで無く、他の職種にも権限とくに医師から多職種への権限委譲がなされていない。明確な権限委譲が無いために、自立的に仕事ができない。常に医師の指示のもとにという文言に縛られる限り、真のチーム医療は実現しない。すなわち薬剤師には処方権が必要であり、栄養士には患者の食事指示権限が必要である。欧米と異なるところはこの点で、一部の処方や食事の決定は栄養士に権限を委譲すべきで、それなしにチーム医療は成立しない。チーム員は基本的に平等であり専門職種としての相互尊敬がないと自立的な仕事はできない。

　権限委譲という観点からみると、厚生労働省で行われている特定行為に関わる看護師の研修制度はまだまだ不十分と言わざるを得ない。特定の業務を看護師にさせる、例えば抗精神病薬剤や抗不安薬の臨時投与などの医療行為（特定行為）は従来から監視下で行われており、医療者である看護師は当然単独で行っても構わない範囲であるし、ある程度介護者も行える。医師や看護師の業務の一部を薬剤師や、理学療法士、臨床工学技士、介護福祉士に委譲するほうが今後増大する介護への対応という意味でも重要と考えられる。

　医師の業務のうち麻酔や周術期管理、集中治療などは独立した医師支援職種が必要であり、こうした権限委譲も大きく遅れ勤務医の負担を増大させるだけでなく、医療の質を低下させている。

　パスが普及した一因はチーム医療が具体的に構築できることで、チーム員が責任を持ってやるべきこと、見るべきこと、報告すべきこと、すなわち権限と責務がパスのなかには明示されているからである。若年労働者の減少に対する対応として最も有効なものは効率化である。パスで仕事を効率化し、ITで情報を効率化し、できるだけ人手をかけない手法を開発する以外にない。対面診療の問題も権限委譲に関わると思われるが、先年ピッツバーグに視察に行った際、ITを使った遠隔診察はすでにかなり進んでおり、ある外科医が患者と直に面談するのは手術当日だけで、あとはすべて遠隔で行うというケースもあった。日本では対面診療にあまりにこだわるために患者の利便性が大きく損なわれていると言わざるを得ない。IT化を一方で進めながら効率化が進まなければ、巨額のIT投資の価値は創出されない。

　日本生産性本部による「日本の生産性の動向　2014年版」によると日本の産業、行政を含め、ヘルスケア産業もその生産性は米国の62％である。2013年（暦年ベース）の日本の労働生産性は73,270ドル、OECD加盟34カ国の中では第22位でギリシャよりも下位である。同じアウトカムを出すのに米国の約1.5倍の時間あるいは、人手、あるいはお金をかけている事になる。こうした非効率を続ける限り医療者のみならず、日本人のワークライフバランスは改善どころか少子化によってさらに悪化するであろう。

　医療はさまざまな専門職で成り立っており、もはやこれを医師の指示のみで行うのは無理であり、権限の委譲は必須である。米国の医療現場と我が国で最も異なるの

は医療秘書の存在である。急性期1病床あたりの年間退院患者数は日本が12.6人で米国が43.2人である（**表1**）（OECD health data 2006）。医師をサポートする部分が薄いと極めて非効率な仕事にならざるを得ない。

4．IT化の将来

ITの急速な進歩は、かつては単に夢であったものを現実のものとしつつある。ハード、ソフト両面をみてもこの50年のイノベーションは目を見張るばかりである。筆者がマッキントッシュを使い始めた1980年代に比し、パソコンの処理スピードは指数関数的に高速化し、記憶容量は約5,000倍になり、今も増え続けている。加えてインターネットの急速な拡大は経済、文化、学術研究、医療のみならず、社会全体とわれわれの生活自体にさまざまな影響を及ぼしている。今後のITの進展はなかなか予測しがたいが、敢えてその将来を考えてみたい。

1990年にミルウオーキーに研修に行った時のあるコンサルタントの言葉は未だに忘れられない。「かって、アメリカにも4つのGod（神）がいた。聖職者、教師、弁護士、そして医師である。しかし一般ピープルとの間にあった厚い雲は徐々に失われ、神もまた一般人に近づいてきた。そしてこれは社会的にみて正義だ」

権威を権威たらしめた厚い雲で覆われていた専門職としての知識や技術が、ITによって一般人がアクセスしやすくなり、情報の非対称性も少なくなり、技術伝達さえもインターネットで行われるようになった。これは対面や直接伝授の必要性がなくなりつつあることを意味している。と同時にある職種による業務独占もまた必要性がなくなりつつある。つまり高度な専門知識や技術もITによって一般人の手に渡りやすくなっていることを意味する。こうした意義を理解したうえでそれぞれの専門職はその職種のあり方を変えていかなければならない。

対面診療の原則を保持しようという立場からいえば、遠隔診療は実際に患者を診て得られる情報に比べ圧倒的に少なく質が落ちるという批判があがってこよう。本当だろうか？米国の例を見る限り、ハイレゾリューションの画面で皮膚疾患を大型のディスプレイで複数の医師がミクロ、マクロから検討するシステムの方が診断という意味からいえば質が高いと思われる。かっては化粧品でさえ対面販売の対象であった。印刷工はITのためにその技術的価値を失ったように、時代の変化、特に技術革新は専門性の一部を失わせていくのだが、言葉を換えるとこれが進歩と同義であることは間違いない。専門職種は新たな、高度な専門性を求めていく立場でこそ専門職といえる。

医療は不確実性の世界であるが、その不確実性をどれだけ排除できるかが質管理の要点である。確かに手術はやってみなければわからないのだが、失敗確率が50％と5％では明らかに異なる。電子化によって膨大なデータを集めることができるようになった。このデータを分析し何が不確実性を構成している要因なのかを特定する作業は進みつつある。個人や医局の狭い経験を遙かに超えたデータを集めることができれば、よりエビデンスの高い効率的なしかも無駄のない医療がつくられるだろう。幸い我が国ではDPCという疾患ごとの膨大なデータベースもあり、これを活用して精度の高い医療政策を提言することもできよう。ただ、日本のIT行政で遅れているのは統一番号すなわちマイナンバーの活用である。国民皆保険を達成しながら未だに患者番号は個々の医療機関ごとに発生させ、事務効率を低下させるだけでなく医療の安全性さえ損なっている。持参薬のチェックなどを薬剤師が手間暇かけてやる意義はどこにあるのだろうか。保険での処方薬であれば統一番号ですべて把握できるだろう。また統一番号でないために起こる患者間違いや検体間違いなど、せっかく多額の費用をかけて導入したITの効果がほとんど出ず、入力の手間だけが負担になっている現実もきちんと理解しなければならない。

さらにもっと先の将来を考えてみよう。マイケルポーターの著書によると医療分野で今後outcome/costの最も高いのは予防である。そして予防に対して保険を給付するほうが医療経済的にも有利であると述べている。現時点で原則として予防に保険給付は行われていないが、今後の医療政策のなかでは予防医療に対する保険拡大は十分考慮する価値があるかと思う。そのためには臨床的なエビデンスが必要であり、例えばビタミンDが大腸がんの発生を抑制するかどうか[2,3]などは臨床試験管理パスを作って、携帯端末による入力などを利用し、大規模な試験ができるだろう。また、健康管理パスを作って体重や、血圧、血糖などの管理を個人が入力し、その結果を見て保健指導を行うなどは現在も少しずつ行われている。そういった意味ではITによって患者参加型の医療が実現するだろうし、大規模な臨床治験もネットワークを使えば効率よくできるだろう。

5. クリニカルパスの果たす役割

　パスが開発されて35年、日本で導入されてから25年近くが経過した。当初は電子カルテもなく紙ベースで始まったが、医療管理の優れたツールであり、インフォームド・コンセントにも有用であったため、急性期病院を中心に普及した。かつて、医師の頭にしかなく覗くことができなかった判断基準や診断プロセスが患者も含め他の医療者にも理解できるところとなり、標準化と医療の質改善に果たした役割は大きい。当時はバリアンスを集めるのも手作業でエクセルに移し、解析するという手間をかけていたので、2ヶ月に一度のバリアンス分析で解析できる症例数はせいぜい50〜100例が限度であった。

　また、アウトカムの設定も各施設で異なった表現で行われており、これもベンチマークや共同研究の支障になった。電子的に処理するためにはアウトカム用語を整理してマスター化する必要があった。BOM（Basic Outcome Master）はこうした要請を経て、日本クリニカルパス学会の用語・出版委員会アウトカム部会が整理し、開発した。これにより、言語データの収集のインフラが整備されたといってよい[4]。2014年時点ではまだ、BOM対応の電子パスは少ないが、今後対応の機種が開発されるだろう。

　現時点ではBOMで作成したクリニカルパスとバリアンスの収集できる電子クリニカルパス、バリアンスと連動した記録などは完成しつつある。こうしたデータとDPCのデータ、レセプトデータを組み合わせ、DWH（Data WareHouse）を組むことで、さまざまな切り口で分析と可視化が可能になった。

　NECと済生会熊本病院の共同開発による電子クリニカルパスの画面構成を図1に示す[5]。患者状態の管理欄ではアウトカム「発熱が無い」の観察項目（体温＜37.5度C）に対し実測値が38度CであればVの表示が出て、さらにバリアンス記録欄が開き、SOAPで症状や訴

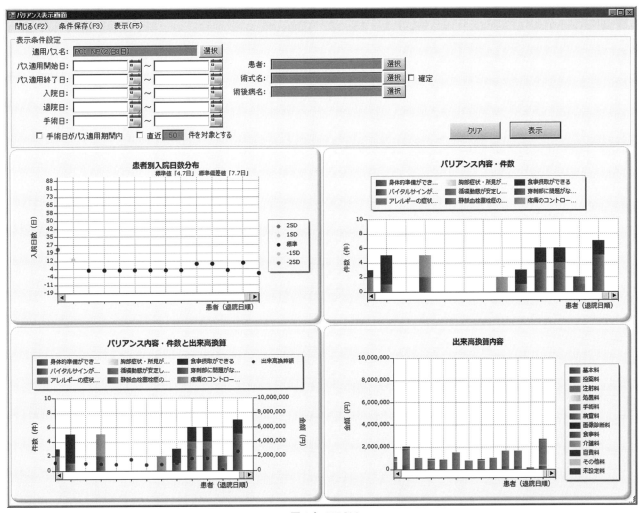

図1 ▶ NECV

えを記録する。こうしたアウトカム・観察項目設定を行い、バリアンス記録を発生させることで、管理状況と異常時の記録（バリアンス）が効率よく把握できる。またこうした症例を集積し、術後3日目に37.5度Cを超える発熱があったのは何例か、入院日数に影響したのは何例か、費用はどの程度かかったかなどが可視化され容易に把握できる。

　こうした電子パスは互換性があり、またパスの比較やバリアンスの比較などを通してより適切な管理を追求したり、無駄な医療の排除や大規模臨床試験にも対応可能であろう。

　医療だけでなく行政や研究開発などにおいても電子化の効果や効用は我が国では十分に得られてない。電子化の前に行うべきインフラ整備、例えばマスターや運用基本ルールの整備、互換性の確保などがなされないまま、各医療機関とベンダーという組み合わせで数限りなく乱開発されてしまった。こうしたインフラ整備は国が責任を持って担うべきところと各医療機関の創意工夫がなされるべきところとを区別して開発すべきであった。例えば自動車がそれぞれの地域でそれぞれに開発され、交通規則もなければ混乱状態になる。アクセルとブレーキの位置がそれぞれ異なっていたり、信号のルールがそれぞれ異なるようでは最初の車から他に乗り換えるのは困難だし、交通ルールが地域によって大きく異なれば事故は多発するだろう。

　IT技術がさらに進み、標準化が進めば膨大なデータすなわちビッグデータが解析可能になる。今まで統計解析できなかったものもできるようになり、さまざまなデータを組み合わせいろいろな角度から検討できるようになろう。ITを利用して最も将来的に可能性が大きく社会貢献できるものは新薬の開発と予防医学、健康管理システムなどであろう。しかもその多くは患者が遠隔から入力・出力し、ITによる自動解析で的確な指示や選択枝を直接、患者に送付しその結果の解析も自動化できるだろう。このシステムは予防、健康管理、早期診断、確定診断、治療選択、治療確率予測、費用予測などに使われるようになるだろう。新薬の開発も患者の自主参加も可能になり、効率的な治療研究システムができあがるだろうし、副作用情報も患者側からリアルタイムに入力され、それに対する対処も自動化でできるだろう。こうした一連の情報管理にパスのシステムとバリアンス収集システムは極めて有用である。

　日本クリニカルパス学会が設立した当初、日本にパスが普及してしまえば、その役割は10年近くで終わりを告げるだろうという意見もあった。筆者は半分肯定し半分否定的であった。ITが進歩しなければ前者であった。ITが進歩し、かつこれからも進歩し続けるならこれによって医療プロセス管理機能、記録機能が包括的にIT化され、いわゆる電子カルテの中核部分を形成することになろう。これを考えるとパスのPDCAサイクルを回す、すなわちプロセス管理、アウトカム管理、質管理などの機能は永続性があるように思える。

■引用文献

1) マイケル・E・ポーター：第6章　保険者のとるべき戦略, 山本雄士訳. 医療戦略の本質, 2009, 491-583. 日経BP社, 東京.
2) Manson JE, Bassuk SS, Lee IM, Cook NR, et al: The VITamin D and OmegA-3 TriaL (VITAL): rationale and design of a large randomized controlled trial of vitamin D and marine omega-3 fatty acid supplements for the primary prevention of cancer and cardiovascular disease. Contemp Clin Trials. 2012 Jan; 33: 159-71. doi: 10.1016/j.cct.2011.09.009. Epub 2011 Oct 2.
3) Pereira F, Larriba MJ, Muñoz A.: Vitamin D and colon cancer. Endocr Relat Cancer. 2012 May 3; 19 (3): R51-71. doi: 10.1530/ERC-11-0388.
4) 副島秀久：基本アウトカムマスター（Basic Outcome Muster：BOM）の目的と構造及び課題—経験から科学へ—, 日クリニカルパス会誌 13：91-97, 2011.
5) 副島秀久, 中熊英貴, 小妻幸男, 他：NECVで変わる電子カルテ—バリアンス収集と分析の効率化—, 新医療　12：92-95, 2014.

索　引

和文索引

あ
アウトカム　　4, 10, 11, 12, 13, 17, 30, 37, 38, 54
アウトカム設定　　4
アウトカムの記録　　50
アウトカム評価　　54
アルゴリズム　　33

い
医療の質　　53, 112
医療の標準化　　76
インフォームド・コンセント　　3, 15, 29

え
栄養士のクリニカルパスへの関わり　　115

お
オーバービューパス　　29, 30, 31
オールインワンパス　　35

か
看護記録　　47
患者用パス　　3, 4, 29
がん地域連携クリニカルパス　　142

く
クリティカルインディケーター　　5, 18, 54
クリニカルインディケーター（臨床指標）　　162
クリニカルパス委員会　　67

け
外科系クリニカルパス　　83
検査技師のクリニカルパスへの関わり　　114

し
除外基準　　4

ち
地域医療連携　　129
地域連携（クリニカル）パス　　20, 127
チーム医療　　111, 168

て
データマイニング　　17
適応基準　　4
電子カルテ　　9
電子クリニカルパス　　17

電子クリニカルパスのバリアンス分析　　160

な
内科系クリニカルパス　　98

に
入院診療計画書　　29

は
パス大会　　68, 112
パスにおける標準化　　7
バリアンス　　12, 13, 14, 37, 38, 39, 55, 56
バリアンス収集　　66
バリアンス分析　　5, 10, 15, 53, 54, 57

ひ
日めくり式パス　　31, 33

や
薬剤師のクリニカルパスへの関わり　　113

り
リスクアセスメント　　74
臨床工学士、リハビリ、MSW、医事、
　　その他のクリニカルパスへの関わり　　116
臨床指標　　5, 6

欧文索引

BOM（Basic Outcome Master）　　10, 17, 37
DPC　　158
DPC/PDPS　　7, 20
EBM　　2, 5
ICT連携システム　　156
IT化　　170
Karen Zander　　12, 20, 54, 55, 119
PDCAサイクル　　15, 59, 61, 111

クリニカルパス概論 —基礎から学ぶ教科書として		ISBN 978-4-86079-080-6

2015 年 11 月 25 日　初版第 1 刷
2018 年 5 月 16 日　初版第 2 刷
2020 年 4 月 7 日　初版第 3 刷

監　修	日本クリニカルパス学会学術委員会
発行者	中山　昌子
発行元	サイエンティスト社
	〒 150-0051 東京都渋谷区千駄ヶ谷 5-8-10-605
	Tel. 03(3354)2004　Fax. 03(3354)2017
	Email: info@scientist-press.com
印刷・製本	シナノ印刷株式会社

©Japanese Society for Clinical Pathway, 2015　　　　　　　　　　禁無断複製